现代康复科
常见疾病临床指导

马丽娜　编著

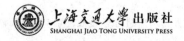

上海交通大学出版社
SHANGHAI JIAO TONG UNIVERSITY PRESS

内容提要

本书先介绍了康复医学概述、康复评定、康复治疗技术；后阐述了临床常见疾病的康复，包括神经科疾病康复、心血管科疾病康复、骨科疾病康复。本书适用于各级医院的康复医师、康复治疗师及康复专业相关人员阅读参考。

图书在版编目（CIP）数据

现代康复科常见疾病临床指导 / 马丽娜编著. --上海：上海交通大学出版社，2023.12
ISBN 978-7-313-29397-8

Ⅰ.①现… Ⅱ.①马… Ⅲ.①常见病－康复医学 Ⅳ.①R49

中国国家版本馆CIP数据核字（2023）第168230号

现代康复科常见疾病临床指导
XIANDAI KANGFUKE CHANGJIAN JIBING LINCHUANG ZHIDAO

编　　著：马丽娜

出版发行：上海交通大学出版社	地　　址：上海市番禺路951号
邮政编码：200030	电　　话：021-64071208
印　　制：广东虎彩云印刷有限公司	
开　　本：889mm×1194mm 1/32	经　　销：全国新华书店
字　　数：228千字	印　　张：8.5
版　　次：2023年12月第1版	插　　页：2
书　　号：ISBN 978-7-313-29397-8	印　　次：2023年12月第1次印刷
定　　价：198.00元	

马丽娜

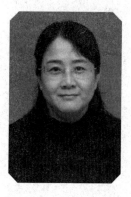

　　副主任医师，本科学历。毕业于河北医科大学，现就职于淄博市张店区中医院，兼任淄博市康复医学会第二届儿童康复专业委员会委员。擅长脑血管疾病及脊髓损伤的康复治疗，以及高血压、糖尿病、冠心病等慢性疾病的治疗。发表《观察偏瘫患者采取综合性神经康复治疗的临床效果》《分析康复理疗过程中的常规问题及解决对策》《探析对癫痫病患者进行临床治疗的效果》论文3篇，出版《临床脑血管疾病诊疗与康复》著作1部，申请"脑部康复电刺激仪""多功能轮椅""腿部康复器"专利3项。

前言

　　康复医学是一门以功能为导向,应用医学知识和工程学技术,研究有关功能障碍的预防、评定和处理,以取得躯体康复的医学学科。康复的目的是减轻痛苦、促进健康,使患者尽量减少继发性功能障碍,使残余的功能和能力得到维持和强化,最大程度地恢复生活能力,从而提高患者的生存质量。康复医学强调以人为本的工作理念并坚持生物-心理-社会的医学模式。在健康服务业发展的大潮中,康复医学已发展成热点,对于实现分层级医疗、分阶段康复的医改方针及全面提升健康水平的医疗体制改革目标具有十分重要的作用。为此,本人编写了《现代康复科临床指导》一书,希望将康复医学的核心理念、基本知识传递给所有临床医务人员。

　　本书首先介绍了康复医学概述、康复评定、康复治疗技术;然后阐述了临床常见疾病的康复,包括神经科疾病康复、心血管科疾病康复、骨科疾病康复。本书致力于传递科学的康复理念,特别强调临床实际的应用性和可操作性,以期帮助康复医师为患者提供系统、科学、规范的康复服务。本书内容全面、条理清晰、层次分明、设计严谨、结构新颖、图文并茂,贴近临床工作,适合各级医院的康复医师、康复治疗师及康复相关人员阅读参考。

由于本人学识水平有限、编写时间仓促,加之医学科学发展迅猛,书中难免存在疏漏和不足之处,希望广大读者能提出宝贵的意见,以便今后改进和修订。

马丽娜

淄博市张店区中医院

2023 年 6 月

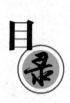

目录

第一章

康复医学概述

第一节　康复医学的基本概念

一、康复

(一)康复的基本概念

康复是综合协调地应用各种措施,以减少病、伤、残人士的身心和社会功能障碍,重返社会。按照《国际功能、残疾和健康分类(ICF)》,康复还应该包括那些存在健康问题和潜在健康问题的人们,他们的功能和能力的恢复和充分发挥也是康复应该关注的问题。在现代医学中,康复主要指身心功能、职业能力和社会生活能力的恢复。

(二)康复的对象

按照康复的定义,康复对象首先是病、伤、残人士,他们的功能缺失或障碍会影响到他们的日常生活、工作、学习和社会生活,需要康复提供帮助。功能缺失或障碍的原因包括先天性或发育性疾病或者损伤,成年期人的生活性损伤、工作损伤、运动损伤和意外伤害,老年期人正常衰老和身体功能衰退。

按照 ICF 的要求,康复对象除病、伤、残人士外,还应该包括那些存在潜在健康问题的人们,即包括存在社会功能受限的人们,这些人身体结构是完整的,身体功能是健全的,但他们的活动与参与能力由于个体的因素或者环境的因素而受到限制或者不能适应。

（三）康复的目标

现代康复的总体目标是促使病、伤、残人士改善功能和融入社会，从而提高生活质量。康复的基本目标是改善身心、社会、职业能力，让病、伤、残人士在某种意义上像正常人那样过着积极的、生产性的生活；如基本目标难于实现，应在可能情况下，让病、伤、残人士能够生活自理、回归社会、劳动就业、经济自立；对于具有严重功能受限的病、伤、残人士或者老年病、伤、残人士的最低目标是增进他们的自理程度、保持现有功能或延缓功能衰退。

（四）康复的原则

无论是存在健康问题或者病、伤、残人士，康复的原则都要求做到是全面康复，包括预防、复原、代偿、环境改造和环境适应等。

预防性康复是预防健康问题或者病、伤、残的发生和发展，减少或消除损伤与失能，避免永久性健康问题或者病、伤、残的出现。

复原是当预防失效而发生健康问题或者病、伤、残时，积极采取康复措施，恢复这类人群损失的功能、能力，恢复到健康状态。

代偿是当健康问题或者病、伤、残过于严重而不能恢复时，恢复损失功能、能力的方式，代偿分体内代偿和体外代偿。体内代偿通过机体内的具有相同或相似功能组织或器官系统来补充或替代机体损失的功能。体外代偿是指附加于身体上的或经常与身体接触的代偿，如人工植入耳蜗、人工喉、假肢、矫形器、自助工具、轮椅、拐杖、助行器等。存在健康问题和潜在健康问题的人们的代偿通常用调节和适应的方式来实现。

环境改造包括社会环境的变革和自然环境的改造，目的是使那些存在健康问题和潜在健康问题的人们受限的功能和能力可以充分发挥出来，让存在潜在健康问题的人们不至于出现健康问题或者使他们的健康问题出现时间延后，真正实现人类社会的和谐和人权状况的改善。环境改造的具体内容包括无障碍设施、保障残疾者法律、在观念上改变人们对残疾的不正当看法、在舆论上进行关心爱护和尊重病、伤、残患者的宣传等。

环境适应是指改变人体对外在环境的适应能力，主要涉及生活

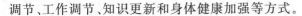

调节、工作调节、知识更新和身体健康加强等方式。

（五）康复评定

康复评定是康复医师和治疗师必须掌握的基本技能。没有康复评定就无法制订康复治疗计划、评价康复治疗的效果。康复评定通常包括临床评定和功能评定。临床评定侧重于评定患者整体健康状况、疾病的转归及临床综合处理等，主要由康复医师完成。功能评定是指对患者功能，尤其是生活所需要的能力的评定。临床评定是康复治疗的基础，为康复治疗提供安全保障，功能评定是临床评定的延续和深入，是取得良好康复治疗效果的前提。康复评定不同于诊断，比诊断细致而详尽。

1.康复评定的定义

康复评定是对病、伤、残患者的功能状况及其水平进行定性和（或）定量描述，并对其结果做出合理解释的过程。它是通过收集患者的病史和相关信息，使用客观的方法有效和准确地评定功能障碍的种类、性质、部位、范围、严重程度、预后及制订康复治疗计划和评定疗效的过程。康复评定不仅是临床评定，也是功能和障碍的评定，是综合性的多专业的评定。

2.康复评定的意义

（1）患者角度：可以加深患者对自身疾病和功能活动能力的了解，增强信心，提高对治疗的积极性，主动参与治疗。

（2）专业角度：可以弥补病史和临床检查的不足，易于早期发现问题，了解患者的需求及患者病情和功能的变化，指导康复医疗工作。

（3）社会角度：发现社会康复方面存在的问题，如发现社会对提供资助、改进服务质量、环境状况及政策法规方面存在的缺陷，为社会对残疾人提供帮助提供依据，为政府相关部门提供新的资料。

3.康复评定的作用

（1）掌握功能障碍情况：可了解功能障碍的性质、功能障碍的范围和程度。

（2）制定康复治疗计划：根据评定结果，制订适合患者功能障碍性质和程度的康复治疗计划。

(3)评价治疗效果:在康复治疗开始前和结束后进行评定,明确康复治疗效果、存在的问题,修改和完善下一阶段的治疗方案。

(4)协助预后判断:通过对患者全面的临床评定和功能评定,对患者的功能结局和预后有一定的预见性,以给患者及家属心理准备。

(5)分析资源利用效率:分析功能恢复与资源投入的效益比,有利于改进康复治疗方案,节约康复费用和资源。

4.康复评定方法

(1)康复评定方法分类。①定性评定:从整体上分析评定对象特性的描述性分析,即"有"与"没有"或者"是"与"不是"的问题,不是可以量化的资料。交谈、问卷调查和肉眼观察是康复评定中常用的定性评定方法。②定量评定:分为等级资料评定和计量资料评定。等级资料评定是将定性评定中描述的内容分等级进行量化,如徒手肌力检查的 6 级分法。计量资料评定是通过测量获得资料并分析量化结果,能够清楚地表达功能障碍的范围和程度,结果客观、准确,便于治疗前后比较,如关节活动度数、步行速度等。

(2)常用方法。①访谈:通过与患者及家属直接接触,可以了解患者功能障碍发生的时间、持续时间、进展过程,以及对日常生活、工作、学习的影响。②问卷调查:通过填表或信访方式收集患者相关资料。③观察:通过外部观察和内部观察,了解患者身体、心理、精神、性格、情绪、认知等方面的功能。④量表:运用标准化的量表对患者功能进行评定。按评定方式可分为自评量表和他评量表。

5.康复评定内容

康复评定内容包括主观资料、客观资料、功能评定和制定康复治疗计划 4 个部分。

(1)主观资料:包括患者详细的病史,如患者个人的主诉、现病史、功能史、既往史、系统回顾、个人史、社会史、职业史、家族史。

(2)客观资料:指体格检查发现的客观体征和功能表现,包括生命体征和一般情况,以及皮肤、淋巴、头、眼、耳、鼻、口腔、咽喉、颈、胸、心脏、外周血管系统、腹部、泌尿生殖系统和直肠、骨骼肌肉系统、神经系统检查。

(3)功能评定:分别从功能的身体、言语、心理、职业和社会 4 个方面,以及障碍的器官、活动受限、参与限制 3 个层次进行评定。

(4)制订康复治疗计划:根据评定结果,制订适合患者功能障碍性质和程度的康复治疗计划。

(六)康复治疗

康复治疗是康复医学的重要内容之一,是使病、伤、残人士身心健康与功能恢复的重要手段,常与药物治疗、手术治疗等临床治疗综合进行。

康复治疗应先对病、伤、残人士进行康复评定,然后根据其康复需要与客观条件,制订一个切实可行的综合的康复治疗方案。康复方案的制订和实施通常以康复医师为主导,康复专业治疗师和相关临床医学科研人员共同协作或组成一个康复治疗组来完成,并在治疗实施的过程中根据病、伤、残人士情况的变化及时进行小结、调整治疗方案,直到治疗结束时为止。

康复治疗的内容很多,包括医学的、职业的、社会的等多种治疗和训练服务,常见有物理疗法(应用物理因子如电、光、声、磁、水、蜡等作用于人体,并通过人体的神经、体液、内分泌等生理调节机制,来治疗和预防疾病。物理疗法是指应用各种形式的主动和被动活动进行具体锻炼,以促使患者康复的一类疗法)、作业疗法(为了复原患者功能,有目的、有针对性地从日常生活活动、职业劳动、认知活动中选择一些作业项目,对患者进行训练以缓解症状和改善功能的一类疗法)、言语疗法、心理疗法、康复工程和中国传统医学疗法(针灸、推拿、中医骨伤等)。

康复治疗技术专业是一门促进患者和残疾人身心功能康复的新的治疗学科,也是一门新的技术专业。它的目的是使人们能够尽可能地恢复日常生活、学习、工作和劳动及社会生活的能力,融入社会,改善生活质量。在 20 世纪下半叶及 21 世纪初,康复治疗技术这门新兴的技术专业和康复治疗师这种新的职业显示了强劲的发展势头和成长的活力,反映了医疗和康复对这门新的专业及人力资源

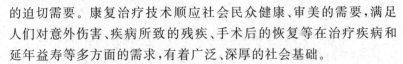

的迫切需要。康复治疗技术顺应社会民众健康、审美的需要,满足人们对意外伤害、疾病所致的残疾、手术后的恢复等在治疗疾病和延年益寿等多方面的需求,有着广泛、深厚的社会基础。

(七)康复措施

康复措施涉及医疗康复(身心功能康复)、教育康复、职业康复和社会康复等方面。

1.医学康复

医学康复主要指在医院内由医务人员特别是康复医疗人员进行的恢复病、伤、残人士健康的医疗活动,同时也包括医务工作者特别是康复医学工作者参与社区和家庭康复服务。

2.教育康复

除残疾儿童和青少年的特殊教育、残疾人的思想品质教育、文化素质教育、劳动技能教育、职业技术教育外,还应该包括存在健康问题人士、存在潜在健康问题人士、老年人、青少年,以及由于种种原因不能发挥其功能和能力的身体健全人士的健康教育。康复医学工作者的主要工作是为需要者及政府提供建议。

3.职业康复

职业康复的重点是就业咨询、职业能力测定、就业前职业培训、就业安置与随访等。

4.社会康复

通过立法,在政府和各级领导的支持和帮助下,依靠社会和存在健康问题人士、潜在健康问题人士、病、伤、残人士,以及康复工作者自己的力量,从社会学的角度推进和保证医学康复、教育康复和职业康复的进行,维护存在健康问题人士、潜在健康问题人士,以及病、伤、残人士的尊严和公正待遇。

(八)社区康复

在我国,社区康复又称基层康复,是指依靠社区本身的人力资源,建设一个由社区领导、卫生人员、民政人员、志愿人员、社团人员、残疾者本人及其家属共同参加的社区康复系统。它是以三级卫生网络为依托、以家庭为单位、以个人为主要服务对象,在社区进行的残疾普查、预防和康复工作的全程康复服务。社区康复护理是将整体护理与社区康复融为一体,深入社区、家庭开展康复训练与健康教育,使社区广大残疾人和社会群体都能够享受到高效、经济、方面、综合、连续的护理服务。

1.概念

社区康复护理是指在社区康复过程中,护士根据总的康复医疗计划,围绕全面康复目标,针对病、伤、残人士的整体进行生理、心理、社会诸方面的康复指导,使他们自觉地坚持康复锻炼,减少残疾的影响,预防继发性残疾,以达到最大限度的康复。

2.目的

目的是与社区康复医师、社区康复治疗师等康复专业人员一起运用综合的社区康复手段,减轻康复患者功能障碍的程度,尽可能促进或改善各方面的功能,预防或改善继发性的功能障碍;同时通过康复健康教育,强调康复"自我护理"理念,充分发挥患者潜能,使患者达到部分或全部生活自理能力。

3.社区康复护理对象

社区康复护理对象主要是残疾人和有各种功能障碍,以致影响正常生活、工作和学习的慢性病患者和/或老年人。社区中常见的慢性病患者是脑卒中恢复期、脊髓损伤恢复期、骨关节炎、原发性高血压、糖尿病及冠心病等病的患者,多是出院后或门诊康复后仍需继续康复者。

(1)残疾人:是指生理功能、解剖结构、心理和精神状态异常或丧失,部分或全部失去以正常方式从事正常范围活动的能力,在社会生活的某些领域中处于不利于发挥正常作用的人。残疾人包括视力残疾、听力残疾、语言残疾、肢体残疾、智力残疾、精神残疾、多重残疾的人。

(2)老年人与残疾有着密切关系:一方面是由于人体进入老年期后,自身生理功能退化,新陈代谢水平降低,便显出耳目失聪、痴呆、行动不便等;另一方面,则是由于疾病,特别是冠心病、高血压、慢性骨关节疾病引起的功能障碍而致残疾。因此许多老年残疾人,在生活自理、经济收入、参与家庭和社会生活等方面存在着不同程度的康复需求。

现代康复医学认为康复存在于疾病的发生、发展过程中,康复范围已扩大到精神残疾、智力残疾、感官残疾,以及心肺疾病、癌症、慢性疼痛等。这些疾病会以慢性病的形式表现出各种各样的障碍,在社区中,这类人群对康复护理的需求更为迫切。

4.社区康复护士的角色

(1)照顾者:是社区康复护士最基本的角色。如家庭访视、慢性患者护理、功能障碍者康复训练等。由康复护士向社区个人、家庭、群体提供护理技术和生活照顾。

(2)指导者:向社区居民提供各种教育指导与服务,包括患者教育、健康人群教育、患者家属教育等。如向居民传授健康营养知识、适宜康复运动的方法。

(3)咨询者:咨询与教育不同,以寻求咨询者为主,提出问题,寻求解决。社区康复护士有责任解答社区居民的疑问和难题。将教育与咨询相结合,更好为社区居民服务。

(4)协调者:面对复杂的、开放的社区,社区康复护士要具有协调各类人群、各类机构的关系。

(5)管理者:社区康复护士应具备管理职能,在社区服务中要组织有关人员共同工作,制订计划,对社区护理工作进展情况进行控制等。

(6)研究者:在社区护理工作中要收集资料、观察问题、分析为题,提升服务成效,就要进行护理研究。所以社区康复护士要保持质疑的态度,养成观察的习惯,培养分析问题的技能。

5.社区护士的护理程序

(1)收集资料:了解患者的一般情况(如性别、年龄、家庭、婚姻、个人嗜好、生活习惯、文化水平、宗教信仰等)、家庭环境、家庭条件、经济状况等内容,建立社区康复对象档案。

(2)进行初次评估:康复人员在训练前对康复对象进行一般体格检查、各项功能检查及必要的专项检查,确定康复对象的运动功能水平和生活自理、学习、劳动、社会生活等能力,了解患者的功能状况、障碍程度、康复潜能及影响因素,为确立康复目标和制订康复护理计划提供依据。

(3)制定康复护理计划:对患者的身心障碍特点和日常生活活动能力(ADL)进行综合分析,确立护理目标,选择适宜的康复训练项目,制定康复护理计划。

(4)实施康复计划:指导和帮助康复对象进行康复训练并做好记录。训练项目应注意从易到难、从简到繁、从少到多、循序渐进,充分调动康复对象积极性。

(5)康复效果评估:康复护理计划实施之后,分阶段对康复效果进行评估;了解训练项目是否适合、有效,康复对象对训练的态度等;并根据评定的情况,不断调整康复内容,制订新的护理计划,实施再评定,如此循环,直到患者康复。

6.社区康复护理的工作内容

(1)预防残疾的发生:落实各项有关残疾预防的措施。进行预防接种、搞好优生优育和妇幼卫生保健工作,开展环境卫生、营养卫生、精神卫生、保健咨询、安全防护、卫生宣传等。

(2)进行社区残疾者的普查:在负责的社区范围内逐户进行调查,了解社区内残疾人员和分布,做好登记、分类等,为制订残疾预防和康复计划提供资料。

(3)社区康复训练:在家庭或社区卫生服务中心的康复治疗室配合康复治疗师进行步行训练、日常生活活动能力训练、言语训练、骨关节活动等。

(4)教育康复:帮助残疾儿童解决上学问题、参加特殊教育学习班。

(5)社会康复:对社区内还有一定劳动能力的、就业潜力的青壮年残疾人,提供就业咨询和辅导,或介绍去职业辅导和培训中心进行就业的评估与训练。

(6)独立生活指导:协助社区残疾人组织"生活互助中心",提供独立生活的咨询和服务。

7.社区康复护理的注意事项

(1)训练内容要贴近生活:为患者制订康复治疗方案时,设计的动作应尽量来自日常生活,要简单易学,便于患者掌握。

(2)训练时要向患者充分说明:在训练时要充分向患者说明动作的目的和要领,指导患者正确地训练,动作要规范,保证康复训练效果。

(3)要鼓励患者家属的参与:在社区康复的患者多有不同程度的残疾,患者的依赖性较强,家属的陪伴、鼓励和督促有利于功能恢复的进度,但也应避免过度照顾,减少患者生活自理的机会,从而影响训练效果。

(4)宣传康复知识、为患者树立信心:康复医学在我国起步较晚,康复知识没有得到广泛的普及,尽管社区康复作为一种降低疾病致残率、提高生活质量的有效手段,但有相当一部分患者因缺乏对康复的正确认识,在康复治疗过程中失去信心而半途而废。因此,要加强健康宣教,使患者坚持训练,早日达到生活自理、回归社会的目的。

8.社区康复护理实施

(1)生命体征观察:社区护士评估与患者身心状态有关的基础护理内容,包括体温、脉搏、呼吸和血压。

(2)一般护理:对患有慢性疾病如高血压、糖尿病等的患者指导其合理饮食,遵医嘱安全用药,进行自我血糖、血压检测,注射胰岛素技术等。

(3)康复护理技术:压疮预防与管理;排尿障碍与排便障碍的护理;疼痛的评估与用药护理;跌倒的预防与日常生活活动能力训练等。

(4)康复护理评定:跌倒危险因素的评估、压疮危险因素评估、膀胱与直肠功能障碍的评估、吞咽的评估等。

(5)心理护理:根据社区残疾人普遍的心理问题,康复护士与康复团队要开展针对性的专项心理咨询,举办健康讲座和寓教于乐的活动,活动中强调自我心理调节,为残疾人搭建交流互动的平台,为他们创造与人交流、融入社会机会。

(6)随访:康复护士对管辖区内有康复需求的残疾人要定期随访,根据需求提供康复服务,并记录健康档案。

(7)考核督导:为确保社区康复护理实施的科学性、有效性,将工作业绩纳入绩效考核,每月考核一次。定期对接受康复护理的残疾人、老年慢病患者等人群进行问卷调查。

二、康复医学

(一)康复医学的定义

康复医学是应用康复医学理论,采用康复治疗手段,促进病、伤、残人士康复的医学学科,是医学的一个重要分支,是康复的一个组成部分。按照 ICF 提供的观点,"康复医学是应用医学、社会学理论,采用康复医学手段、康复手段、社会医学手段,促进病、伤、残人士和存在健康问题人士及潜在健康问题人士健康的医学学科,是医学、社会学的一个重要分支,是康复的一个组成部分。"

(二)康复医学的对象

康复医学的对象包括已经存在健康问题人士和存在潜在健康问题人士,前者是主要对象,后者是应该特别关注的对象。

在临床医学领域,康复医学工作的主要对象是由于损伤、急慢性疾病和老年带来的功能障碍者,以及先天发育障碍者。他们的伤病主要涉及神经系统疾病和损伤、骨关节系统疾病和损伤、慢性病和老年病、肿瘤、出生前疾病、精神心理疾病、行为和生活方式不良,以及由这些方面的健康问题所致的残疾等。其中神经科和骨科伤病是目前康复医学工作的主要对象。对于已经存在健康问题的人士和存在潜在健康问题的人们,对于儿童、妇女、老年这样的特殊人群,康复医学能够而且应该为他们的健康提供医学咨询、医疗保健服务。

(三)康复医学的目标

康复医学的目标是针对伤病残人士的功能障碍,以提高功能水平、提高生活质量并为最终较好地回归社会创造条件。在医院内,对于患病住院人群,康复医学的主要目标是通过康复前移或早期介入的方式避免和减少疾病和损伤对功能的不利影响,防止功能受限和能力受限的发生,协助相关临床医师完成伤病治疗过程中的并发症、后遗症的预防工作;在医院内康复结束、患病人群回归家庭、学校、工作单位和社会时,康复医学的目标是通过治疗后延方式参与到社区康复中去,通过康复指导,培养社区康复人员,提高伤病回归人士的健康水平,防止功能衰退。康复医学解决了临床医疗难以解决的长期功能障碍或者功能丧失问题,减少了临床治疗的负担,提高了医疗质量,减少了并发症和后遗症的发生。

康复医学通过研究和处理病、伤、残人士的功能和能力受限,使伤病残人士可能实现全面康复的目标,最大限度地恢复病、伤、残人士生理上、心理上、职业和社会生活上的功能,提高其独立生活、学习和工作能力,改善其生活质量,使其能融入社会,在家庭和社会过有意义的生活,提高他们的素质和社会地位。

(四)康复医学的工作方式

康复工作组是康复医学的工作方式。康复工作组的组织者为康复医师,成员包括物理治疗师、作业治疗师、言语矫治师、心理治疗师、假肢与矫形器师、康复护士、文体治疗师、社会工作者等。在康复工作组内,各专业人员都可以对患者的功能受限性质、部位、严重程度、发展趋势、预后、转归充分发表意见,提出各自对策,包括近期、中期、远期对策,然后由康复医师归纳总结为一个完整的治疗计划,再由各专业分头付诸实施。除在开始康复前进行集体评定以外,在治疗中期再召开小组会对计划的执行结果进行评价、修改、补充,康复治疗师还应在每天开始治疗前及当天治疗结束时对患者的治疗反应进行简单评估以判断是否需要对正在执行的治疗进行调整。

(五)康复医学的工作内容

1.康复医学预防

按照世界卫生组织(WHO)的报告,康复医学一级预防的重点在社区及社会生活的各个方面,预防伤病的产生,即预防能导致残疾的各种损伤、疾病、发育缺陷、精神创伤等的发生。

2.康复医学评定

康复医学评定又称为功能评价、功能评估、功能测评,是康复治疗的基础,没有评定就无法规划治疗、判断治疗效果,是康复目标得以实现和康复治疗得以实施的基础。康复评定的目的不是寻找疾病的病因和诊断,而是客观地、准确地评定功能受限的性质、部位、范围、严重程度、发展趋势、预后和转归,为康复治疗计划打下牢固的科学基础。康复评定目的是在分析被评定人士的功能受限、能力受限和参与受限的原因及影响因素基础上,确定康复治疗需要解决的问题及可能需要的时间,确定恢复或改善功能和能力的应采取的康复治疗方案和重点。

康复医学评定的内容应该包括被评定者的身体结构与功能问题、活动与参与受限问题、环境因素受限问题3个方面的内容。在身体结构与功能方面,主要包括身体结构的完整性与功能的完全性,这方面的内容可以参考我国的残疾评定标准的相关内容。在活动与参与受限方面,主要对被评定的个体情况进行细致的了解,从中找出个体活动与参与受限是个体自身的原因或者是环境的原因,从而找出康复的重点方向。在环境因素受限方面,主要是找出哪些环境因素限制了被评定个体的活动与参与能力的发挥,以便制订环境改造方案或个体的适应方案,达到被评定人士回归的目的。为了满足上述3个方面的要求,需要收集被评定人士的各个方面的信息,包括个人的学习、生活、工作、兴趣、家庭、单位、居住、人际关系、宗教信仰等方面的内容,伤病的原因及影响因素,伤病的治疗过程及结果,目前存在的问题及其对被评定人士的影响,被评定人士及其相关人士对康复医疗的期望等。在这个基础上按照临床医学及康复医学的要求对被评定人士进行身体结构与功能评定,评定其活动与参与能力,评定环境因素对其发挥功能和能力的影响及其希望能采取的应对措施。当3个方面的评定完成之后,制订康复医疗方案和计划才具可能性和可行性。

康复医学评定项目包括临床医学诊断所涉及项目与康复医学

特有的评定方法,康复评定尽量使用量表,做到评定方法的标准化,保证康复评定结果具有科学性、准确性、可靠性和可比性。

(六)我国康复医学的发展方向

1.以大城市为核心,辐射中小城市和农村

我国康复医学发展的重点应在农村而不在城市,原因是我国人口基数大,而绝大多数人群在农村。在城市康复医学发展的同时,应花大力气着重于农村康复医学事业发展的开发科学事业的发展总是从城市开始,知识、信息、经济和人口集中等因素决定了这个规律,因此康复医学发展首先从城市开始是符合这个法则的好事,现在的问题是把城市康复工作中有益的东西与农村实际结合起来,从而发展农村的康复医学事业。在农村和城市基层,应大力提倡建立社区康复组织,并使之成为名副其实为基层群众及残疾者服务的组织。社区康复能否建立、能否生存、能否直接为残疾人服务,取决于有关行政领导及负责残疾人工作的领导。

2.明确康复治疗师在康复医疗科的地位

在国外,很多康复技术发达地区,医师只需要将患者转介给康复治疗师,将具体的康复治疗方法安排及应承担的责任同时转交给康复治疗师,并会运作良好。

在中国内地,按照医疗处方法规,只有医师具有处方权,这样的规定在康复医学领域带来一定的问题。由于掌握康复治疗技术的主体主要是经过专业培养的物理治疗师、作业治疗师、假肢矫形师等,他们在对患者的康复评估、康复诊断和康复治疗过程中,具有比医师更强的能力,沿用医师开处方由治疗师进行康复治疗已经不符合客观情况。虽然在中国内地某些地区也在试行医师将患者转介给康复治疗师方式,但仍然受到处方权限制。为此,目前最好的方式是,在康复治疗师的康复技术发展较好医疗机构内,康复医师在康复医疗团队中实施粗犷的管理方式,将具体的康复治疗方法安排及应承担的责任同时交给康复治疗师,康复治疗师及时与康复医师联系,由康复医师将康复治疗方法安排记录在医嘱单上。

解决康复治疗师康复治疗处方权是康复医学发展过程中出现

的新问题。这一方面需要提升康复治疗师康复治疗技术水平，另一方面康复治疗师的康复治疗处方权也需要从医疗相关法规上争取获得认可。但不管在康复医学发展的什么阶段，正确认识康复治疗师在康复医疗中的地位是至关重要的。

3.我国康复医师的职能转变方向

随着我国康复医学事业的发展，随着康复医师对康复技术掌握程度的下降，随着康复医师与康复治疗师之间、康复医师与相关临床专业专科医师之间的矛盾和竞争的出现，对康复医师提出了更高的要求，向国际康复界的同行学习，提高自己的专业水平。康复医师职能方向转变可以从以下几方面着手。在中小型康复医院工作的康复医师，既做康复医师又做康复治疗师的优点是康复医师能够准确地掌握康复治疗技术，开具的医嘱能满足康复治疗的实际需要，避免了医嘱脱离治疗需要的矛盾的发生。按照我国现今的政策，这样的康复医师必须同时有康复医师和康复治疗师执业资格。在大型综合医院和专科康复医院工作的康复医师在做好自己的本职工作的同时，应该提升自己的教学能力和科学研究水平，利用自己的学术知识与技能为康复治疗师提供理论和技术支持，培养更多的康复技术人才。在大型综合医院和专科康复医院工作的只从事康复医疗工作的康复医师，应该努力发展自己的亚专业，提高自己的亚专业水平，使之成为具有相关临床学科专科医师水平的专科康复医师，这是现阶段我国康复医师的最佳出路。当康复医师的亚专业水平达到或者超过相关临床学科主治医师水平时，康复医师就具有可以独立处理相关临床专科常见病、多发病的能力，可以在这个亚专业内独立地收治患者，独立完成诊断、治疗计划制订、开具合理临床治疗和康复治疗医嘱，指导康复治疗师进行康复治疗工作。各种具体治疗技术则由康复治疗师根据患者评定结果安排，这不仅能充分发挥康复治疗师的积极性，解决了康复医师与康复治疗师之间的矛盾，同时更有利于选择的康复治疗技术的合理性、有效性，真正实现在不同疾病、疾病不同时期康复措施的合理应用和调整，而且这已不违反我们国家的处方法。

三、康复医学与其他学科的关系

(一)临床医学与基础医学

康复医学是一门临床医学学科,就其本身需要的知识而言,临床医学与基础医学是其基础。康复医学工作的内容几乎涉及临床各科,也需要有相关临床各科的专科知识及其基础知识。因此,可以认为康复医学是在基础医学与临床医学的基础上发展起来的新型临床学科,只是最终的重点落实在康复医学。对于正在从事康复医学工作的人士,应该适时跟踪相关基础医学与临床医学的进展,才能适应现有工作的需要,才能在这个领域有所作为,特别是那些从事专科性临床康复与教学的康复工作者。

一直以来,康复医学的临床工作主要涉及骨科伤病康复与神经内、外科伤病康复。随着康复医学的发展,心肺康复、老年病康复、癌症康复及其他内、外科伤病的康复越来越受到相关临床医师和康复工作者的关注,康复工作者已经介入其中。为做好这些方面的康复,康复工作者应该加强相关临床学科的临床知识与经验积累,加强与这些临床学科有关的基础学科知识学习。

(二)社会学、社会医学与医学社会学

康复医学是一门临床医学学科,又承担着维护人类健康与帮助病、伤、残人士回归社会的任务,因此康复医学已经成为医学与社会之间的桥梁,成为医学与社会学之间的一门边缘学科,需要上述提到的更多的社会学、社会医学与医学社会学知识,利用这些知识为病、伤、残人士和存在健康问题人士及潜在健康问题的人士服务。因此,社会学、社会医学与医学社会学是康复医学的学生与从事康复医学工作的人们应该学习、掌握的基础知识。

(三)物理学、生物力学与工程学

康复医学治疗过程中常常需要借助物理学、生物力学与工程学方面的知识与技术。各种物理因子治疗是物理学知识在康复医学的应用,随着科技的发展,会有更多的物理学知识与技术被用于病、伤、残人士、存在健康问题人士及潜在健康问题人士的治疗与预防

保健中,认真学习物理学知识对康复医学工作者更显示出必要性。例如,假肢矫形器技术是康复医学的支柱性技术,假肢矫形器技术充分利用了物理学、工程学、生物力学与人体运动学知识。

(四)心理学、教育学、运动学与文娱治疗学

康复医学与心理学、教育学、运动学与文娱治疗学有密切关系。接受康复治疗的人士所存在的健康问题或病、伤、残问题几乎都会为他们带来心理负担,产生心理问题,这些问题往往影响康复治疗过程及其回归社会,康复医学工作者需要而且应该提供这方面的服务,康复医学工作者必须掌握心理学知识,树立康复心理学概念。康复教育能够为存在回归社会人士提供知识与技术,使他们自信、自立,能为社会创造财富而不是仅仅消耗财富。

在康复医学中,文娱治疗学已经成为康复亚专业,文娱治疗学师利用自己掌握的知识与技术为接受康复治疗人士提供服务,使他们在娱乐过程中恢复他们受限的功能和能力,使他们在康复过程中能够享受到快乐,这能够明显地有利于他们心身健康的恢复。

四、康复医疗价值观

(一)康复医疗的功能价值

生命在于运动,运动功能是生物活性的标志,也是人体脏器、组织和系统功能最突出的外部表现。临床医学和康复医学共同的目标是改善功能,但是途径和理念有所区别。

临床医学针对的是疾病,强调去除病因,逆转病理或病理生理异常;临床治疗后器官和系统功能主要依赖自然恢复。但是多数疾病难以彻底去除病因和逆转病情,所谓"治愈"往往只是一次急性过程的缓解,在无法改变病因、病理和病理生理状态时,临床治疗就基本结束了。由于缺乏积极主动地功能锻炼,临床治疗效果受到影响,甚至由于过多地静养,导致产生不必要的功能障碍,形成恶性循环。例如关于急性心肌梗死患者,过去的理念过于强调心肌的保护,主张患者卧床休息 6 周,以待心肌瘢痕形成;然而长期卧床本身可以导致血容量减少、血液黏滞度增高等,使原本受损的心血管功

能障碍加重,同时导致身体运动能力进一步障碍。

康复医学针对的是功能障碍。康复医学诞生的土壤就是临床医学的局限性。许多疾病去除病因困难,或已经形成严重功能障碍,即使病因去除,其功能障碍也不一定能自动克服。各种文明病、老年病、身心疾病等的功能障碍与缺乏运动有关;也有些疾病在生理功能不能恢复时,如截肢、完全性脊髓损伤等,临床医疗并无特殊有效的方法,而康复医疗则大有作为,是最关键的医疗服务之一,因此康复医学是对临床医疗十分重要的扩充和延续。

(二)康复医疗的社会价值

康复医疗的价值首先是解决临床医疗所难以解决的问题,包括长期的功能障碍或丧失。例如对于完全性脊髓损伤患者,康复医疗采用矫形器使患者改善或恢复步行能力,采用轮椅训练使患者行进较长的距离和适应较复杂的地形,采用作业治疗使患者恢复生活自理能力,采用心理治疗恢复患者的自信心和自立能力。

康复医疗的价值还体现在减少临床治疗负荷和提高疗效。例如急性心肌梗死患者早期进行康复活动,是帮助患者7~10天出院的基本措施之一;高血压病和糖尿病患者的运动锻炼可以减少药物使用量;髋关节置换术之后合理的康复训练将是减少并发症、延长假体寿命和提高患者活动能力的必要手段。

康复医疗的价值也表现为进一步提高人权、平等地参与社会活动。康复医疗是社区卫生服务的基本组成,通过康复服务可以使许多残疾人的心理状态显著改善、参与社会活动的主动性提高、使患者恢复尽可能正常的社会生活。

康复医疗不是基本医疗的额外附加,而是重要的基本组成。康复医疗亦不是单纯的疗养、保健,而是强调通过积极功能训练和必要的辅助措施来改善或恢复患者的功能。保健按摩、单纯娱乐、休养等不是康复医疗。

(三)康复医疗的经济价值

康复医疗的社会效益已经得到公认,但是许多人认为康复医学的经济效益不行,所以目前还不能有效地发展。这是阻碍康复医学发展的重要社会因素。

对于康复医疗经济效益的误解出自医院经济效益分析的误区。医院经济效益分析多年来建立在绝对经济收入的基础上，这与我国医院收入依赖型的特性有关。但是目前国际上医院的经济效益不再以收入的绝对值来衡量，而是强调净收入、投入/产出比值、社会资源占用比例等。如果按照投入/产出比计算，康复医学科的设备投入明显低于多数临床科室。医技部门的设备主要为临床科室服务，康复医学科使用较少。如果把医技部门设备折旧按使用频率或数量分摊到各临床科室，康复医学所占用的医院设备投入指数更加低于其他临床科室。康复医学以低于平均水平的投入，可以获得相当于甚至高于平均水平的产出。另外，从医院支持系统资源占用比例看，康复医学科占用的后勤和管理资源相对较少（较少使用各种库房、设备维修、手术及其他物资供应），很少医疗赔偿和事故纠纷，因此属于占用资源最少的科室之一。

从国家或区域卫生资源利用的角度，医疗措施价值不仅要考虑该医疗所产生的直接价值，还要附加由于该治疗所导致的间接价值，包括患者提早恢复工作所创造的价值（患者直接的工作价值和患者病假期间由其他人完成其工作的费用），以及由于功能改善因而疾病复发减少或医院就诊减少而降低其他医疗费用的价值等。因此治疗费用较低而功能改善显著的措施将是价值最高的医疗方式，康复医疗在这方面无疑有十分突出的优势。

第二节　康复医学的发展简史

一、东方发展史

东方的康复理论基于中医哲学。2300 年前的中国《黄帝内经》就已经提出"天人合一"的整体观和"阴阳辨证"观，奠定了东方康复医学的理论基础。东方康复治疗强调整体医学模式,认为人是一个有机的整体,人和环境、社会融为一体。人体健康亦如阴阳消长,处于动态的平衡之中。在治病时,更加关注人在发生疾病和功能障碍时与环境的主动功能关系,强调辨证论治,要根据疾病、个体、环境的不同,制订康复的原则和方法,通过调和阴阳,恢复机体平衡,最终帮助患者达到生命的"形神合一"。相比于西方康复,东方康复强调从内到外调整人体状态。东方康复医师与治疗师的培训除了医学素养之外,更加强调哲学和艺术思想的熏陶。

国际康复医学的发展趋势就是通过合理地整合东西方的康复理论和方法,促使东西方康复理念和技术逐步融合,实现全球化。近年来,东方康复不断吸取西方康复治疗优点,还结合现代科学的研究方法进行对东方康复手段如针灸及传统运动康复等的作用机制及其应用的开展研究,用西方医学的言语来解释东方医学的部分机制,这种交流推动了国际物理医学与康复医学的发展。

所以我国康复医学虽然起步较晚,但我国以独特的中西医结合的康复医学与世界现代康复医学潮流相汇合,积极开展国外学术交流,故发展非常迅速。目前全国各地已建设起一批康复中心、康复医院、康复医学门诊,并开展多层次的康复医学教育计划,培养大批康复医学专业人才。

二、西方发展史

(一)原始阶段(1880 年以前)

早在古罗马和希腊时代,西方人就已经开始应用日光浴、空气浴及水疗法治疗各种疾病。公元 4 世纪前,古希腊医师 Hippocarates 就倡导应用矿泉、日光、海水及"体育"治病。从公元元年前后,在人类掌握电能之前,人们用电鱼放电治病,如古希腊的渔夫们常利用一种会放电的鱼来治疗关节痛。129—200 年,古希腊医师 Galen 用磁石治疗腹泻;502—550 年,古罗马医师 Aetus 对磁石治病做了如下描述:当人们手足疼痛或痉挛、惊厥时,用手握磁石即可解除疼痛。16 世纪,瑞士医学家 Paracelsus 用磁石治疗脱肛、水肿、黄疸等病。

17世纪,发现静电,开始有人工电疗法,其后直流电、感应电等相继问世。19世纪末,人工光疗第一次出现。

(二)物理治疗学阶段(1880—1919年)

这个阶段利用物理因子单纯治疗,如按摩、矫正体操、直流电、感应电、日光疗法、太阳灯、紫外线等。1910年开始建立康复机构。第一次世界大战期间,美国于1917年在纽约成立了"国际残疾人中心",美国陆军建立身体功能恢复和康复部,对受伤的军人进行康复治疗;1917年成立了作业治疗师协会。

(三)物理医学阶段(1920—1945年)

第一次世界大战后,大量伤兵的涌现迫使康复工作者进行治疗,理疗、体疗、作业疗法是主要手段,是现代康复医学的萌芽起步。1920年成立了物理治疗师协会,美国政府制定了法律,保障给身体残疾者发放辅助用具、安排职业。1921—1936年,脊髓灰质炎大流行,有许多儿童和年轻患者,其致残和后遗症使康复工作者应用电诊断和物理治疗,物理治疗学因而有较大发展。1922年,美国理疗学会成立。1931年,英国皇家医学会物理医学分会成立。1938年,美国物理治疗师学会成立。

(四)物理医学与康复医学阶段(1946年至今)

第二次世界大战之后,各国战时的伤兵康复机构相继转为和平时期的康复中心,为使伤员尽快返回前线,美国的康复医学之父Howard A.Rusk等在物理医学的基础上采用多学科综合应用康复治疗,如物理治疗、心理治疗、作业治疗、语言治疗、假肢及矫形支具装配等,为大量伤病员进行功能恢复的实践,大大提高康复效果,有力地推动了康复医学的发展。20世纪50年代,康复医学开始成为一门独立的医学学科。1950年,国际物理康复医学与康复学会成立,1952年,在法国巴黎召开了首次国际康复医学会议。1969年,Sykney Licht发起成立了国际康复医学会,并于1970年在意大利召开了第一次大会,这标志着康复医学学科的成熟。

20世纪是现代康复医学发展的时期。临床医学和运动生理、神经生理、行为医学、社会心理、生物医学工程的发展及社会经济文化的发展,为现代康复医学发展提供了条件。因此,康复医学的发展是人们在医学观念上的进步,从只注重器官与系统的病理变化,研究其消除、治疗技术,进化到对患者局部和整体功能的恢复与提高,从而为患者伤病痊愈后回归社会、工作,打下良好的基础。

三、展望

东方医学不是西方医学的补充和代替,两者均为医学的有机的组成部分。国际康复医学的发展趋势就是通过合理地整合东西方的康复理论和方法,逐步减小东西方医学的距离,促使东西方康复理念和技术逐步融合,实现全球化。我国的康复医学起步较晚,相对于发达国家差距仍较明显。近年来,随着国家对康复医学重视程度的不断提高,我国康复医学水平和康复治疗技术也取得了长足发展。21世纪将是各种康复治疗技术百花齐放、齐头并进的时期,也将是康复医学理论不断攀登新高峰的"黄金时代"。

第二章

康 复 评 定

第一节 感知、认知功能评定

一、感知功能评定

(一)感觉检查

感觉是指客观事物的个别属性在人脑中的直接反应。感觉是信息的输入过程,是知觉、记忆、思维、想象的源泉和基础。它包括外部感觉,如视觉、听觉、嗅觉、触觉、痛觉、压觉等;内部感觉,如运动觉、平衡觉、内脏觉等。人类的感觉系统是机体感受环境事物的结构。感觉在生理学上是指作用于各个感受器的各种形式的刺激在人脑中的直接反应,分为一般感觉和特殊感觉。一般感觉包括浅感觉、深感觉、内脏觉和复合感觉。浅感觉来自皮肤、黏膜,包括痛觉、温觉、触觉;深感觉也称本体感觉,来自肌腱、肌肉、骨膜和关节,包括运动觉、位置觉和振动觉;内脏觉起自内脏、浆膜、血管,有痛、胀、压、空等感觉;复合感觉又称皮质觉,是大脑顶叶皮质对深浅各种感觉进行分析、比较和综合而形成,包括实体图形觉、两点辨别觉、定位觉、重量觉等。特殊感觉包括视觉、听觉、前庭觉、嗅觉和味觉。

1.感觉障碍的临床表现

根据病变性质,感觉障碍分为抑制性症状和刺激性症状两大类。

（1）抑制性症状：感觉通路被破坏或功能受抑时，出现感觉缺失或感觉减退。感觉缺失有痛觉缺失、温度觉缺失、触觉缺失和深感觉缺失等。在同一部位各种感觉均缺失，称为完全性感觉缺失。如果在同一部位内只有某种感觉障碍，例如皮肤痛觉缺失，而其他感觉保存着，称为分离性感觉障碍。

（2）刺激性症状：感觉通路受到刺激或兴奋性增高时出现感觉过敏、感觉倒错、感觉过度、感觉异常或疼痛。

感觉过敏：指轻微刺激引起强烈感觉，例如一轻的疼痛刺激引起较强的疼痛感受，为检查时的刺激与传导通路上的兴奋性病灶所产生的刺激综合引起。

感觉倒错：是指非疼痛性刺激而诱发出疼痛感觉，例如轻划皮肤而诱发出疼痛感觉；冷刺激反应为热觉刺激等。

感觉过度：为各种刺激引起的强烈难受感觉，见于灼性神经痛、带状疱疹后的疼痛、丘脑的血管性病变（脑出血等）、周围神经外伤的恢复期等。

感觉异常：感觉异常有麻感、木感、痒感、发重感、针刺感、冷或热感、蚁走感、肿胀感、电击感、束带感等，总称为感觉异常。

疼痛：接受和传导感觉的结构受到伤害性的刺激，或者对痛觉传导正常起抑制作用的某些结构受到损害时，都会发生疼痛。在探索疼痛的来源时，必须注意疼痛的分布、性质、程度，是发作性还是持续性，以及加重和减轻疼痛的因素。

根据疼痛的部位、性质、持续时间等的不同，可将疼痛分为不同的类型，临床常见的列举如下。

局部疼痛是指病变所在部位的局限性疼痛，多为感觉感受器或神经末梢受到伤害性刺激引起，如皮炎、关节炎等。放射性疼痛是指在神经干、神经根或中枢神经受病变刺激时，疼痛不仅发生于刺激局部，且可扩展到受累感觉神经的支配区，如周围神经损伤、脊髓后根受肿瘤或椎间盘脱出的压迫及脊髓空洞引起的痛性麻木等。灼性神经痛是一种烧灼样的剧烈疼痛，迫使患者用冷水浸湿患肢，在正中神经或坐骨神经损伤多见。幻肢痛是指感到已经截去的肢体中发生的疼痛,见于截肢后的患者。扩散性疼痛是刺激由一个神经分布扩散到另一个神经分支而产生的疼痛,如当三叉神经某一支受到刺激时,疼痛会扩散到其他分支(如牙支)。

牵涉性疼痛也是一种扩散性疼痛。内脏有疾病时,在患病内脏相当的脊髓段所支配的体表部分常出现感觉过敏区、压痛点或疼痛。这是由于内脏和皮肤的传入纤维都汇聚到脊髓后角的神经元,当内脏有病变时,内脏的疼痛性冲动便扩散到相应支配段的体表。临床多见的牵涉性疼痛,有心绞痛时引起左胸、左上肢内侧痛;肝胆病变引起右肩痛;肾脏疾病引起腰痛等。

(3)感觉障碍对功能预后的影响:感觉障碍可导致患者触摸困难、持物不稳、站立和行走困难、灵活及协调性运动不协调等;皮质盲者可影响阅读和文字交流,身边动作不能完成。所以,感觉障碍是影响功能康复的重要因素。不同类型的感觉障碍对功能的影响程度也有所不同,例如脑卒中后感觉障碍致残的严重性依次为本体感觉、触觉、痛觉和温度觉。皮质盲或视野缺损也是致残因素之一。

2.感觉障碍检查方法

检查前应告诉患者检查的目的和方法,以取得患者的合作。检查时患者宜闭目,忌用暗示性提问,注意左右侧、远近端的对比。一般从感觉缺失部位查至正常区。

(1)浅感觉:痛觉可用针尖轻刺皮肤。温度觉可用专用冷水(5~10 ℃)及热水(40~45 ℃)的试管交替接触皮肤。触觉可用棉花束轻触皮肤。如有感觉缺失、减退、消失、过敏,应绘图标出感觉障碍的范围和部位。

(2)深感觉。①运动觉:患者闭目,检查者轻轻夹住患者手指和足趾两侧,上下移动5°左右,询问患者手指或足趾的位置。②位置觉:患者闭目,检查者将其肢体放在一定位置,嘱患者说出所在位置,或用另一肢体模仿。③振动觉:用振动着的音叉置于骨突起处,如足趾、内外踝、胫骨、膝盖、髂嵴、手指、桡尺骨茎突、锁骨等处,询问有无振动感觉,并注意感受时间。

(3)复合感觉(皮质觉)。①形体觉:嘱患者闭目,将常用物品,如钢笔、钥匙、硬币等放置其手中,让其用单手触摸后说出物件名称。②定位觉:患者闭目,检查者用手指或棉签等轻触患者皮肤后,嘱患者指出刺激部位。③两点辨别觉:患者闭目,检查者用特制的钝角两角规,将两角分开到一定距离,接触患者皮肤,如患者感到两点时,再缩小距离,至两接触点被感觉到一点为止。两点须同时刺激,用力相等。正常时全身各处数值不同,指尖 2~4 mm,指背 4~6 mm,手掌 8~12 mm,手背 2~3 cm,前臂和上臂 7~8 cm,背部、股部最大。

(二)知觉检查

知觉是人脑对直接作用于感官的客观事物的整体反映,是将多种感觉互相联系起来综合分析、理解,从而得到对外部客观事物和内部机体状态的整体的反映。知觉具有整体性、选择性、理解性和恒常性。人们往往对大量的感觉信息根据其对本人的意义、兴趣、任务、情绪来进行选择,将其理解、归纳、概括为一定的概念或名称,知识越丰富,理解得越精确,越深刻。知觉包括对距离、时间、运动的知觉,以及错觉和幻觉等内容。在临床上,知觉是患者对感觉的认识。知觉障碍主要表现为错觉和幻觉,错觉是对客观刺激的错误认识,而幻觉是在没有客观刺激时产生的感受。这些均可发生于各种特殊感觉的范围内,如神经系统器质性疾病中的错觉和幻觉可容易地在交谈中获知。在康复过程中,距离、时间、运动的知觉障碍往往不易为人所察觉,但对功能预后有明显的影响。

临床上知觉检查一般与感觉检查同时进行,所以也常称为感知觉功能评定。感知功能的评定内容包括精细运动、感觉区分、运动速度与耐力;双侧感官同时接受刺激时的双侧触觉、听觉、视觉等。测量的方法有 Reitan-Klove 感知觉测验,此测验还可推断是否存在外周或中枢加工过程的障碍。感知障碍在康复医学临床中常常表现为失认症和失用症,这也属于后天获得的认知障碍范畴。

1.失认症

不能通过知觉认识熟悉的事物称为失认症,是指由于大脑半球中某些部位的损害,使患者对来自感觉通路中的一些讯息丧失正确的分析和鉴别的一种症状。常见的失认症有半侧空间失认,又称单侧忽略,即患者大脑一侧损害后对对侧一半空间内的物体不能辨别。病灶常位于非优势半球顶叶下部(邻近缘上回)、丘脑。检查方法有以下几种。

(1)平分直线法:在一张白纸上画一垂线将横线平分为左右两段。偏向一侧为阳性。

(2)画人试验:模仿画一个人,如有偏歪或缺少部分时为阳性。

(3)删字试验:随机一组阿拉伯数字,删去指定的数字,一侧未删去时为阳性。

(4)画钟试验:画钟时如数字集中在一侧时为阳性。

2.失用症

失用症是在运动、感觉、反射均无障碍的情况下,患者由于脑部损伤而不能按指令完成以前所能完成的有目的的动作,即通过后天学习获得的生活技能的运用障碍。

(1)结构性失用:患者表现为不能描绘或拼接简单的图形。检查方法有以下几种。①画空心十字:让患者画一个空心的十字图形,不能完成时为阳性。②火柴棒拼图试验:患者用火柴棒看图拼接各种几何图形,不能完成时为阳性。③积木拼图试验:韦氏智力量表中的分测验,看图将4块或6块积木拼成指定的图案,不能完成时为阳性。

(2)运动性失用:是最简单的失用,常见于上肢或舌,表现为不能洗脸、刷牙、梳头、划火柴等。检查方法是让患者做刷牙、洗脸、系鞋带等动作,不能完成者为阳性。

(3)意念运动性失用:是意念中枢与运动中枢之间联系受损所引起。由于两者之间的联系受损,运动的意念不能传到运动中枢,因此患者不能执行运动的口头指令,也不能模仿他人的动作。但由于运动中枢对过去学过的运动仍有记忆,有时能下意识地、自觉地进行常规的运动。如给他牙刷时,他能自动地去刷牙,但告诉他去刷牙时他却又不能刷牙。因此,常表现为有意识的运动不能,无意识运动却能进行。

检查方法有以下几种。①模仿动作:检查者做出举手、伸示指和中指、刷牙等动作,让患者模仿,不能完成者为阳性。②按口令动作:检查者发出口头命令,让患者执行,不能完成者为阳性。

(4)意念性失用:正常的有目的的运动需经历认识-意念-运动的过程,意念中枢受损时,不能产生运动的意念,此时即使肌力、肌张力、感觉、协调能力正常也不能产生运动,称为意念性失用。特点是对复杂精细动作失去应有的正确观念,以致各种基本动作的逻辑顺序紊乱,患者能完成一套动作中的一些分解动作,但不能将各个组成部分合乎逻辑地连贯结合为一套完整的动作。如让患者用火柴点烟,再把香烟放在嘴上,患者可能会用香烟去擦火柴盒,把火柴放到嘴里当作香烟。

检查方法是:把牙膏、牙刷放在桌上,让患者打开牙膏盖,将牙膏挤在牙刷上,然后去刷牙。如果患者动作的顺序错乱则为阳性。

二、认知功能评定

认知是认识和知晓(理解)事物过程的总称,包括感知、识别、记忆、概念形成、思维、推理及表象过程。人们通过感知觉、记忆、思维、推理、想象等,将从外界获得的信息在大脑中加工储存,并在需要时提取,与当前信息进行比较,以进行判断、推理,得出评价的过程,叫作认知过程。它反映了人类对现实认识的心理过程。

在康复医学的临床中用认知测试来评估认知领域的主要内容有定向和远时记忆、注意和警戒、反应时间、学习和记忆、视知觉、听知觉、躯体感知觉、推理和解题、结构性应用和语言功能等。当大脑受到损害出现认知缺陷时,可选择性地对这些功能进行测试并做出判断。在儿童较常见的认知能力缺陷一般有注意-缺陷失调、特殊阅读不能、特殊算术不能、视知觉困难和运动技能差(发展性应用不能)等。

(一)认知测试方法

1.定向和远时记忆

如时间的定向评定等。

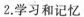

2.学习和记忆

有大量的言语和非言语的测试用于评价记忆的不同方面。记忆是过去的经验和事物在人脑中重现。人脑对以往感知过的事物,思考过的问题和理论,体验过的情感和练习过的技能等都是记忆的内容。记忆是一个复杂的心理过程,它包括识记、保持、回忆和再认4个基本环节。识记是识别和记住事物,从而积累知识经验的过程。保持是巩固已获得的知识经验的过程。再认就是对已经历过的事物恢复过去经验的过程。能把经历过的事物重新回想起来称回忆。

康复医学上有关记忆功能的测量方法有修订韦氏成人智力测验中一般知识分测验、韦氏记忆测验、Rey 听觉词汇学习测验、Halstead-Raitan 神经心理成套测验中的触摸操作分测验及 Rivermead 行为记忆测验。由经过培训的专业人员进行测验。

3.注意和警戒

注意是心理活动对一定事物的指向与集中。注意是心理活动的一种积极的状态,反映心理活动具有明确的指向性。由于这种指向与集中,人们才能够清晰地反映周围现实中某一特定的对象,而避开不相干的事物。注意力测验一般有以下几种。

(1)韦氏记忆测验中的数字长度分测验。

(2)韦氏智力测验中的算术测验、数字广度测验和数字符号测验。它们用于评估注意的不同方面,如选择性注意、长时间注意、转移注意的能力等。

4.思维、抽象推理和解题

思维、感觉和知觉都是人脑对客观现实的反应。但是,感觉和知觉是对客观现实的直接反映,而思维是对客观事物间接的、概括的反应,所反映的是客观事物共同的、本质的特征和内在联系。思维障碍分思维过程障碍和思维内容障碍两种。思维过程障碍分为抽象概括障碍、思维动力性障碍、思维动机成分障碍。思维内容障碍主要表现为妄想、超价观念和强迫观念。

目前使用的大量的言语和非言语测试提供了对思维、抽象推理能力、形成概念能力和在解题中转换策略能力的定量手段。评定方法包括修订韦氏成人智力测验中的图片排列测验和卡片分类测验、Loewenstein 作业治疗认知评定(LOTCA)、神经行为认知状态测验(neurobehavioral cognitive status examination, NCSE) 和 Rivermead 知觉评定成套测验(RPAB)等。

5.反应时间

执行简单和复杂反应的速度是大脑完整性的灵敏指标。简单反应时间反映中枢神经系统的激醒水平。复杂作业反应时间是测定做出决定和反应选择的速度。

6.视知觉

视觉辨别、面孔认知、方向与距离判断和颜色-对象匹配等测试常用来评价处理和综合视觉信息的能力。

7.听知觉

一般采用频率、强度和音色辨别、音调记忆、环境声音的认知和音素辨别等测试。

8.躯体感知觉和身体图式作业

一般有触觉物体、形状认知和触觉定位等。

9.结构应用

结构应用是指以部件安装在一起或连接成一个简单实体的任何操作。方法如:画一个正方形或一所房屋;或建筑一个二维或三维的方块模型。

10.语言功能

言语是指人们的语言事件,即个人运用语言的过程或产物。语言是以语音为物质外壳,词汇为建筑材料,语法为结构规律而构成的体系。

言语障碍是指组成言语的听、说、读、写 4 个方面的各环节单独受损或两个以上环节共同受损。目前各国对言语障碍的分类尚无统一意见,一般包括失语症和构音障碍。

很多的测试作为失语症测试组中的组成部分,也可用于诱发出现非失语症患者的语言缺陷,如视觉对照命名(词寻找困难)、控制词联想(言语概念损伤)、句重复(言语记忆缺损)、DeRenzi 和

Viguolo 标志测试(缺陷性听觉言语理解)等。

(二)部分认知评定量表简介

1.简明精神状态检查法(mini-mental state examination,MMSE)

(1)测量工具:Folstein(1975 年)等编制的 MMSE 目前应用较多、范围较广,不仅可用于临床认知障碍检查,还可用于社区人群中痴呆的筛选。该方法与韦氏智力测验(WAIS 测验)结果比较,一致性较理想。各国在引进时,对其在不同文化背景下的效度和信度,以及影响评定结果的因素也进行过较为系统的研究,认为 MMSE 作为认知障碍的初步检查方法,具有简单、易行、效度比较理想等优点。

北京医科大学精神卫生研究所李格等测试研究结果表明:检查者间一致性和量表的可重复性均达到理想程度,但发现检查结果易受被检查者文化程度和年龄的影响。以临床诊断为标准,选定 MMSE 评定痴呆的界线值为 17 分,其敏感性为 100,特异性为 0.89。下面介绍简易精神状态检查法,见表 2-1。

表 2-1　简易精神状态检查法(MMSE)

项目	评分	
1.今年的年份	1	0
2.现在是什么季节	1	0
3.今天是几号	1	0
4.今天是星期几	1	0
5.现在是几月份	1	0
6.你现在在哪一省(市)	1	0
7.你现在在哪一县(区)	1	0
8.你现在在哪一乡(镇、街道)	1	0
9.你现在在哪一层楼上	1	0
10.这里是什么地方	1	0
11.复述:皮球	1	0
12.复述:国旗	1	0

续表

项目	评分	
13.复述:树木	1	0
14.计算:100－7	1	0
15.辨认:铅笔	1	0
16.复述:44 只石狮子	1	0
17.按卡片闭眼睛	1	0
18.用右手拿纸	1	0
19.将纸对折	1	0
20.放在大腿上	1	0
21.说一个完整句子	1	0
22.计算:93－7	1	0
23.计算:86－7	1	0
24.计算:79－7	1	0
25.计算:73－7	1	0
26.回忆:皮球	1	0
27.回忆:国旗	1	0
28.回忆:树木	1	0
29.辨认:手表	1	0
30.按样作图		

	1	0

评分标准:文盲＞17分,小学＞20分,中学以上＞24分,＜17分即为痴呆。

(2)测量内容:简易精神状态检查法由 20 个问题,共 30 项组成。每项回答正确或完成评 1 分,错误或不知道评 0 分,不适合评 9 分,拒绝回答或不理解评 8 分。

(3)评分方法:在积累总分时,8 分和 9 分均按 0 分计算。最高分30 分。全部 30 项的得分相加即为总分。评分为痴呆的标准依文化程度而不同:文盲<17 分,小学程度<20 分,中学以上程度<24 分。

2.认知功能测量表

在医疗康复工作中常常遇上一些实际问题,如病情较严重、耐力差、配合受限、环境局限及偏见态度等,所以根据残疾病者的认知缺陷设计一些实用的认知测量表运用于临床,既对患者的认知功能作等级量化的分析,又能直接为治疗提供依据和指导。下面是根据我国背景设计修订的认知功能测量表(表 2-2)。

表 2-2 认知功能测量表

记分	项目	得分
记忆力	(1)姓名、年龄、住址	5
	(2)物件记忆(10 件)	5
	(3)视觉保持	5
	(4)背数(顺、倒背 8~9 位)	5
注意力	(5)100-7,依次减 5 次	5
	(6)视觉扫描跟踪	5
	(7)1~20,顺、倒读	5
定向力	(8)时间(年、月、日、季节、星期、早晚)	5
	(9)地点(省、市县、区、院、楼、号)	5
	(10)讲出物名(5 件)	5
	(11)执行命令	5
	(12)朗读	5
	(13)执行书面指令	5
	(14)书写姓名、物名(图片)	5
复杂作业	(15)用右手将 8 根火柴摆成金鱼状	5
	(16)用左手将 8 根火柴摆成金鱼状	5
	(17)积木图案(5 种)	5
	(18)图片排列(5 种)	5
	(19)画一间房子和一个钟	5
总分		95

测量方法如下。

(1)物件记忆:由 Fuld 物件记忆测验改编。将 10 件常用物品放入袋中,令其逐一摸后说出全部物品,每件 0.5 分。

(2)姓名、年龄、地址:说出本人的姓名、年龄、地址。能说出姓名得 1 分,年龄得 2 分,地址得 2 分。

(3)视觉保持:由 Benton 视觉保持测验改编。出示 5 张由几何图形组成的图片。每张呈现 5 秒后令患者默画,完成 1 张得 1 分。部分有遗漏或增加、变形、持续、位置偏离、错位和大小错误等问题,一处扣0.5 分。

(4)背数:参照韦氏记忆量表。从 4 位数到 8~9 位数止,能背出 9 位或 8 位得 5 分,7 位得4 分,6 位得 3 分,5 位得 2 分,4 位得 1 分。顺背和倒背各占 50%。

(5)100 减 7,依次减 5 次。减对 1 次得 1 分。

(6)视觉扫描跟踪:选自纽约康复医学研究所。嘱患者看每行 31 个字母或数字组成的读物,找出目标字母并记数,时限 10 秒,共 10 行。正确者每行 0.5 分。

(7)顺、倒默读顺序数 1~20。参照韦氏记忆量表。顺读时限 20 秒,倒读时限 30 秒,正确者各得2.5 分。

(8)时间:说出当时的具体年、月、日、星期、早或晚等,正确的各得 1 分。

(9)地点:说出所在地的省、市/县、区、院/楼、房号,正确的各得 1 分。

(10)讲出物名:出示 5 件常用物品,让患者一一说出其名称,正确的各得 1 分。

(11)执行命令:用语言发出包括 3 个连贯动作的命令,让患者执行,正确者得 5 分。少一个动作扣2 分,至 0 分止。

(12)朗读:让患者朗读一段长句,顺序完成者得 5 分。

(13)执行书面指令:用文字发出指令,让患者执行。评分同测验第 11 项。

(14)书写姓名、常用物:让患者写出自己的姓名,得 3 分;写

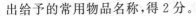

出给予的常用物品名称,得2分。

(15)用右手将8根火柴摆成金鱼状:能独自摆出金鱼图者得5分,经语言提示完成者扣1分;看示例图后摆出者扣2分;按图模仿者扣3分;仅能摆出部分者得1分。

(16)用左手将8根火柴摆成金鱼状:方法及评分同15。

(17)积木图案:参照WAIS测验。按示范图完成由4块或9块红白两色积木组成的图案。用4块积木的限时60秒,共2组,每组1分;用9块积木的限时120秒,共3组,每组1分。

(18)图片排列:参照WAIS测验,选5套图片。每套由3张情节相连的图片组成。要求按内容排出正确的顺序。每套得1分。

(19)画房子和时钟面盘:在纸上分别绘出简单的房子和时钟并标出时间刻度。正确者各得2.5分。以上测验,除15、16外,在患者不能完成时给予各种提示,所得结果扣50%。整个测量需时为30~40分钟。

3.LOTCA

该方法可用于作业治疗的认知检测,内容分为4类:定向检查、知觉检查、视运动组织检查和思维运做检查。在康复医学科一般用于脑血管病、脑外伤和中枢神经系统发育障碍等疾病导致的认知障碍检测。该测验操作简便、实用,测量时间为30~40分钟,也可分为2~3次完成。该量表国内目前逐渐开始推广使用,在康复领域使用较多。

第二节 日常生活活动能力评定

一、概述

(一)定义

日常生活活动(activities of daily living,ADL)是指人为了维持

ADL 而需要的一系列最基本的活动,包括进食、穿衣、洗澡、大小便控制、行走等基本的动作和技巧,即衣、食、住、行、个人卫生等活动。ADL 能力也就是个体在家庭、社区中独立生活的能力。广义的 ADL 能力是指个体在家庭、工作机构及社区里独立生活、独立工作及参与社区活动的能力。当个体丧失 ADL 能力时,会对自我形象产生创伤性的影响,而且还会影响与患者有关联的人群。

(二)分类

1.基础性日常生活活动(basic ADL,BADL)

BADL 是指人维持最基本的生存、生活所必需的每天反复进行的活动,包括自理活动和功能性移动两类活动。自理活动包括进食、梳妆、洗漱、洗澡、如厕、穿衣等,功能性移动包括翻身、从床上坐起、由坐到站、行走、驱动轮椅、上下楼梯等。它反映较粗大的运动功能,适用于较重的残疾病者,常在医疗机构应用。

2.工具性日常生活活动(instrumental ADL,IADL)

IADL 指人在社区中独立生活所必需的关键性的较高级的活动,包括使用电话、购物、做饭、家务处理、洗衣、服药、理财、骑车或驾车、处理突发事件及在社区内的休闲活动等。这些活动常需要使用一些工具才能完成,它反映较精细的运动功能,适用于较轻的残疾病者,多用于生活在社区中的伤残者和老年人。

(三)评定目的

(1)确定日常生活活动独立程度。

(2)确定哪些日常生活活动需要帮助,需要何种帮助及帮助的量。

(3)为制订康复目标和康复治疗方案提供依据。

(4)为制订环境改造方案提供依据。

(5)观察疗效,评定医疗质量。

(6)作为投资—效益分析的有效手段。

二、常用评定方法

ADL 评定多采用经过标准化设计、具有统一内容、统一评定标准的量表进行评定。依据量表中的评定项目对患者进行评价不会出现遗漏现象。评定过程中观察患者实际的 ADL 动作完成情况并记录下来。评定所使用的环境可以是患者实际生活环境,也可以是医院里的 ADL 评定室,该室模拟家庭环境,配备有必要的家具、厨具、卫生设备、家用电器及通信设备等。根据量表评分标准对每项活动情况予以评分并计算总分,以此衡量患者的 ADL 水平。常用 ADL 评定量表有 Barthel 指数、KatZ 指数、修订的 Kenny 自理评价、PULSES 及功能独立性量表(FIM)等。本节重点介绍 Barthel 指数和功能独立性测量。

(一)Barthel 指数评定

Barthel 指数(Barthel index, BI)于 1955 年被 Mahoney 和 Barthel 开始应用,并于 1965 年首次发表。Barthel 指数评定简单,可信度高,灵敏度也高,不仅可以用来评价治疗前后的功能状况,而且可以预测治疗效果、住院时间及预后,所以是康复医疗机构中应用最广泛的一种 ADL 评定方法,见表 2-3。

表 2-3　Barthel 指数评定等级

项目	评分标准
1.进食	0=较大和完全依赖
	5=需部分帮助(夹菜、盛饭)
	10=全面自理
2.洗澡	0=依赖
	5=自理
3.梳妆、洗漱	0=依赖
	5=自理,能独立洗脸,梳头、刷牙、剃须
4.穿衣	0=依赖
	5=需一半帮助
	10=自理,能系、开纽扣,关、开拉链和穿鞋等
5.控制大便	0=昏迷或失禁
	5=偶尔失禁(每周<1 次)

项目	评分标准
	10＝能控制
6.控制小便	0＝失禁或昏迷或需由他人导尿
	5＝偶尔失禁(每 24 小时＜1 次,每周＞1 次)
	10＝能控制
7.如厕	0＝依赖
	5＝需部分帮助
	10＝自理
8.床椅转移	0＝完全依赖别人
	5＝需大量帮助(2 人),能坐
	10＝需小量帮助(1 人)或监督
	15＝自理
9.行走	0＝不能走
	5＝在轮椅上独立行动
	10＝需 1 人帮助(体力或语言督导)
	15＝独自步行(可用辅助器)
10.上下楼梯	0＝不能
	5＝需帮助
	10＝自理

Barthel 指数包括 10 项内容,根据是否需要帮助及其帮助程度分为 0、5、10、15 分 4 个功能等级,总分为 100 分。得分越高,独立性越强,依赖性越小。若达到 100 分,这并不意味着被检查者能完全独立生活,其也许不能烹饪、料理家务和与他人接触,但他不需要照顾,可以自理。60 分以上提示被检查者虽有轻残疾,但生活基本可以自理;60～41 分者为中度残疾,生活需要帮助;40～20 分者为重度残疾,生活需要很大帮助;20 分以下者为完全残疾,生活完全需要他人帮助。Barthel指数 40 分以上者康复治疗的效益最大。

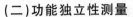

(二)功能独立性测量

功能独立性测量(functional independence measure,FIM)首先由美国纽约州功能评估研究中心研究人员提出并开始使用,后来逐渐受到重视和研究。目前已在世界许多国家广泛应用。FIM 在反映残疾水平或需要帮助的量的方式上比 Barthel 指数更详细、精确、敏感,是分析判断康复疗效的一个有力指标。它不但评价由于运动功能损伤而致的 ADL 能力障碍,而且也评价认知功能障碍对于日常生活的影响,所以 FIM 应用范围广,可用于各种疾病或创伤者的日常生活能力的评定(表2-4、表2-5)。

FIM 包括 6 个方面,共 18 项,其中包括 13 项运动性 ADL 和5 项认知性 ADL。根据患者进行日常生活活动时独立或依赖的程度,将结果分为 7 个等级,每一项最高分为 7 分,最低分为 1 分,合计最高分 126 分,最低分 18 分。FIM 的功能独立分级,126 分:完全独立;108～125 分:基本独立;90～107 分:极轻度依赖或有条件的独立;72～89 分:轻度依赖;54～71 分:中度依赖;36～53 分:重度依赖;19～35 分:极重度依赖;18 分:完全依赖。

(三)功能活动问卷法

功能活动问卷法(functional activities questionnaire,FAQ)是Pfeiffer 于 1982 年提出,1984 年进行了修订。原用于研究老年人的独立性和轻症老年性痴呆,现也用于评定患者社会功能水平。FAQ是典型的工具性 ADL,在现有的工具性 ADL 量表中其效度最高。

表 2-4　FIM 评定内容

项目	内容
Ⅰ.自理活动	1.进食;2.洗漱、修饰;3.洗澡;4.穿衣;5.穿裤(裙);6.如厕
Ⅱ.括约肌控制	7.排尿管理;8.排便管理
Ⅲ.转移	9.床-椅间转移;10.转移至厕所;11.转移至浴盆或淋浴室
Ⅳ.行进	12.步行/轮椅;13.上下楼梯
Ⅴ.交流	14.理解;15.表达
Ⅵ.社会认知	16.社会交往;17.解决问题;18.记忆

表 2-5　FIM 评分标准

能力		得分	评分标准
独立	完全独立	7	不需修改或使用辅助具,在合理的时间内完成;活动安全
	有条件的独立	6	活动能独立完成,但活动中需要使用辅助具;或者需要比正常长的时间;需要考虑安全保证问题
有条件的依赖	监护或准备	5	活动时需要帮助者,帮助者与患者没有身体接触;帮助者给予的帮助为监护、提示或督促,或者帮助者仅需帮患者做准备工作或传递必要的用品,帮助穿戴矫形器等
	最小量接触性身体的帮助	4	给患者的帮助限于轻触,患者在活动中所付出的努力≥75%
	中等量帮助	3	患者所需要的帮助要多于轻触,但在完成活动的过程中,本人自动用力仍在50%～74%
完全依赖	最大量帮助	2	患者主动用力完成活动的 25%～49%
	完全帮助	1	患者主动用力<25%,或完全由别人帮助

第三节　平衡和协调功能评定

一、概述

　　平衡是保持人体稳定的能力或保持身体重心落在支撑面内的能力。临床上,平衡是指人体处在一种姿势或稳定状态下及不论处于何种位置时,当运动或受到外力作用时,能自动地调整并维持姿势的能力。前者属于静态平衡,后者属于动态平衡。力学上,平衡是指当作用于物体的合力为零时物体所处的一种状态。人体保持平衡处于一种稳定状态的能力与人体重心的位置和人体支撑面的面积两方面有关。如果人体重心的重力线落在支撑面之内,人体就是平衡的,否则人体将处于不平衡状态。人体平衡的维持取决于感觉与运动系统和固有姿势反射的整合,具体地说,取决于下列因素:①正常的肌张力;②适当的感觉输入,包括视觉、本体感觉及前庭的信息输入;③大脑的整合作用;④交互神经支配或抑制,使人体能保持身体某些部位的稳定,同时有选择地运动身体的其他部位;⑤骨骼肌系统能产生适宜的运动,完成大脑所制订的运动方案。其中任何一种因素发生障碍都会造成姿势的稳定性和运动的协调功能障碍。

二、平衡功能评定

(一)平衡的分类

人体平衡可以分为两类。

1.静态平衡

静态平衡即人体或人体某一部位处于某种特定姿势,例如坐或站等姿势时保持稳定状态的能力。它需要肌肉的等长收缩。

2.动态平衡

动态平衡包括两个方面:①自动动态平衡,即人体在进行各种自主运动,如由坐到站或由站到坐等各种姿势间的转换运动时能重新获得稳定状态的能力。②他动动态平衡,即人体对外界干扰,如推、拉等产生反应,恢复稳定状态的能力。平衡的这种分类包括了人体在各种运动中保持、获得或恢复稳定状态的能力,具有一定的科学性和完整性。此类平衡需要身体不断地调整姿势以维持平衡,它需要肌肉的等张收缩。

(二)平衡评定的目的

平衡功能评定的主要目的有以下几个方面:①确定患者是否存在平衡功能障碍;②如果患者存在平衡功能障碍,确定引起平衡功能障碍的原因;③确定是否需要进行治疗;④重复评定以评定治疗手段是否有效;⑤预测患者发生跌倒的危险性。

(三)平衡反应

平衡反应是指当身体重心偏离时,机体恢复原有平衡或建立新的平衡的过程,包括反应时间和反应过程。人体 6 个月形成俯卧位平衡反应,7~8 个月形成仰卧位、坐位平衡反应,9~12 个月形成蹲起反应,12~21 个月形成站立位平衡反应。另外还有保护性伸展反应、跨步及跳跃反应等特殊的平衡反应。

(四)平衡功能评定的方法

1.观察法

临床上普遍使用的观察法包括单腿直立检查法及强化的 Romberg 检查法,如一足在另一足的前方并交换、上肢置于不同的位置站立及在活动状态下能否保持平衡的方法(如坐或站立时移动身体、在不同条件下行走),具体方法有脚跟碰脚趾行走、足跟行走、足尖行走、走直线、侧方走、倒退走、走圆圈及绕过障碍物行走等方法。以上评定的评分标准:4 分——能完成活动,3 分——能完成活动,但需要较少的身体接触才能保持平衡,2 分——能完成活动,但为保持平衡需要大量的身体接触,1 分——不能完成活动。观察法由于较粗略和主观,且缺乏量化,因而对平衡功能的反应性差。但由于其应用简便,可以对具有平衡功能障碍的患者进行粗略的筛选,因此目前在临床上仍有一定的应用价值。

2.量表评定法

量表评定法(功能性评定)虽然属于主观评定,但不需要专门的设备,应用方便,且可以进行评分,因而临床应用日益普遍。目前国外临床上常用的平衡量表主要有 Berg 平衡量表(berg balance scale,BBS)、Tinetti 量表及"站起-走"计时测试及功能性前伸、跌倒危险指数等。BBS、Tinetti 量表和"站起-走"计时测试 3 个量表评定平衡功能具有较高的信度和较好的效度,因此在国外应用非常普遍。

BBS 由 Katherine Berg 于 1989 年首先报道,最初用来预测老年患者跌倒的危险性。BBS 包括站起、坐下、独立站立、闭眼站立、上臂前伸、转身一周、双足交替踏台阶、单腿站立等 14 个项目,每个项目最低得分为 0 分,最高得分为 4 分,总分 56 分,测试一般可在 20 分钟内完成。BBS 按得分分为0~20分、21~40 分、41~56 分 3 组,其代表的平衡能力则分别相应于坐轮椅、辅助步行和独立行走 3 种活动状态。BBS 总分少于 40 分,预示有跌倒的危险性。由于 BBS 具有较高的信度和较好的效度,因此,在国外被广泛用于评定患者的平衡功能,目前国内也开始应用 BBS 评定平衡功能。

3.平衡测试仪评定

平衡测试仪(定量姿势图)主要由压力传感器、计算机及应用软件三部分组成。压力传感器可以记录到身体的摇摆情况并将记录到的信号转换成数据输入计算机,计算机在应用软件的支持下,对接收到的数据进行分析,实时描计压力中心在平板上的投影与时间的关系曲线,这就形成了定量姿势图。定量姿势图可以记录到临床医师在临床上不能发现的极轻微的姿势摇摆及复杂的人体动力学及肌电图的参数,并且姿势图可以比较定量、客观地反映平衡功能,便于不同测试者之间进行比较。平衡测试仪包括静态平衡测试和动态平衡测试。

(1)静态平衡测试:静态平衡测试测定人体在睁眼、闭眼及外界视动光线刺激时的重心平衡状态。其主要参数包括重心的位置,重心移动路径的总长度、面积,左右向和前后向的重心位移平均速度,重心摆动的功率谱,睁、闭眼时的重心参数比值等。静态姿势图仅对静力时压力中心的变化情况进行描述和分析,以此了解平衡功能,但不能将影响平衡功能的 3 个感觉系统完全分别开来进行研究。

(2)动态平衡测试:动态平衡测试要求被测试者以躯体运动反应跟踪出现在显示器上的视觉目标,在被测试者无意识的状态下,支撑面移动(如前后、水平方向,前上、后上倾斜)或显示器及其支架突然摇动,测试上述情况下被测试者的平衡功能,了解机体感觉和运动器官对外界环境变化的反应能力及大脑感知觉的综合能力等。动态平衡测试的测试内容主要有感觉整合测试、运动控制测试、应变能力测试和稳定性测试等。动态平衡测试可以将影响平衡功能的 3 个感觉系统分别开来进行研究,从而能够进一步确定引起平衡障碍的原因并指导治疗。

三、协调功能评定

协调是完成平稳、准确和良好控制的运动的能力,有的学者也称协调为共济,它要求患者能按照一定的节奏和方向,在一定的时间内用适当的力量和速度完成稳定的动作,达到准确的目标。中枢神经系统参与协调控制的结构有 3 个,即小脑、基底核、脊髓后索。

(一)常采用的协调评定

(1)指鼻试验:让患者肩外展 90°,伸直位,然后用示指指尖指鼻尖。

(2)指-指试验:患者与检查者面对面,检查者将示指举在患者面前,让患者用自己的示指指尖触检查者的示指指尖。检查者可以变换其示指的位置,以评估距离、方向改变时患者的应变能力。

(3)拇指对指试验:让患者先双肩外展 90°,伸肘,再向中线靠拢,双手拇指相对。

(4)示指对指试验:让患者先双肩外展 90°,伸肘,再向中线靠拢,双手示指相对。

(5)对指试验:让患者将拇指依次与其他各指尖相对,并逐渐加快。

(6)握拳试验:交替地用力握拳和充分伸张各指,并逐渐加快。

(7)旋转试验:上臂紧靠躯干,屈肘 90°,掌心交替向上和向下,并逐渐加快。

(8)拍手试验:屈肘,前臂旋前,在膝上拍手。

(9)拍地试验:患者坐位,足触地,用脚尖拍地。膝不能抬起,足跟不离地。

(10)指-趾试验:患者仰卧,让其用趾触检查者的手指,检查者可改变方向和距离。

(11)跟-膝-胫试验:患者仰卧,让其用一侧的足跟在另一侧下肢的膝及胫骨前方上下滑动。

(12)画圆试验:患者用上肢或下肢在空气中画出想象中的圆。

(13)轮替试验:患者屈肘 90°,双手张开,一手向上,一手向下,变替变换,并逐渐加快。

(二)评分标准

(1)5 分——正常。

(2)4 分——轻度障碍,能完成,但速度和熟练程度比正常稍差。

(3)3 分——中度障碍,能完成,但协调缺陷明显,动作慢,不稳定。

(4)2 分——重度障碍,只能开始动作而不能完成。

(5)1 分——不能开始动作。

各试验分别评分并记录。有异常,提示协调功能障碍。

第四节　关节活动度评定

一、概述

关节活动度(range of motion,ROM)又称关节活动范围,是指关节运动时所达到的最大弧度。关节活动度检查可分为被动检查和主动检查两种。两者的不同点在于:主动关节活动度检查是指依靠关节的肌肉主动收缩;而被动关节活动度检查则是指通过外力的作用使关节运动达到最大的弧度。许多病理因素可使关节活动范围发生改变,因此关节活动度检查是肢体运动功能检查中最常用、最基本的项目之一。

关节活动度评定的目的:①确定有无关节活动受限及其原因。②确定关节受限的程度。③确定治疗目标。④为选择治疗方案提供依据。⑤进行疗效评估。

二、方法及标准

(一)评定方法

1.通用量角器检查法

量角器是临床上最常用的测量关节活动度的器械。量角器由金属或塑料制成,有多种类型,但其构造基本相同。量角器有两臂,一条为移动臂,上有指针;另一条为固定臂,附有刻度盘,两臂以活动轴固定,轴为量角器中心(图2-1)。评定时首先将待测关节置于检查要求的适宜姿势位,使待测关节按待测方向运动到最大幅度,使量角器轴心对准该待测关节的骨性标志或关节中心,固定臂和移动臂分别与关节两端肢体纵轴平行。一般来说,固定臂多与近端肢体纵轴平行,有时固定臂也与垂直线或水平线相吻合,移动臂与远端(活动)肢体纵轴平行,然后读出关节所处的角度。

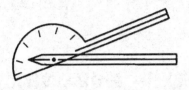

图2-1 通用量角器

通用量角器的检查方法具有操作简便、读数直接的优点。缺点是量角器中心及两臂放置位置不易精确定位,不易固定,因而易产生误差。有时因被测者太胖或骨性标志不很清楚,测量误差会增大。

2.方盘量角器检查法

方盘量角器是一个中央有圆形分角刻度的正方形刻度盘,常用木质、金属或塑料材料制成。刻度盘的刻度相当于把手一端处为0°,向左、右各为180°,刻度盘中心为轴,置一可旋转的重锤指针,后方有把手可握持,指针由于重心在下而始终指向上方,当方盘把手与地面垂直时,指针指于0位。

应用时采取适当体位,被测关节两端肢体处于同一平面上,固定一端肢体为水平或垂直位,然后将方盘量角器之下边紧贴另一端肢体,使量角器下边与肢体长轴平行,方盘随着被测肢体的活动而一同活动,因重力关系,方盘指针重锤始终与地面垂直,这时指针与量角器一边(即相当肢体长轴)的夹角即该肢体的关节活动度数。使用方盘量角器的优点:①不必触摸关节的骨性标志以确定量角器的轴心。②操作简便、迅速。③正确使用时误差较小。④可用于脊柱等难以使用通用量角器的部位(图 2-2)。

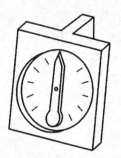

图 2-2　方盘量角器

3.手部关节活动度的测量

手部掌指关节及指间关节的关节活动度可用指关节量角器来测量。指关节量角器是由两个半圆形金属或塑料片制成,在圆心处以轴固定,轴为量角器的轴心。底片上刻有 0°～180°的标记,测量时底片与被测指关节近端指节贴紧,轴心与被测关节对准,上片贴紧移动的远端指节并随其一起移动,此时在转动的上片与底片的夹角间可显示刻度,该刻度即为被测关节的关节活动度。拇指外展程度是指拇指在功能位或掌侧外展位时拇指的外展程度。一般用测量拇指指间关节掌侧横纹的尺侧端与手掌掌心横纹的桡侧端之间的距离来代表拇外展程度或虎口宽度,其正常值为 5 cm(男)、4.5 cm(女),见图 2-3。拇指的对指功能评价可用记分法,即拇指可与示、中、环、小各指对指时分别记 1、2、3、4 分,拇指可与小指基部接触时记 5 分。注意测试时使拇指在掌侧外展位以指腹与诸指指腹接触,防止以拇指内收屈曲代替对指。

4.关节活动度的记录方法

一般有两种情况:一是若采用关节活动度检查表格,在相应关节栏内写下测得度数即可;二是若写在病历上,四肢关节可记录为伸(°)～屈(°)等,如肘关节伸屈活动可记为 0°～150°。通常记录被动关节活动度,有时也需记录主动关节活动度。记录的结果能反映关节活动范围,如肘关节伸 0°,屈 120°,则肘关节活动范围为 120°。假如肘关节可屈 120°,但伸不能达到 0°,而处于屈肘 30°位,则记录为伸-30°,肘关节实际活动范围为 120°+(-30°)=90°。有时尽管关节活动范围相同,但因起止度数不同,关节的功能明显不同,还是以肘关节为例加以说明,测得肘关节伸屈活动为 0°～50°,则活动范围为 50°;若测得活动范围为-70°～120°,活动范围也是 50°,但二者临床上的诊断和决策截然不同。

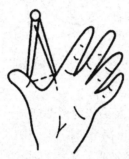

图 2-3　拇指外展测量

(二)评定标准

采用目前国际通用的中立位作为 0°的测量方法。以关节中立位为 0°测量各方向的活动度。通常解剖位即是中立位,也是关节活动的起点。上下肢大关节活动度的测量如下。

1.肩关节

(1)屈、伸:坐或立位,臂置于体侧,肘伸直,量角器轴心放置于肩峰,固定臂与腋中线平行,移动臂与肱骨纵轴平行。正常活动度:屈,0°～180°;伸,0°～50°。

(2)外展:坐或立位,臂置于体侧,肘伸直,量角器轴心放置于肩峰,固定臂与身体中线(脊柱)平行,移动臂与肱骨纵轴平行。正常活动度:0°～180°。

(3)内旋、外旋:仰卧,肩外展 90°,肘屈 90°,量角器轴心放置于鹰嘴,固定臂与腋中线平行,移动臂与前臂纵轴平行。正常活动度:各 0°～90°。

2.肘

屈、伸:仰卧、坐或立位,臂取解剖位,量角器轴心放置于肱骨外上髁,固定臂与肱骨纵轴平行,移动臂与桡骨纵轴平行。正常活动度:0°～150°。

3.桡尺

旋前、旋后:坐位,上臂置于体侧,屈肘 90°,量角器轴心放置于尺骨茎突,固定臂与地面垂直,移动臂与腕关节背面(测旋前)或掌面(测旋后)。正常活动度:各 0°～90°

4.腕

(1)屈、伸:坐或站位,前臂完全旋前,量角器轴心放置于尺骨茎突,固定臂与前臂纵轴平行,移动臂与第二掌骨纵轴平行。正常活动度:屈,0°～90°;伸,0°～70°。

(2)尺、桡侧偏:坐位,屈肘,前臂旋前,腕中立位,量角器轴心放置于腕背侧中点,固定臂位于前臂背侧中线,移动臂位于第三掌骨纵轴。正常活动度:桡偏,0°～25°;尺偏,0°～55°。

5.髋

(1)屈:仰卧或侧卧,对侧下肢伸直,量角器轴心放置于股骨大转子,固定臂与身体纵轴平行,移动臂与股骨纵轴平行。正常活动度:0°～125°。

(2)伸:侧卧,被测下肢在上,量角器轴心放置于股骨大转子,固定臂与身体纵轴平行,移动臂与股骨纵轴平行。正常活动度:0°～15°。

(3)内收、外展:仰卧,量角器轴心放置于髂前上棘,固定臂位于左右髂前上棘连线的垂直线,移动臂位于髂前上棘至髌骨中心的连线。正常活动度:各 0°～45°。

(4)内旋、外旋:仰卧,两小腿垂于床沿外,量角器轴心放置于髌骨下端,固定臂与地面垂直,移动臂与胫骨纵轴平行。正常活动度:各 0°～45°。

6.膝

屈、伸:俯卧、仰卧或坐位,量角器轴心放置于股骨外髁,固定臂

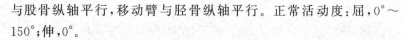

与股骨纵轴平行,移动臂与胫骨纵轴平行。正常活动度:屈,0°～150°;伸,0°。

7.踝

背屈,跖屈:仰卧、踝中立位,量角器轴心放置于腓骨纵轴线与足外缘交叉处,固定臂与腓骨纵轴平行,移动臂与第五跖骨纵轴平行。正常活动度:背屈,0°～20°,跖屈,0°～45°。

(三)影响测量结果的因素

许多因素均可影响结果,如关节活动的方式(主动或被动运动)、患者或检查者的不良体位、测量工具放置不当、骨性标志(参考点)未找准、软组织过多、关节活动时患者感觉疼痛、随意或不随意的阻力、患者缺乏理解与合作、手术伤口、限制性支具及患者年龄、性别、职业等。检查者在测量关节活动范围时应尽可能排除或减少影响测量的因素,保持测量时相关条件的一致性。

三、关节活动度检查的注意事项

(1)检查前对患者讲明目的及方法,使患者充分理解和合作。

(2)检查时患者应充分暴露受检部位,保持舒适体位,测量时固定部分不得移动,以免代偿性活动影响检查结果。

(3)检查者应熟悉各关节解剖和正常活动范围,熟练掌握测量技术,严格按照关节活动度测量的操作规范进行,提高检查的准确性与可重复性。关节活动度检查可有 3°～5°的误差,为了提高测量的准确性,最好由专人负责。

(4)避免在运动或按摩后立即进行检查。

(5)临床上应分别测量关节主动活动度和被动活动度,并将主动及被动关节活动度分别记录,但通常以测量和记录关节被动活动度为准。

(6)关节活动度存在一定个体差异,因此应测健侧(对侧)相应关节的活动度并作比较。若双侧同时存在病变,则以正常关节活动范围做参考。亦应测量患部上、下关节的活动范围。

(7)不同器械、不同方法测得的关节活动度值有差异,不宜互相比较。

四、关节活动度评定的临床意义

引起关节活动度异常的常见原因有关节内、外软组织损伤后疼痛所致的肌肉痉挛,制动、肌力不平衡及慢性不良姿势等所致的软组织缩短与挛缩,关节内组织损伤引起的积液水肿,关节周围软组织瘢痕与粘连,关节内骨与软骨等碎裂后形成的游离体的存在,关节结构异常,神经与肌肉疾病引起的肌肉瘫痪或无力等。

关节被动活动正常,但主动活动受限应考虑为神经麻痹、肌肉无力或肌肉、肌腱断裂。关节被动活动与主动活动同时部分受限,称为关节僵硬,可能是关节内粘连,肌肉、肌腱、韧带挛缩,长时间制动所致。关节不能主动与被动活动时,称为关节强直,提示关节内存在牢固性的骨性连接。

第三章

康复治疗技术

第一节 电 疗 法

电疗法是应用电能作为治疗疾病的一种方法。随着物理学、化学、电工学及电子学的发展,在生理学、电生理学和临床医学的基础上,将各种性质(不同形式、持续的时间、频率、波形等)的电流应用到理疗上来,构成了现代的电疗学,成为康复医学中的一个重要部分。常用的电疗法包括直流电疗法、低频脉冲电疗法、中频电疗法及高频电疗法等。

一、直流电疗法

(一)基本知识

应用低电压(30～80 V)、小强度(<50 mA)的平稳直流电作用于人体以治疗疾病的方法称为直流电疗法。

(二)基本方法

(1)根据病变部位选择适合形状及大小的电极、衬垫。衬垫采用吸水性强的纯棉织品,将电极铅板放入已消毒好,温度和湿度适宜的衬垫内。

(2)患者取舒适体位,暴露治疗部位。检查治疗区域的皮肤有无破损,如有小面积抓伤或点状破损,可垫以绝缘布。皮肤感觉障碍及术后瘢痕部位应酌情减低电流强度。

(3)将治疗衬垫紧密平整地接触治疗部位皮肤,覆盖橡皮布后,酌情用绷带、尼龙搭扣、沙袋、浴巾等将电极固定。

(4)检查治疗仪器的输出调节旋钮是否在"0"位,电流极性转换开关、导线的正、负极和导线的连接极性是否处在治疗的正确位置。

(5)启动电源开关,缓慢调节电流输出,并根据患者感觉,3～5分钟逐渐增加强度至治疗量。

(6)治疗结束,按逆时针方向缓慢将输出调至"0"位,关闭电源。取下电极,检查皮肤。

(三)治疗作用

1.促进局部血液循环,加强组织再生

在直流电作用下,治疗电极下皮肤充血潮红,局部血流量可增加140%左右,并可持续40分钟以上。这种促进局部小血管扩张的作用在阴极下尤为明显。血液循环的改善,可进一步使细胞通透性升高,加快物质代谢,改善组织的应用营养和代谢,提高细胞的再生能力。

2.对神经系统功能的影响

直流电因极性作用,而引起中枢神经系统的兴奋性或抑制。当通以弱或中等强度的直流电时,阴极下组织兴奋性升高,阳极下组织兴奋性降低。

3.消散炎症,促进溃疡愈合

直流电阴极有软化瘢痕、松解粘连,促进溃疡肉芽组织生长的作用;阳极有减少渗出的作用。对经久不愈的慢性溃疡有显著疗效。

4.促进骨再生修复

微弱直流电阴极刺激可促进骨再生修复。

5.改善冠状动脉血液循环

微弱直流电阳极作用于心前区可改善冠状动脉血液循环。

6.对静脉血栓的治疗

较大强度的直流电作用下,静脉血栓从阳极脱落,向阴极退缩。

7.电解作用

电解反应使阴极下产生碱性物质,阳极下产生酸性物质,可借此治疗某些疾病。

(1)肿瘤治疗:肿瘤组织在直流电作用下,电解产物所形成的电场区域改变了肿瘤组织生存的微环境,使肿瘤组织发生电生理、电化学反应,导致肿瘤组织的变性、死亡,适用于体积不大的内脏肿瘤或转移癌。这一方法称为电化学疗法,或称为肿瘤的直流电疗法。

(2)电解拔毛:适用于倒睫。

(3)电解除赘法:利用电解方法除去皮肤和黏膜的赘生物。适用于疣、小血管瘤、淋巴管瘤和痔。

(四)适应证

1.神经系统疾病

周围神经伤病、自主神经功能紊乱、神经症。

2.循环系统疾病

高血压病、血栓性静脉炎。

3.骨关节疾病

关节炎、颞下颌关节功能紊乱。

4.慢性炎症性疾病

慢性炎症性浸润、慢性溃疡、慢性胃炎、慢性盆腔炎、慢性附件炎、前列腺炎。

5.其他

瘢痕、粘连、过敏性鼻炎、功能性子宫出血等。

(五)注意事项与禁忌证

1.注意事项

(1)治疗前仪器的检查、准备:①检查仪器的输出是否平稳、正常;各开关、旋钮能否正常工作;导线、接线夹、电极、导线电极焊点是否完整无损;导电橡胶是否老化、裂隙。仪器各部件均正常时方可用于治疗。②根据治疗需要决定电极的极性;选择的主极与辅极等大,或辅极大于主极,两极对置、斜对置或并置。衬垫有电极套时,应注意检查衬垫部分是否紧贴皮肤,严防电极与患者皮肤之间只隔一层单布。③选用两种不同颜色的导线,以区别(+)、(-)极性连接正确无误。导线夹下必须衬以绝缘布,电极插头必须紧紧插入电极的导线插口,切勿使导线夹和导线的金属裸露部分直接接触皮肤。

(2)治疗前患者治疗部位的检查、准备:①检查治疗部位皮肤是否清洁完整,感觉是否正常。同时,去除治疗部位及其附近的金属物,若治疗局部皮肤破损可在该处贴以小块胶布或垫上薄膜,以防止灼伤。②电极与衬垫必须平整,尤其在治疗体表弯曲不平的部位时,必须使衬垫均匀接触皮肤,通电时电流得以均匀作用于皮肤,以免电流集中于某点。

(3)治疗前对患者的解释工作:告诉患者治疗中的正常感觉应为均匀的针刺感。若局部有刺痛、灼痛等异常感觉应及时告诉操作人员,检查原因,妥善处理。

(4)治疗中操作者注意事项:应经常检查电流表的指针是否平稳,是否在所调节的电流强度读数上。注意观察患者表情,询问患者电极下的感觉。对有局部有感觉障碍、血液循环障碍的患者尤应注意巡视观察,防止灼伤。需调换电极极性或电流分流档时,应先将电流输出调至零位,再行调节。如患者感觉电极下有局限性疼痛或烧灼感,应立即调节电流至零位,中止治疗,检查电流强度是否过大,电极衬垫是否滑脱,导线夹是否裸露或直接接触皮肤,局部皮肤有否烧伤。对不符合要求的情况予以纠正或处理。如无明显异常或错误,则可继续治疗。如有皮肤灼伤,则应停止治疗,予以妥善处理。头部治疗时,要注意电流强度不要过大,以防对脑组织产生强烈刺激。

(5)治疗中患者的注意事项:不得任意挪动体位,以免电极衬垫移位、电极脱落或直接接触皮肤而发生灼伤。不得触摸治疗仪或接地的金属物。

(6)治疗结束时的注意事项:应先调节电流至零位,关闭电源,才能从患者身上取下电极和衬垫。

(7)治疗结束后的注意事项:告诉患者不要搔抓治疗部位皮肤,必要时可使用护肤剂。治疗后,如局部皮肤有刺痒或红色小丘疹,可涂止痒液。嘱患者勿抓破,以免影响治疗。使用过的衬垫,必须彻底冲洗干净,煮沸消毒,整平后在阴凉处晾干备用,破旧的衬垫应予以修补或更新。电极用于治疗后,必须用肥皂水刷洗,去除电极表面的污垢与电解产物。铅板电极应予压平,破裂电极应予更新。

2.禁忌证

(1)全身状况不佳:高热、昏迷、恶病质、恶性肿瘤、心力衰竭。

(2)局部条件不允许:出血倾向、急性化脓性炎症、急性湿疹、孕妇腰部腹部及骶部、皮肤破损部位、金属异物局部、安装心脏起搏器的相应部位。

(3)过敏体质:对直流电过敏者。

二、直流电药物离子透入疗法

(一)基本知识

利用直流电将药物离子经皮肤、黏膜或伤口透入体内治疗疾病的方法,称直流电药物离子透入疗法。

(二)基本方法

与直流电疗法基本相同,滤纸或纱布浸药物溶剂后置于衬垫上。治疗方法有衬垫法、电水浴法、体腔法及创面、穴位导入法等。

(三)基本原理和治疗特点

1.基本原理

药物溶液中某些成分可以离解为离子,根据电学的同性相斥、异性相吸的原理,在直流电场力的作用下,带电的药物离子发生定向移动。在阴极衬垫中,带负荷的药物离子向人体方向移动进入人体;在阳极衬垫中,带正电荷的药物离子向人体方向移动进入人体。

2.治疗特点

(1)通过直流电直接将药物透入治疗部位,不改变透入药物的病理作用,且只透入其有效成分。

(2)具有直流电和药物的综合作用,两者作用相互加强。

(3)在局部表浅组织中,药物浓度可比肌内注射途径用药高 20~100 倍。因在皮内形成药物"离子堆",作用时间比注射或口服持续时间长。

(4)直流电药物投入可以通过神经反射途径引起机体反应,达到治疗目的。如颈区钙离子透入,可通过自主神经影响颅内中枢神经,颈、上肢的血液循环和心、肺的功能。用于治疗神经症、血管性头痛等。

(5)透入药量少,不损伤皮肤和黏膜,不引起疼痛,不刺激胃肠道,不会产生药物不良反应,患者易于接受,但药物过敏除外。

(四)适应证

与单纯直流电疗法的适应证相同。

1.神经系统疾病

周围神经损伤、神经炎、神经根炎、三叉神经痛、肋间神经痛、神经症、自主神经功能紊乱、癔症性失语等。

2.骨关节疾病

关节炎、颈椎病、肩关节周围炎、术后等。

3.外科疾病

慢性炎症浸润、粘连、瘢痕,如乳腺炎、慢性静脉炎等。

4.内科疾病

高血压病、胃溃疡、慢性胃炎、胃酸过多过少、胃肠痉挛、慢性结肠炎等。

5.五官科疾病

角膜斑翳、白内障、玻璃体混浊、视神经炎、结膜炎、角膜炎、慢性喉炎、慢性鼻窦炎、神经性耳聋、耳鸣、颞下颌关节功能紊乱等。

(五)注意事项与禁忌证

1.注意事项

(1)用于阳极和阴极的衬垫必须严格区分,分别冲洗,煮沸消毒,分别放置,以防止寄生离子。

(2)药物应保存阴凉处,易变质的药物应保存于棕色瓶内。

(3)药物使用之前必须检查其保质日期,观察有否变色、变浑,使用后应将瓶盖盖严,防止污染。中药透入时,应明确极性和浓度,必要时通过实验确定后再使用。青霉素等药物透入之前,应先做皮肤过敏试验。

(4)配制药物的溶液,除特殊需要外,一般采用蒸馏水、无离子水、乙醇、葡萄糖溶液等,以避免溶液中的寄生离子。配制的药液存放时间不宜超过一周。

(5)每次浸滤纸或纱布的药液量一般约 3 mL/100 cm²。

(6)透入刺激性大的药物,会引起局部皮肤瘙痒、干燥以致皲裂,可在治疗后涂抹止痒液。

(7)其他注意事项与直流电疗法相同。

2.禁忌证

(1)局部皮肤条件不允许、治疗部位皮肤感觉缺失、初愈的瘢痕、邻近有金属异物。

(2)过敏体质对拟透入药物过敏者。

(3)其他与单纯直流电疗法相同。

三、低频脉冲电疗法

(一)基本知识

应用频率低于 1 000 Hz 的脉冲电流治疗疾病的方法,称低频脉冲电疗法。

1.电流的特点

(1)电压低、频率低、可调节。

(2)除感应电外,均有极性区别,电极下可产生电解产物。

(3)对感觉、运动神经有较强的刺激作用。

(4)有止痛对用,而热作用不明显。

2.电流的种类及应用

(1)感应电电流:用于感应电疗法、电兴奋疗法、电体操疗法和古典电诊断。

(2)方波电流:用于电诊断、电兴奋疗法、电睡眠疗法和超刺激疗法。

(3)指数曲线形(简称三角波)电流:用于电兴奋疗法、电体操疗法和肌肉神经电刺激疗法。

(4)正弦波电流:用于间动电疗法。

(5)调制波(调幅波)电流:用于调制各种电流频率和幅度的改变。

3.治疗作用

(1)兴奋神经肌肉组织:感应电、方波适用于治疗无神经变性的疾病,如失用性肌萎缩;三角波可治疗神经部分变性和完全变性的疾病。

(2)改善局部血液循环、促进水肿吸收:以间动电疗法最显著。

(3)镇痛作用:间动电优于感应电疗法。

(二)治疗种类和方法

1.感应电疗法

(1)基本知识:感应电流是应用电磁感应原理产生的一种双向、不对称的低频脉冲电流(又称法拉利电流),利用此电流进行治疗疾病的方法,称感应电疗法。其频率为 $60\sim80$ Hz,尖形正波的 t 有效为 $1.75\sim2.50$ 毫秒,而现代晶体管仪器中产生出的频率为 $50\sim100$ Hz、波宽 1 毫秒的锯齿波电流称为新感应电流。

(2)基本方法:①根据病情选择治疗部位和运动点。②电极表面用普通温水浸透,温湿度要适宜。③接通电源后,按所需治疗量调节频率,然后缓慢增加电流强度至所需电流强度。④治疗中在不引起疼痛的情况下,以肌肉收缩情况决定或调整治疗剂量。⑤治疗结束,按相反顺序关闭开关,取下电极。

(3)治疗作用。①防止失用性肌萎缩:应用感应电刺激肌肉,使之发生被动的收缩,防止肌肉萎缩。②防止粘连、促进肢体血液循环。③兴奋感觉神经。

(4)适应证:①运动系统疾病,如失用性肌萎缩、肌张力低下、软组织粘连、落枕;②消化性系统疾病,如胃下垂、弛缓性便秘;③泌尿系统、妇产科疾病,如尿潴留、术后或产后排尿无力;④神经系统、精神疾病,如感觉障碍、癔症性瘫痪、癔症性失语等。

(5)注意事项:①电子管感应电极有电解作用(电磁感应产生的感应电无电解作用),治疗时要注意电极的厚度。②治疗强度由弱变强,逐渐增加电流强度。但其电流强度难以精确表示,一般以治疗部位肌肉收缩反应和电极下有麻刺感为度,而不应出现灼痛感。③治疗神经麻痹,应在电诊断后进行。④癔症患者治疗时,需结合必要的暗示,并应适当增加刺激强度。⑤骨折早期,骨痂未长牢固时,不宜在骨折附近的肌肉上应用感应电。⑥痉挛性麻痹的肌肉及内脏器官痉挛时不使用感应电。⑦对有感觉障碍者治疗时,电流强度不宜过大。

(6)禁忌证:①肌肉痉挛;②其他禁忌证与直流电疗法相同。

2.神经肌肉电刺激疗法

(1)基本知识:应用低频脉冲电流刺激运动神经和肌肉,使之产生被动收缩,促进肌肉的运动功能恢复的方法称为神经肌肉电刺激疗法(NMES)。神经肌肉电刺激的主要刺激部位为肌肉的运动点。

(2)通用操作方法:①仪器使用前,检查电源(电线、插头)确保使用安全;若使用电池,则确保电池有电,接触良好,无腐蚀。②仪器使用前,检查保险丝是否完整,以防止过量电流;同时,必须良好显示电极极性;操作前后电流强度控制钮必须归零;电流强度计(毫安表)读数显示为零;导线不要缠绕、扭曲,以免折断。③清洁刺激部位,同时除去珠宝等饰物。④患者若为干性或油性皮肤,则会增加皮肤电阻抗,油性者或使用化妆品者,可用肥皂或水清洗,也可采用局部热疗、摩擦皮肤、去除毛发等其他方法降低皮肤电阻抗。⑤准备电极时,先将橡胶电极覆盖一纱布并完全浸入温水中,然后取出,去除过量水分,保持电极清洁,并在放置前涂布导电膏,导电膏必须充分涂布电极,用量以在电极应用前不压出周边为度(如使用自黏电极则无须此过程)。⑥电极贴敷平整,并良好固定,但不能有压迫感,在治疗过程中也应保持电极不松动。同时,不要使电极相互接触或过分靠近,以预防短路。

(3)双极组刺激法操作方法:①治疗前向患者进行必要的解释。并检查患者治疗局部皮肤的完整性和感觉。②让患者取舒适且有利于治疗的体位,并注意根据治疗目的选择有利于肌肉收缩形式的体位。③治疗时机的选择:失神经支配后头 1 个月肌肉萎缩最快,宜及早进行治疗电刺激。即使病程已有数月仍有必要进行此治疗，疗程轻者 3 个月，重者 1 年。只有肯定无望恢复神经再支配时才可放弃治疗。④选择治疗肌群的启动肌。⑤选择治疗参数。所有治疗参数应与治疗目的相应，如波形的选择：理想的电流应能够选择性刺激病肌而不波及其邻近的正常肌肉。⑥分别将两个电极与相应的导线相连。⑦将两个电极置于所需刺激肌肉的运动点上，为预防短路，电极之间的距离至少 >1 倍直径。将电极有序排列，以便电流纵向通过肌肉或肌群。⑧增大电流直至观察到肌肉或肌群按所需产生相应的收缩；若无，则将电流强度回零，移动电极，重复上述操作；若观察到适当的收缩，调节电流强度至治疗目的所需水平。⑨让患者尝试想象与刺激同步的主动运动。⑩根据治疗目的确定治疗时间。增强肌力一般可选定 10 次收缩；促进耐力则需数小时。⑪治疗结束时，降低电流强度至零，移去电极，清洁皮肤。⑫治疗结束后，进行包括皮肤完整性在内的治疗后评定。⑬治疗频度根据治疗目的确定，作为运动疗法的辅助手段时，其频率应与运动疗法的治疗频度一致。

(4)单极运动点刺激法：一般主张使用双极运动点刺激法，但当肌肉过小(如手部小肌肉)，最好采用单极法，即用一小的主电极放于小肌运动点上，用以较大的电极放在腰部(下肢)或肩胛部(上肢)。其他同双极法。

(5)治疗作用。

对变性肌肉的主要治疗作用：①NMES 可使肌肉产生被动的节律收缩，促进肌肉的血液循环，保证肌肉中的正常代谢，从而延缓病变肌肉的萎缩；②防止肌肉大量失水和发生电解质、酶系统及收缩物质的破坏；③保留肌肉结缔组织的正常功能，防止其挛缩和束间凝集；④抑制肌肉的纤维化。

对痉挛肌及其拮抗肌的交替电刺激疗法：应用两组频率(0.66～1.00 Hz)和波宽(0.2～0.5 毫秒)相同，但输出时间有先后(相隔 0.1～1.5 秒)的方波分别刺激痉挛肌的肌腱和拮抗肌的肌腹，以达到松弛痉挛肌的治疗目的。

(6)适应证。①正常神经支配肌肉的电刺激:脑血管意外后偏瘫、小儿脑瘫、多发性硬化瘫痪、脑脊髓损伤引起的痉挛性瘫(完全性截瘫除外)、帕金森病等。②失神经支配肌肉电刺激:各种原因所致的周围性瘫痪;辅助制动部位的静脉和淋巴回流;骨关节疾病和神经疾病导致的关节活动度受限;便秘;子宫收缩乏力等。③痉挛肌及其拮抗肌的交替电刺激:脑卒中后偏瘫、脑瘫、多发性硬化、脑外伤与脊髓损伤引起的痉挛性瘫痪、帕金森病等。

(7)注意事项:①皮肤感觉缺失的患者治疗时要谨慎,若需要在皮肤感觉缺失部位治疗时,电流强度要低,并密切观察皮肤情况。②开放性伤口由于缺乏高阻抗的角质层,电流极易集中于伤口,应避开。③避免用于较严重的水肿处,传导性良好的液体不利于电流达到靶组织。④避免出现过度刺激,过度刺激表现为治疗过程中肌肉收缩由强变弱,或有震颤现象。⑤治疗数小时后仍有僵硬时,应适当减小电流强度或减少收缩次数。⑥如有条件,失神经支配肌肉病情发生变化时可再进行1次强度-时间曲线检查,以及时调整电流参数。

(8)禁忌证:主动运动被禁忌者(如关节融合术后、未固定的骨折、近期神经或肌腱吻合术后);装有心脏起搏器者;孕妇的腹部及腰骶部、治疗部位活动性出血;治疗部位恶性肿瘤等。痉挛肌及其拮抗肌的交替电刺激禁忌包括肌萎缩侧索硬化症、多发性硬化的病情进展恶化期等。

3.经皮神经电刺激疗法

(1)基本知识:应用一定参数的低频脉冲电流,经过皮肤输入人体,用于治疗急、慢性疼痛的方法,称为经皮电刺激疗法(TENS),又称周围神经粗纤维电刺激疗法。其电流特性:①TENS是为刺激感觉纤维而设计的,其频率为2~160 Hz。②脉冲时间短,脉宽9~350微秒。③多脉冲波形,包括对称双向方波、不对称的双向方波、单向方波、有调制型和非调制型等。

(2)治疗技术:①准备必要的辅助设备,如皮带、导电膏等。②向患者进行必要的解释和说明。③设定每一项参数。④在电极放置之前进行皮肤准备,以确保良好的导电性。⑤将电极与导线相连。⑥将电极置于疼痛局部的周围(包括有关的皮区、肌节、肌筋膜痛扳机点、经络穴位、周围神经干)。若按初始的放置位置进行治疗,未达到满意的疼痛缓解效果,可在与疼痛部位相关的远端和节段进行联合治疗或附加成对电极。注意每一患者及每次治疗的最佳刺激部位是变化的。⑦连接导线与治疗仪。⑧开机,并增高电流强度至患者局部产生舒适感。若疼痛缓解程度不满意,则重新调节参数或改变刺激部位,以保证最大的疗效。⑨大部分疼痛患者刺激时间30~60分钟。治疗时间的确定原则是以最小的刺激时间获得最大的镇痛效果。有些患者(术后患者)需要刺激时间达 24 h/d。⑩治疗结束,关机并使所有参数归零。⑪移去电极,清洁患者皮肤和电极。⑫进行皮肤完整性在内的治疗后评定。⑬治疗频度为每天 1~2 次或更多,原则是尽可能使患者保持最长时间的无痛状态。

(3)分类及作用原理。

由于技术的不断发展,目前有各种模式的 TENS 治疗仪。不同的模式由不同的波幅、频率、脉宽等参数决定,具体可分为以下几种。①低频模式 TENS:也称为针灸样 TENS。②断续模式 TENS:也称突发模式 TENS。③强刺激模式 TENS:也称为短暂强烈刺激模式 TENS。④调制模式 TENS。⑤力量-时间模式 TENS。⑥普通模式 TENS:也称为高频模式 TENS。其参数特点:脉宽 50~125 微秒;频率 50~100 次/秒;波幅为低于产生运动的波幅。治疗时患者可产生舒适的震颤感。在临床上应用广泛。

TENS 的作用机制:根据闸门学说,治疗作用通过激活粗大周围神经获得。

(4)适应证:扭挫伤、肌痛、肌筋膜痛、术后伤口痛、截肢后残端痛、头痛、神经痛、幻肢痛、癌痛、关节痛、骨折、伤口愈合迟缓、中枢性瘫痪后感觉和运动功能障碍等。

(5)注意事项:如治疗部位有伤口、瘢痕、溃疡或皮疹时,电极应避开这些部位。

(6)禁忌证:①心脏起搏器及其邻近部位、颈动脉窦、孕妇下腹及腰骶部、头颅、体腔内等部位禁用;②皮肤破损及化脓,对电流过敏者;③认知障碍者不得自己使用本治疗仪;④慎用的情况:眼睛部位;脑血管病患者头部。

4.功能性电刺激

(1)基本知识:功能性电刺激疗法(FES)是指用低频电流刺激丧失功能的肢体或器官,以其产生即时效应来代替或纠正肢体或器官的功能的一种方法。目前 FES 已成为中枢神经性瘫痪患者康复过程中一种有效的治疗方法。

(2)治疗作用:FES 在控制麻痹肢体运动中的作用是减轻痉挛,在损害早期协调恢复随意运动的控制,改善基本运动机制在脊髓水平整合和用电刺激代替某些运动神经元的动作,如足背屈和伸指等。FES 一方面兴奋运动神经纤维,直接控制肌肉的收缩,另一方面,可使传入冲动通过Ⅰa纤维促进协同肌的运动而抑制拮抗肌的活动,这些有助于建立脊髓反射,这种传入信息进入中枢神经系统,触发本体感觉反射机制,在中枢留下持久的记忆痕迹,从而对步态、姿势和随意运动的控制产生持续的影响。

(3)治疗技术:最常用的是偏瘫患者的垂足刺激器,采用 0.3~0.6 毫秒的方波,可用表面电极,电极放在腓神经处,采用足底压力或角度感应器,在迈步相时刺激腓神经,达到矫正足下垂的目的。

(4)适应证:偏瘫、脑性瘫痪、截瘫时的下肢运动障碍,马尾或其他脊髓损伤引起的排尿功能障碍,呼吸功能障碍等。

(5)禁忌证:同神经肌肉电刺激疗法。

四、中频电疗法

应用频率为 1~100 kHz 的脉冲电流治疗疾病的方法,称为中频电疗法。其电流特点是:①无电解作用;②刺激作用:中频电的每个脉冲周期刺激不能引起神经的兴奋和肌肉的收缩,需要综合多个刺激的连续作用并达到足够的强度才能引起一次兴奋,称为中频电刺激的综合效应。它对皮肤感觉神经刺激性低,治疗时电流强度比直流电大而不引起疼痛。③热作用:若采用较大的电流密度(0.5~

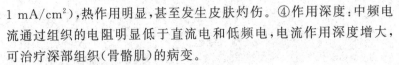

1 mA/cm²),热作用明显,甚至发生皮肤灼伤。④作用深度:中频电流通过组织的电阻明显低于直流电和低频电,电流作用深度增大,可治疗深部组织(骨骼肌)的病变。

(一)等幅正弦中频电疗法

1.基本知识

应用频率为1～5 kHz的等幅正弦交电流治疗疾病的方法,因应用频率在音频范围,故又称为音频电疗法。常用频率为2 kHz。

2.治疗技术

治疗时用双极,将电极置于患处,电流强度以患者有明显震颤感、轻度的紧缩感为宜,每次治疗20分钟,每天1次,10～30次1个疗程。

3.治疗作用

(1)软化瘢痕和松解粘连。

(2)促进血液循环、消炎、消肿。

(3)镇痛、止痒。

4.适应证

(1)软组织、骨关节伤病:如挫伤、肌纤维组织炎、肌肉劳损、肩关节周围炎、腰椎间盘突出症、肱骨外上髁炎、狭窄性腱鞘炎、退行性关节病、关节纤维性挛缩。

(2)其他外科疾病:如瘢痕、瘢痕挛缩、术后粘连、肠粘连、炎症后浸润硬化、注射后硬结、阴茎海绵体硬结、血肿机化、血栓性静脉炎。

(3)内科疾病:风湿性关节炎、类风湿关节炎、肌炎。

(4)神经科疾病:神经损伤、神经痛、神经炎。

(5)妇科疾病:慢性盆腔炎、附件炎、绝育术后并发症。

(6)耳鼻咽喉科疾病:慢性咽喉炎、声带小结、术后声带麻痹。

(7)皮肤科疾病:局限性皮肤、局限性脂膜炎、带状疱疹。

(8)注意事项:①等幅正弦中频电疗仪不应与高频电疗仪同放一室或同时工作,以免高频电疗仪对其干扰,患者可能出现"电击"样的不安全感。②治疗前应对治疗仪进行安全检查,并除去治疗部位及其附近的金属异物。严防电极、导线夹和导线裸露部分直接接触皮肤。③电极必须均匀紧贴皮肤,防止电流集中于某一局部或某一点。④电流密度不宜过大,不应产生疼痛感。⑤治疗过程中,患者不可挪动体位。电极下不应有灼痛感。如治疗中出现疼痛,应终止治疗,检查电极是否滑脱、接触皮肤或电极不平,若出现灼伤,则应中断治疗,处理灼伤。⑥如治疗局部区域有瘢痕,应注意掌握电流强度。如治疗部位皮肤有破损,应避开或贴小胶布予以保护。禁止在孕妇下腹部、腰部及邻近部位治疗。

(9)禁忌证:恶性肿瘤、急性炎症、出血倾向、局部金属异物、心脏起搏器、心区、孕妇下腹部、对电流不能耐受者。

(二)干扰电疗法

1.基本概念

将两组频率为 4 000 Hz 与 4 000±100 Hz 的等幅中频正弦电流,通过 4 个电极交叉输入人体,电力线在体内相互干扰,形成干扰场,在干扰场中按差拍原理产生一种"内生"的 0～100 Hz 低频调制的中频电流,以治疗疾病的方法。又称静态干扰电或交叉电流疗法。近年来在静态干扰电疗法基础上又发展了动态干扰电和立体动态干扰电疗法。

2.基本方法

(1)按治疗要求选用大小合适的电极。将选好的两组电极固定于治疗部位,使病灶处于 4 个电极的中心,也就是两组电流的交叉点。

(2)依据病情选择差频的范围,治疗分为定频输出(用固定的某一差频)及变频的输出(用 0～100 Hz 内任意变化的差频)两种。①检查两组输出机钮是否归零,将差频范围调节至所需位置,然后接通电源,分别调整两组输出,达所需电流强度。②治疗时,如要改变差频范围,不必将输出调回零位,可直接调整定频、变频机钮。③动态干扰电和立体动态干扰电的操作与静态干扰点基本相同。

3.不同差频的治疗作用

(1)镇痛作用:100 Hz 固定差频和 0～100 Hz 或 90～100 Hz 变

动差频的干扰电流作用后,皮肤痛阈明显上升,有良好的止痛作用。

(2)促进局部血液循环:50 Hz 固定差频干扰电流作用 20 分钟,皮肤平均温度升高 2 ℃。若作用于颈、腰交感神经节,可引起相应肢体血液循环加强,皮肤温度升高。有促进渗出、水肿、血肿吸收的作用。

(3)对运动神经和骨骼肌的作用:差频 25～50 Hz 的电流可引起肌肉强直收缩,人体对干扰电易于接受,可用较大的电流强度,使肌肉产生较大的收缩反应。

(4)对内脏平滑肌的作用:提高胃肠平滑肌的张力;改善内脏的血液循环;调整支配的自主神经。

(5)对自主神经的调节作用:对早期高血压患者有降压作用,使舒张压、收缩压均降低。

4.适应证

(1)软组织、骨关节伤病:颈椎病、肩关节周围炎、扭挫伤、肌纤维组织炎、关节炎、骨折延迟愈合、失用性肌萎缩、坐骨神经痛等。

(2)其他疾病:胃下垂、术后肠粘连、肠麻痹、弛缓性便秘;尿潴留、压迫性张力性尿失禁;雷诺现象。

5.注意事项与禁忌证

(1)注意事项:①电极放置的原则是两组电流一定要在病变部位交叉。同组电极不得互相接触。②在调节电流强度时必须两组电流同时调,速度一致,强度相同。如设备先进可分开调节。③使用抽吸电极时,要注意抽吸的力量大小,时间不宜过长,一般不超过20分钟,以免发生局部淤血而影响治疗。有出血倾向者不得使用此法。④电流不可穿过心脏、脑、孕妇腰腹部。

(2)禁忌证:与等幅中频电疗法相同。

五、高频电疗法

医学上将 100 kHz 以上的交流电称为高频电,以高频电作用于人体治疗疾病的方法称为高频电疗法。其电流特性是无电解作用;对神经、肌肉无兴奋作用;具有热效应和非热效应;治疗时电极可以离开皮肤。医用高频电疗根据波长可分为长波、中波、短波、超短波和微波。下面重点介绍常用的超短波和微波。

(一)超短波疗法

1.基本知识

应用波长 10～1 m，频率 30～300 MHz 的电磁波作用于人体，以治疗疾病的方法，称为超短波疗法。由于治疗时采用电容场法，又称超高频电场疗法。超短波治疗机有 3 类:①50 W 的五官超短波;②200～300 W 的落地型或台式超短波;③1～2 kW 的治疗癌症的超短波。

2.基本技术

(1)剂量和电极:超短波的剂量多以患者的感觉作为依据,分为:无热量、微热量、温热量和热量 4 级。急性期用无热量,亚急性和慢性期用微热量或温热量,电极放置有对置法、并置法,五官超短波还可采用单极法。急性期炎症 5～10 分钟,亚急性期 10～15 分钟,每天 1 次,10～15 次 1 个疗程。

(2)操作方法:①除去患者治疗区域的一切金属物品。②根据病情选择电极,电极需大于病灶部位,将电极置于治疗部位,调节好电极与治疗部位体表的距离。③接通电源,预热 3 分钟后,再调治"治疗档",调节调谐机钮,使机器处于谐振状态。④治疗中应经常询问、观察患者反应,如诉过热或头晕、心慌等不适,应停止治疗及时处理。

3.治疗作用

(1)神经系统:小剂量超短波电场,能促进周围神经再生,大剂量则抑制再生过程。

(2)心血管系统:无热量和微热量超短波可引起毛细血管扩张,在一定范围内增加作用强度,可使深部内脏血管扩张,比其他物理疗法引起的血管扩张更持久、作用更深。

(3)消化系统:动物实验发现超短波有促进胃肠分泌和胃肠道吸收的作用,在温热的作用下,还有解除胃肠道痉挛的作用。

(4)肾脏:于健康人的肾区,有利尿作用,增大剂量则利尿作用增强。

(5)结缔组织:小剂量有促进肉芽组织和结缔组织再生的作用,加快伤口的愈合,但大剂量长时间则可使伤口及周围结缔组织增生过度、脱水老化、坚硬,影响伤口愈合。

(6)炎症过程:对急性化脓性炎症,应采用无热量超短波治疗,若采用温热量则会因组织细胞通透性进一步增高,渗出加剧而使炎症恶化,当炎症发展至亚急性和慢性期,则应改用微热量和温热量,以促进炎症产物的吸收。

4.适应证

(1)炎症性疾病:包括软组织、五官和内脏器官的急性、亚急性炎症、慢性炎症急性发作等,如蜂窝织炎、脓肿、溃疡、乳腺炎、淋巴结炎、静脉炎、睑缘炎、外耳道炎、中耳炎、扁桃体炎、喉炎、冠周炎、颌面间隙感染、支气管炎、肺炎、胃肠炎、阑尾炎、肾炎、肾周围脓肿、膀胱炎、前列腺炎、盆腔炎、前庭大腺炎、化脓性关节炎、化脓性骨髓炎、术后伤口感染等。

(2)疼痛性疾病:面神经炎、周围神经损伤、神经痛、肌痛、灼性神经痛、幻痛等。

(3)血管和自主神经功能紊乱:闭塞性脉管炎、雷诺现象、痔疮、血栓性静脉炎等。

(4)消化系统疾病:胃肠功能低下、胃肠痉挛、胆囊炎、慢性溃疡性结肠炎、过敏性结肠炎等。

(5)软组织、关节疾病:肌纤维组织炎、软组织扭挫伤、肌肉劳损、肩关节周围炎、肱骨外上髁炎、颈椎病、腰椎间盘突出症、骨性关节病、骨折愈合迟缓、关节积血、积液等。

(6)其他:伤口愈合迟缓、各期冻伤、支气管哮喘、胃十二指肠溃疡、急性肾衰竭、痛经、血肿、术后切口反应。

5.注意事项与禁忌证

(1)注意事项:①超短波治疗时一定要注意使机器处于谐振状态,谐振就是通过调节可变电容的电容量使输出电路的振荡频率与振荡电路的频率一致,使电疗电极获得最大的功率输出。禁止在非谐振状态下治疗。②治疗中电极导线距离不得小于其两个输出插口的距离,不能打圈,不可交叉互相接触,以免烧损导线或发生短路。大功率治疗机一般不采用单极法。③患者在治疗中不要随便移动体位,不能触摸机器外壳及附近的金属物品。④治疗局部伤口分泌物较多时,应进行清洗后再做治疗。治疗局部有汗液应擦干后再治疗。⑤在皮肤感觉障碍、瘢痕、骨突出部位治疗时,应注意距离间隙,防止烫伤。妇女月经期应避免进行下腹部治疗。⑥脂肪层厚的部位进行电容场法热量级剂量治疗时,有患者会因脂肪过热引起皮下痛性硬结,停止治疗后可自行消失。

(2)禁忌证:孕妇、出血倾向、心血管功能代偿不全、活动性结核、恶性肿瘤、置入心脏起搏器患者、局部金属异物。

(二)微波疗法

1.基本知识

应用波长 1 m~1 mm,频率 300~300 000 MHz 的特高频电磁波,经特制的辐射器作用于人体,以治疗疾病的方法。微波根据波长分为 3 个波段:分米波(100~10 cm);厘米波(10~1 cm)和毫米波(10~1 mm)。微波对人体组织的穿透能力与其频率有关,频率高,穿透能力弱。微波对人体辐射治疗时,分米波(460 MHz)的有效作用深度可达 7~9 cm,厘米波的最大有效作用深度为 3~5 cm,毫米波的有效穿透深度小,通常能量的 70% 在 300 μm 的表皮和真皮浅层被吸收。

2.基本方法

(1)辐射器:分米波、厘米波治疗机一般为 200 W,治癌机为 500~700 W。治疗时微波电流由同轴电缆传递到辐射器内的天线上进行辐射,借反射罩集合成束辐射于治疗部位。微波的辐射器根据是否接触人体分为:非接触式辐射器和接触式辐射器。前者包括圆柱形、矩形、长形和马鞍形。圆形多用于脊柱、肢体的治疗,而马鞍形用于治疗腰、双膝、背、臀、胸、腹等面积广阔的部位。接触式辐射器包括耳辐射器和体腔辐射器,作用功率不超过 10 W,用于耳道、阴道、直肠等部位的专用辐射。因其反射消耗少,接触性辐射器只需要相当于圆形或长形辐射器所需功率的 10%～15%。

(2)剂量:微波的治疗剂量与超短波相仿,可根据患者的主管感觉分为无热量、微热量、温热量和热量 4 级。也可根据仪器的输出功率而定,如非接触式辐射器,在距离 10 cm 左右时,根据输出功能分为 3 级:20～50 W 为小剂量,包括无热量和微热量;50～100 W 为中剂量;100～200 W 为大剂量。但接触式辐射器功率小,可在上述范围中,根据输出功率的数值来估算剂量大小。小剂量用于急性病,每次 10 分钟,每天 1 次,6～10 次 1 个疗程。中等剂量用于慢性病,每次 15～20 分钟,每天 1 次,10～20 次 1 个疗程。

3.适应证

(1)分米波。①炎症性疾病:丹毒、蜂窝织炎等软组织化脓性炎症吸收期。②软组织、骨关节伤病:软组织扭挫伤恢复期、肌纤维组织炎、肌筋膜炎、关节炎、骨性关节病、颈椎病、腰椎间盘突出症、坐骨神经痛。③内科疾病:慢性支气管炎、迁延性肺炎、慢性胃炎、胃十二指肠溃疡、慢性盆腔炎等。

(2)厘米波。①炎症性疾病:丹毒、蜂窝织炎、乳腺炎等软组织化脓性炎症吸收期。②软组织、骨关节伤病:软组织扭挫伤恢复期、肌纤维组织炎、肌筋膜炎、棘间韧带损伤、肩关节周围炎、肱骨外髁炎、术后伤口愈合迟缓、慢性溃疡、压疮、烧伤、冻伤等。③组织凝固治疗:适用于皮肤良性与恶性赘生物、鼻息肉、食管癌、胃溃疡出血、胃癌、直肠息肉、直肠癌、宫颈糜烂、宫颈息肉、宫颈癌等。

(3)毫米波。①内科疾病:胃十二指肠溃疡、高血压病、冠心病、慢性阻塞性肺部疾病、肾盂肾炎、前列腺炎、盆腔炎。②软组织、关节伤病:颈椎病、肩关节周围炎、关节炎、骨折、扭挫伤、肌纤维组织炎、伤口愈合迟缓、烧伤。③炎症性疾病:毛囊炎、疖、痈、蜂窝织炎、丹毒、手部感染、淋巴结炎、静脉炎、面神经炎。④其他:颞下颌关节功能紊乱、疼痛、放疗与化疗后白细胞减少等。

4.注意事项与禁忌证

(1)分米波:①不得在眼部、睾丸、小儿骨骺部位进行治疗。②出血倾向、活动性结核、恶性肿瘤、孕妇下腹部、局部严重水肿等禁忌治疗。

(2)厘米波:与分米波疗法相同。

(3)毫米波:禁用于眼部、睾丸部、妊娠、金属异物局部、心脏起搏器局部及其邻近组织、器官。

第二节 光 疗 法

光疗法是利用各种光源的辐射能量作用于人体治疗疾病的方法。在临床上主要是利用光的热能及光化学作用促进机体功能的恢复。光疗法在疾病的康复治疗中被广泛应用。常用的光疗法有红外线疗法、紫外线疗法及激光疗法等。

一、红外线疗法

(一)基本概念

利用红外线治疗疾病的方法称为红外线疗法。根据红外线的波长,可将其划分为短波红外线(波长 $1.5\sim0.76~\mu m$)与长波红外线(波长 $400\sim1.5~\mu m$)。

(二)基本方法

1.仪器设备

常见的红外线治疗设备有以下几种:红外线灯,分为手提式和落地式两种,手提式功率通常在 $200\sim300~W$,而落地式功率通常在 $600\sim1~000~W$;白炽灯,又称为太阳灯,也有手提式和落地式两种,手提式功率常低于 $200~W$,而落地式功率为 $250\sim1~500~W$;TDP 辐射器,又称为特定电磁波辐射治疗仪,TDP 治疗仪等,属于长波红外线。

2.治疗波长选择

较深的病灶选用短波红外线,而浅表病灶选用长波红外线。

3.操作方法

(1)预热:治疗前一般预热5分钟,TDP治疗仪需预热20分钟。

(2)治疗体位:患者采取舒适体位,暴露治疗位置。治疗前要检查患者治疗位置的皮肤感觉是否正常,以防止烫伤。治疗头面部病灶时,眼睛应用湿纱布遮盖。

(3)患者告知:告知患者应感受到舒适的温热感,而非最大耐受热感;告知患者不能与治疗仪器距离过近或直接接触,防止烫伤。

(4)治疗距离:辐射器发出的红外线应垂直于照射部位。一般来说,辐射器与皮肤的距离大致在30～100 cm。具体根据辐射器的功率及患者的感觉(治疗部位有舒适的温热感)而定。

(5)治疗时间:每次治疗15～20分钟,慢性疾病可适当延长至30分钟,每天1～2次,15次为1个疗程。

(三)治疗原理

1.生理原理

短波红外线可穿透表皮,达皮下组织;而长波红外线则只能被表皮吸收。组织吸收红外线后,局部产热,进而影响末梢神经、血管、汗腺等。

2.治疗作用

红外线治疗能够改善局部血液循环,增强代谢;促进渗出物的吸收,减轻局部肿胀,炎症消散;镇痛,解痉。

(四)适应证

软组织损伤的恢复期、亚急性和慢性损伤、渗出性伤口及伤口愈合迟缓、关节痛和慢性关节炎、浅表的神经炎和神经痛、静脉炎、压疮、烧伤、冻伤、在关节功能障碍行运动疗法前的配合治疗。

(五)注意事项与禁忌证

1.注意事项

(1)治疗时不能随意移动体位,治疗部位如果存在感觉障碍、瘢痕、植皮等要经常询问患者主观感觉,并观察局部反应。

(2)避免红外线直接照射眼部,患者可佩带墨镜、湿纱布遮盖眼部。

(3)治疗部位有伤口时应先清洁伤口。

(4)多次治疗后,治疗部位的皮肤可能会出现网状红斑及色素沉着。

2.禁忌证

恶性肿瘤、出血倾向、高热、活动性结核、急性化脓性炎症、急性扭伤早期、重度动脉硬化。

二、紫外线疗法

(一)基本概念

利用紫外线治疗疾病的方法称为紫外线疗法。根据紫外线的波长,可将其划分为短波紫外线(波长 $180\sim275$ nm)、中波紫外线(波长 $275\sim320$ nm)与长波紫外线(波长 $320\sim400$ nm)。短波紫外线具有较强的杀菌作用,可用于灭菌;中波紫外线生物学作用最强,主要用于医疗;而长波紫外线生物学作用弱,而荧光作用强。

(二)基本方法

1.红斑与生物剂量

一定剂量的紫外线照射皮肤,经过 $2\sim6$ 小时,皮肤会逐渐变红,形成红斑,$12\sim24$ 小时红斑反应会达到峰值。而生物剂量(MED)则是指紫外线灯管在一定距离(30 cm 或 50 cm)垂直照射下引起机体的最弱红斑反应所需要的照射时间,单位为秒。生物剂量是紫外线治疗的剂量单位。

2.仪器设备

常见的人工紫外线设备有高压水银石英灯、低压水银石英灯、冷光水银石英灯及黑光灯等。

3.治疗波长选择

较深的病灶选用短波紫外线,而浅表病灶选用长波紫外线。

4.常用照射方法

(1)病灶区照射法:灯管距离病灶大约 50 cm,垂直对准病灶区,病灶周边可用毛巾或白纸覆盖。一般选用弱(2～4 MED)至中红斑量(5～6 MED)。

(2)中心重叠照射法:该方法适用于急性感染性创面。具体方法为采用大剂量(一般为强红斑量,10 MED 或以上)的紫外线照射病灶区,再用中或弱红斑量的紫外线照射病灶周围的正常皮肤,此时创面不用遮盖。

(3)体腔照射:主要用于照射口腔、鼻腔、宫颈及各种皮肤窦道等。采用紫外线导子进行照射。

(4)穴位照射:治疗巾或白纸上开一个小圆孔,对准穴位,进行照射。

(三)治疗原理

1.消炎、杀菌

紫外线能够促进巨噬细胞的功能,加速血液和淋巴循环,此外还能够破坏细菌和病毒的 DNA,因此具有消炎和杀菌的作用。

2.止痛作用

紫外线能够抑制感觉神经的兴奋性,并且提高痛阈,因此具有止痛效果。

3.促进伤口愈合

小剂量紫外线能够促进上皮组织的再生,因此可以促进伤口和溃疡面的愈合。

4.调节钙代谢

紫外线能够将皮肤里的 7-脱氧胆固醇转化为维生素 D_3,再在肾脏的作用下形成活性维生素 D_3,具有促进钙吸收的作用。因此可以调节钙的代谢。

5.脱敏作用

小剂量紫外线多次照射能够加速组胺的分解,因此具有脱敏的作用。

6.色素沉着作用

紫外线可与机体产生光敏反应,治疗色素脱失性皮肤病。

(四)适应证

各种表浅的感染性炎症、伤口、压疮、皮下淤血、静脉炎、肋软骨炎、支气管炎、肺炎、支气管哮喘、佝偻病、软骨病、骨质疏松、带状疱疹、神经痛、过敏、玫瑰糠疹、斑秃、银屑病、白癜风等。

(五)注意事项与禁忌证

1.注意事项

(1)治疗时工作人员及患者应佩戴防护眼镜。不要直视紫外线灯,以免发生电光性眼炎。患者的非照射区要用治疗巾遮盖。

(2)治疗前,应充分告知患者照射后的反应及注意事项。例如皮肤可能会出现红斑;皮肤照射后不要立即擦洗、洗澡、热敷;口腔内照射后不要立即饮用热水和吃酸性食物等。

(3)与超短波、红外线配合治疗时,应最后行紫外线治疗。

(4)紫外线照射伤口时,应根据伤口的情况及时调整照射剂量。伤口有大量脓性分泌物或坏死时,采用强红斑量照射;伤口分泌物和坏死组织减少时,采用中红斑量;伤口清洁,肉芽新鲜,采用弱红斑量照射。

(5)紫外线照射时应避免过量治疗。如果局部出现脱屑时,就不要再增加治疗量了;如果出现大面积脱皮,则应立即停止治疗。

2.禁忌证

恶性肿瘤、活动性结核、出血倾向、心肺衰竭、应用光敏药物(光敏治疗除外)、急性湿疹、红斑狼疮、日光性皮炎、光敏性疾病、色素性干皮病等。

三、激光疗法

(一)基本概念

激光是指原子、分子等受激辐射放大而发出的光。激光具有亮度高、单色性好、方向性好、相干性好的特点。而利用激光治疗疾病的方法称为激光疗法。

(二)基本方法

1.仪器设备

医疗用激光常有以下几种:氦氖激光、二氧化碳激光、半导体激光、掺钕钇铝石榴石(Nd-YAG)激光。

2.照射方式

(1)原光束照射:弱激光照射局部病变、穴位、神经节等。

(2)散焦照射:用于较大面积的病变部位。

(3)聚焦烧灼:强激光照射使病变组织凝固、气化等。

(4)聚焦切割:即激光刀,用于手术的切割、烧灼。

3.照射方法

(1)局部照射法:主要是弱激光照射局部病灶或者神经节等。常用氦氖激光和半导体激光灯。每次 5～10 分钟,10 次为 1 个疗程。

(2)穴位照射:主要是弱激光对穴位进行照射。常用的是氦氖激光、半导体激光、二氧化碳激光。不同的疾病选择不同的穴位。

(3)激光凝固、焊接:采用强激光治疗,常用二氧化碳激光、Nd-YAG激光照射。

(4)激光切割:常用二氧化碳激光移动照射组织,切割组织。

(5)激光气化:可迅速消除病变组织,常用二氧化碳激光。

(三)治疗原理

1.低强度激光

低强度激光能够改善组织血液循环,镇痛、增强机体免疫力、促进上皮生长,加速组织修复的作用。同时低强度激光作用于神经节反射区能够提高自主神经功能。

2.高强度激光

高强度激光具有高热、高电磁场作用,能够使蛋白质变性凝固、炭化、气化,并且能使组织生电收缩。

(四)适应证

低强度激光用于表皮炎症、创面愈合不佳、口腔溃疡、面神经炎、带状疱疹、神经炎(如三叉神经痛、坐骨神经痛、肋间神经痛)、支气管炎、支气管哮喘、肩周炎、关节炎、妇科疾病(如外阴白斑、痛经、外阴瘙痒等)、皮肤科疾病(如神经性皮炎、银屑病、湿疹等)。高强度激光主要用于皮肤赘生物及组织肿物的手术切割、烧灼、组织焊接等。

(五)注意事项与禁忌证

1.注意事项

(1)治疗时工作人员及患者应佩戴防护眼镜。避免激光直接照射或反射入眼睛。

(2)激光器上或治疗室入口处要有醒目的激光和高压电危险标志。

(3)工作人员应定期检查,避免损伤眼底。

(4)定期检查激光器。

2.禁忌证

恶性肿瘤、活动性结核、出血倾向、光照性皮炎、系统性红斑狼疮。

第三节 磁 疗 法

磁疗法是一种利用磁场作用于人体特定部位,以达到治疗疾病的方法。磁疗具有无创、无痛、操作简便等特点。磁疗法的种类很多,有恒定磁场、交变磁场、脉冲磁场、脉动磁场等。另外,还有饮用磁化水等方法。

一、基本知识

(一)磁性与磁化

能将周围的铁屑吸附其上的性质叫磁性。静止的金属铁屑经过磁场作用后产生了磁性,称为磁化。

(二)磁体与非磁体

能吸引铁、镍、钴等合金的物体称为磁体,不能吸引上述合金的物体称为非磁体。

(三)磁场与磁极

磁体对与它接触或间隔一定距离的磁性物质表现出相吸或相

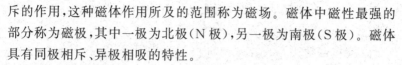

斥的作用,这种磁体作用所及的范围称为磁场。磁体中磁性最强的部分称为磁极,其中一极为北极(N极),另一极为南极(S极)。磁体具有同极相斥、异极相吸的特性。

(四)磁感应强度

穿过单位面积的磁通量为磁感应强度,其计量单位为特斯拉(T)。治疗剂量通常按磁场强度分为3级。小剂量:磁场强度在0.1 T以下,适用于头、颈、胸部及年老、年幼、体弱者。中剂量:磁场强度为0.1～0.3 T,适用于四肢、背、腰、腹部。大剂量:磁场强度＞0.3 T,适用于肌肉丰满部位及良性肿瘤患者。

(五)磁场分类

1.恒定磁场

磁场的大小和方向不随时间变化而变化,也称静磁场。如磁片、电磁铁通直流电产生的磁场。

2.交变磁场

磁场的大小和方向随时间变化而发生变化。如异名极旋转磁疗器所产生的磁场。

3.脉动磁场

磁场的强度随时间变化而变化,而方向不变。如同名极旋转磁疗器所产生的磁场。

4.脉冲磁场

用脉冲电流通入电磁铁线圈所产生的各种形状的磁场。如各种脉冲磁疗机器所产生的磁场,其频率、强度和波形等参数可根据需要进行调节。交变磁场、脉动磁场和脉冲磁场均属动磁场。

二、基本方法

(一)静磁场法

1.直接贴敷法

将磁片直接贴敷于体表病变部位或腧穴,一般持续贴敷3～5天,磁场强度为0.05～0.3 T。根据病灶情况,可以选择相应方法。单磁片贴敷:适合于病灶小而表浅者,北极朝向皮肤;多磁片同名极

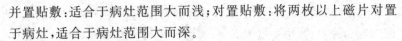

并置贴敷:适合于病灶范围大而浅;对置贴敷:将两枚以上磁片对置于病灶,适合于病灶范围大而深。

2.间接贴敷法

将装有磁片的装置置于患病部位或腧穴,磁片不直接接触患者皮肤。

(二)动磁场法

患者取舒适体位,治疗部位尽量除去厚重衣服,可着薄层衣服;根据病灶大小及部位,选择相应治疗磁头或治疗环,并置或对置固定于治疗部位;开启治疗仪开关,调节旋钮至处方规定位置;治疗结束,旋钮回位,关闭治疗仪开关。

1.旋磁疗法

用微电机带动机头固定板上的 2～6 块磁片旋转产生旋磁场,对局部进行治疗。包括脉动磁场疗法和交变磁场疗法。由于微电机旋转时有震动,所以,对局部有按摩和磁场的双重作用。

2.电磁疗法

电流通过感应线圈使铁芯产生磁场,从而进行治疗的方法。常用的有低频交变磁疗法,脉动磁场疗法和脉冲磁疗法等。常用的磁场强度为 0.2～0.3 T,局部治疗时间为 20～30 分钟,每天 1 次,10～20 次为 1 个疗程。

(三)磁化水疗法

磁化水疗法为利用经磁场处理过的水治疗疾病的方法。每天内服磁处理水 2 000～3 000 mL,清晨空腹服 1 000 mL,其余分次服完,但最后一次应在晚 8 时服用,一般 2～3 个月为 1 个疗程。

三、治疗原理

(一)消炎、消肿、镇痛

磁场可改善组织的血液循环,使血管通透性增加,促进炎性物质清除,并能提高机体免疫功能,增强白细胞吞噬功能,从而具有抗炎作用。磁场可通过改善血液循环,解除毛细血管静脉端的淤滞,促进出血和渗出物的吸收,而消除水肿。磁场还可抑制神经的生物电活动,降低末梢神经的兴奋性,阻滞感觉神经的传导,提高痛阈;提高某些致痛物质水解酶的活性,促进致痛物质分解转化;通过改善血液循环加速清除致痛物质而发挥止痛作用。

(二)抗骨质疏松

脉冲电磁场能调节多种与骨代谢有关的分子、细胞水平,如提高骨形态发生蛋白、转化生长因子、胰岛素样生长因子的水平;脉冲电磁场能诱导骨髓间充质干细胞向成骨细胞分化、促进成骨细胞增殖、提高成骨细胞的活性;并且脉冲电磁场能促进破骨细胞凋亡、抑制骨吸收。

(三)促进骨折愈合

磁场作用于骨折部位可引起机体生物电变化,促进骨折区的钙沉积,有利于骨痂生长;磁场可以改善骨折部位的血液循环,改善局部营养和氧供,从而有利于骨折的愈合。

(四)促进创面愈合

磁场能改善血液循环,血流加快,为创面提供更多血液,从而提供了更多的营养物质和氧,有利于加速创面愈合。

(五)镇静

磁场可加强大脑皮质的抑制过程,改善睡眠,调整自主神经功能,缓解肌肉痉挛。

(六)降压

磁场影响大脑皮质的兴奋与抑制过程,加强其对皮质下中枢的调控,并调节血管舒缩功能,减少外周阻力,从而使血压下降。

(七)软化瘢痕与松解粘连

磁场能抑制成纤维细胞的分泌功能,提高破纤维细胞内溶酶体功能,促进细胞的吞噬作用,从而抑制瘢痕形成,使瘢痕由硬变软,颜色变浅,并可使粘连松解。

(八)止泻

在磁场的作用下,ATP酶活性增强,可使小肠的吸收功能加强;胆碱酯酶活性增强,使肠道分泌减少,蠕动减慢,有利于水分在肠黏膜的吸收;磁场还有消炎、抗渗出作用,均有利于止泻。

(九)抑制良性肿瘤

磁场可以改善血液循环,减少渗出,消炎消肿,可使肿物缩小或消失;异名磁极相吸产生的压力作用,可抑制良性肿瘤的增大。

四、适应证

骨质疏松症、骨折延迟愈合、骨关节炎、软组织损伤、外伤性血肿、注射后硬结、肌筋膜炎、肱骨外上髁炎、颈椎病、肩关节周围炎、肋软骨炎、颞颌关节功能紊乱、浅表性毛细血管瘤、乳腺小叶增生、耳郭浆液性软骨膜炎、单纯性腹泻、婴儿腹泻、高血压病、神经衰弱、尿路结石、胆道结石等。

五、注意事项与禁忌证

(一)注意事项

治疗前除去治疗区内金属物品,以免被磁化;磁头通电时间过长会发热,在治疗过程中,应及时询问患者感受,谨防烫伤;对老年人、体弱者、小儿及头部治疗时,原则上应从小剂量开始,观察反应,逐渐增加剂量;少数患者进行磁疗后可出现恶心、头晕、无力、失眠、心悸、血压波动等反应,停止治疗后可消失。

(二)禁忌证

高热、出血倾向、恶性肿瘤、置有心脏起搏器、孕妇、心力衰竭、极度虚弱者。

第四节　平衡和协调训练

一、平衡训练

(一)基本知识

平衡是指人体所处的一种稳定状态,以及无论处在何种位置,当运动或受到外力作用时,能自动的调整并维持姿势的能力。平衡

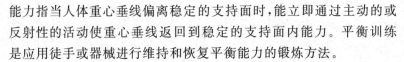

能力指当人体重心垂线偏离稳定的支持面时,能立即通过主动的或反射性的活动使重心垂线返回到稳定的支持面内能力。平衡训练是应用徒手或器械进行维持和恢复平衡能力的锻炼方法。

1.平衡训练的原则

(1)患者主动参与,注意力集中,环境要安静。

(2)注意保护患者安全,避免发生意外损伤。

(3)先从静态平衡训练开始(Ⅰ级平衡),逐步过渡到自动动态平衡(Ⅱ级平衡),再过渡到他动动态平衡(Ⅲ级平衡)。

(4)先从坐位平衡训练开始,逐步过渡到立位平衡训练。

(5)先从睁眼训练开始,逐步过渡到闭眼下训练。

(6)逐步缩小支撑面积,增加头颈、躯干、四肢不同方向及对角线方向的运动,提高训练难度。

(7)辅助呼吸训练,增强核心肌群稳定。

2.平衡训练分类

平衡训练分静态平衡训练(Ⅰ级平衡)、动态平衡训练(Ⅱ级平衡、Ⅲ级平衡);体位上有坐位平衡训练、手膝位平衡训练、立位平衡训练;方式上有徒手平衡训练、器械平衡训练。

(二)基本方法

1.坐位平衡训练

患者取坐位,保持放松状态,双手放身体两侧。

(1)徒手坐位平衡训练。①Ⅰ级平衡训练:是患者坐在稳定的支撑平面上,不受外力和身体移动的前提下保持住独立坐姿的训练。开始时治疗师需给予辅助保持坐位平衡,逐步独立坐位保持,配合呼吸训练增加核心肌群稳定。②Ⅱ级平衡训练:是患者独立坐姿的状态下,可以进行身体重心前、后、左、右移动及躯干旋转的运动,并保持坐位平衡的训练。双上肢可分别从不同方向拿取物品,双下肢分别不同程度的抬起等训练。③Ⅲ级平衡训练:是患者保持独立坐姿,双手抱于胸前,由治疗师施加不同方向的外力破坏患者坐位平衡,激发姿势反射的训练。

(2)器械坐位平衡训练:包括 Thera-Band 训练垫、训练球、动静态平衡仪。可以在不同软硬程度的垫上,先硬垫后软垫原则逐步进行Ⅰ～Ⅲ级坐位平衡训练。

2.立位平衡训练

(1)徒手立位平衡训练。①Ⅰ级平衡训练:是患者站在稳定的支撑平面上,不受外力和身体移动的前提下保持住独立站姿的训练。开始时治疗师需给予辅助保持立位平衡,双足分开增加支撑面积,可以使用下肢辅具给予固定,逐步缩小足间距,减少支撑面积,增加难度,达到独立站位,配合呼吸训练增加核心肌群稳定。②Ⅱ级平衡训练:是患者独立站姿的状态下,可以进行身体重心前、后、左、右移动及躯干旋转的运动,并保持站立位平衡的训练。开始时治疗师可以给予辅助固定骨盆,逐步过渡到独立完成。双上肢可分别从不同方向拿取物品,增加难度。③Ⅲ级平衡训练:是患者在独立站姿下抵抗外力保持身体平衡的训练。往往借助平衡板、平衡垫、动态平衡仪进行训练。

(2)器械立位平衡训练:包括平衡板、Thera-Band 训练垫、动静态平衡仪。借助器械可以循序渐进、量化的进阶训练,增加趣味性。

3.手膝位平衡训练

手膝位平衡训练主要是训练躯干平衡稳定性,患者手膝四点跪位保持,在治疗师帮助下逐步抬起一侧上肢或下肢,交替进行,平衡稳定性提高后再借助平衡垫训练。

(三)治疗原理

姿势平衡是身体的重心位移可以控制在支撑底面积的范围中,这是一套极为复杂且精细的机制。个体平衡维持需要感觉系统、姿势控制系统、中枢神经系统协调与整合。这3个系统必须要协调整合身体各方面的信息,通过大脑作出正确的动作指令,再实际指挥动作控制,已完成平衡动作。随着身体动作和位置的改变,感觉系统必须觉察出变化,通过姿势控制系统适应新的姿势挑战,再通过中枢系统整合作出预期动作与适应动作,以最合适的力量输出,使身体达到力学上的平衡。在感觉系统中主要依赖前庭觉、视觉、本体感觉的协调,这3种感觉在大脑皮质做一个整合,再加上小脑、基

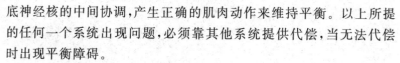

底神经核的中间协调,产生正确的肌肉动作来维持平衡。以上所提的任何一个系统出现问题,必须靠其他系统提供代偿,当无法代偿时出现平衡障碍。

(四)适应证

用于中枢神经系统疾病、外周神经系统疾病、肌肉骨骼疾病、前庭系统疾病、老年人等引起的平衡功能障碍的患者。

(五)注意事项与禁忌证

1.注意事项

(1)先进行平衡功能的评定,根据平衡障碍的水平进行对应训练。

(2)遵循循序渐进的原则,由易到难。

(3)训练开始时先进行动作讲解与示范,让患者充分理解。

(4)消除患者恐惧心理,开始时给予一定保护。

(5)施加外力时不能超过患者所能调节的能力。

2.禁忌证

(1)认知功能障碍,无法理解与配合。

(2)无法消除恐惧心理,不能配合。

(3)有严重感染、高热。

(4)有严重心脏病。

(5)中枢性疾病伴有严重痉挛。

二、协调训练

(一)基本知识

协调是身体整合肌肉、神经系统来产生平滑、准确、有控制的运动能力。协调功能障碍又称为共济失调:是小脑、本体感觉及前庭功能障碍导致运动笨拙和不协调,累及四肢、躯干及咽喉肌可引起姿势、步态和语言障碍。协调训练是恢复平稳、准确、高效运动能力的方法。即利用残存部分的感觉系统及利用视觉、听觉和触觉来促进随意运动控制能力的训练方法。

1.协调训练的基本原则

(1)在安静环境中进行,患者注意力集中,保持放松的安全体位。

(2)动作的训练由简单到复杂:先单侧后双侧,可以双上肢交替、双下肢交替、上下肢同时等。

(3)训练的体位顺序:卧位、坐位、站位、步行中。

(4)重复性训练:每个动作都需要重复5~10次练习,再用同等时间休息。

(5)针对性训练:对具体的协调障碍进行针对性的训练,先从轻的一侧开始。

(6)先睁眼后闭眼训练。

(7)综合性训练:除了协调训练,还要进行相关训练,如改善肌力和平衡的训练等。

2.协调训练分类

协调训练分单块肌肉训练、多块肌肉协调动作训练;部位上有上肢协调训练、下肢协调训练、整体协调性训练。

(二)基本方法

1.单块肌肉训练

患者先仰卧位,注意力集中到所训练的肌肉上,治疗师给患者做被动运动,同时让患者想象这一运动过程,体会肌肉运动的感觉,同时喊"用力、再用力一点!"让患者逐步学会使用这块肌肉收缩与运动控制,直到肌肉能够抗重力收缩。在训练过程中强调视觉配合,本体感觉输入,并可利用肌电生物反馈仪配合训练,逐步过渡到坐位训练,每天2次。

2.多块肌肉协调动作训练

多块肌肉协调动作训练利用神经发育促进疗法、作业疗法、平衡训练法等在卧位、坐位、站立位逐步进阶进行协调训练。

(1)上肢协调训练。

轮替动作:①双上肢交替上举。②双上肢交替摸肩上举:左、右侧上肢交替屈肘、摸同侧肩,然后上举。③双上肢交替前伸:上肢要前伸至水平位,并逐渐加快速度。④交替屈肘:双上肢起始位为解剖位,然后左、右侧交替屈肘,手拍同侧肩部。逐渐加快速度。⑤前臂旋前、旋后:肩关节前屈90°,肘伸直,左右侧同时进行前臂旋前、旋后的练习。或一侧练习一定时间,再换另一侧练习。⑥腕屈伸:双侧同时进行腕屈伸练习,或一侧练习一定时间,再换另一侧练习。⑦双手交替掌心拍掌背:双手放于胸前,左手掌心拍右手掌背,然后右手掌心拍左手掌背,如此交替进行,逐渐加快速度。

定位性动作。①指鼻练习:左、右侧交替以示指指鼻,或一侧以示指指鼻,反复练习一定时间,再换另一侧练习。②对指练习:双手相应的手指互相触碰,由拇指到小指交替进行;或左手的拇指分别与其余四个手指进行对指,练习一定时间,再换右手,或双手同时练习。以上练习同样要逐渐加快速度。③指敲桌面:双手同时以五个手指交替敲击桌面,或一侧练习一定时间,再换另一侧练习。④其他:画画、下跳棋等。

(2)下肢协调训练。①交替屈髋:仰卧于床上,膝关节伸直,左右侧交替屈髋至90°,逐渐加快速度。②交替伸膝:坐于床边,小腿自然下垂,左右侧交替伸膝。③坐位交替踏步:坐位时左右侧交替踏步,并逐渐加快速度。④拍地练习:足跟触地,脚尖抬起作拍地动作,可以双脚同时或分别做。

(3)整体协调性训练。①原地踏步转圈:踏步的同时双上肢交替摆臂,逐渐加快速度。②交叉步行:走直线交叉步行。③躯体侧弯:站位侧弯。④原地高抬腿跑:高抬腿跑的同时双上肢交替摆臂,逐渐加快速度。⑤其他:跳绳、踢毽子等。

(三)治疗原理

协调运动的产生是肌肉骨骼系统、神经系统(小脑、基底神经节、脊髓后索)共同完成的。神经协调是神经的兴奋与抑制的相互配合、协同,肌肉协调是收缩肌与拮抗肌之间用力的程度、比例和时间顺序。

协调训练是让患者在意识控制下,训练其在神经系统中形成预编程序,自动的、多块肌肉协调运动的记忆印迹,从而使患者能够随意再现多块肌肉协调、主动运动形式的能力。通过控制和协调能力训练,形成感觉印象和运动程序,存储于大脑中,进而产生动作。通过重复的动作学习,学会并存贮这种过程。

(四)适应证

小脑、基底神经核、脊髓后索病变导致的疾病,如该部位梗死、出血、肿瘤等,脑外伤、多发性硬化、帕金森病、舞蹈症、徐动症、张力不全、宽基底步态等。

(五)注意事项与禁忌证

1.注意事项

(1)先进行协调功能的评定,根据协调障碍的水平进行对应训练。

(2)训练开始时先进行动作讲解与示范,让患者充分理解给予配合。

(3)消除患者恐惧心理,特别注意给予保护以防跌倒。

(4)施加外力时不能引起肌肉兴奋扩散。

(5)不能引起患者疲劳,治疗时间 15 分钟为宜。

(6)协调功能训练不是孤立进行的,要同时进行相应的肌力训练、平衡功能训练等。

2.禁忌证

同平衡训练。

第五节　肌　力　训　练

肌力是肌肉在收缩或紧张时所表现出来的能力,肌肉主要通过肌力对外界做功。肌力训练是增强肌肉肌力的主要方法,临床上常根据患者肌力评定结果选择合适的肌力训练方法,如传递神经冲动训练、助力训练、主动训练、抗阻训练。另外,也常根据肌肉收缩的形式,将肌力训练的方法分为等长训练、等张训练及等速训练。

一、基本概念

(一)等长训练

等长训练是指肌肉收缩时,肌纤维的长度没有改变,也不产生关节活动,但肌肉能产生相当大的张力,因此能增加力量。可用于肌肉和骨关节损伤后的训练初期、肌力 2～5 级的患者。

(二)等张训练

等张训练是指肌肉训练过程中肌纤维张力基本保持不变,而肌纤维的长度发生改变,从而产生关节活动,人类大部分日常肢体活动都属于等张收缩。等张训练又根据肌肉训练过程中肌肉纤维长度改变的不同分为两类:等张向心性收缩和等张离心性收缩。

(三)等速训练

等速训练指利用专门设备,根据运动过程中肌力大小的变化调节外加阻力,使整个关节运动依预先设定的速度进行运动。显著特点是运动速度相对稳定,不会产生加速运动,在关节活动范围内的每一点都能向肌肉提供合适的阻力。

二、基本方法

按照肌肉募集的程度大小,肌力训练的方法可分为传递神经冲动训练、助力训练、主动训练、抗阻训练。按照肌肉收缩的方式,将肌肉训练方法又可分为等长训练、等张训练及等速训练。

(一)传递神经冲动训练

传递神经冲动训练适用于肌力 0～1 级患者。具体方法:训练时让患者首先集中注意力做主观努力,试图引起瘫痪肌肉的主动收缩,同时可以进行语言诱导和做瘫痪肌肉正常情况下收缩时所诱发出运动的被动运动。

(二)助力训练

助力训练适用于肌力 1～3 级时,即肌力较弱尚不能独自主动完成运动时,应开始进行此类运动,以逐步增强肌力。在训练时要随着肌力的恢复不断地改变辅助的方法和辅助量。具体训练方法如下。

1.徒手辅助运动

利用治疗师的手法帮助患者进行主动运动。

2.滑面上辅助运动

在光滑的板面上利用撒滑石粉或小滑车等方法减少肢体与滑板之间的摩擦力。

3.利用滑车重锤的主动运动

利用滑车、重锤减轻肢体的自身重量帮助患者进行运动,此方法适用于拮抗肌可拉起重锤的患者,且只适用于髋、肩、膝等大关节,不能用于手指、手、肘和踝。

4.浮力辅助主动运动

利用水对肢体的浮力或加上漂浮物减轻肢体重力的影响,进行辅助主动运动。

(三)主动训练

主动训练适用于肌力达 3 级以上的患者。训练中应取正确的体位和姿势,将肢体置于抗重力位,防止代偿运动。

(四)抗阻训练

抗阻训练适用于肌力 4 级或 5 级,能克服重力和阻力的患者。训练方法如下。

1.徒手抗阻运动

加阻力时不可过急,宜缓慢,使运动中的肌肉收缩时间延长,一次动作 2~3 秒完成,开始时在轻微阻力下主动运动 10 次,然后加大阻力,使肌肉全力收缩活动 10 次,可做向心性等张运动,也可做离心性等张运动及等长运动。

2.加重物抗阻运动

直接用手拿重物或把重的东西系在身体某部位进行练习。如膝伸展动作时,把哑铃固定在足部进行练习。

3.重锤与滑车抗阻运动

此方法用重锤做阻力,用滑车改变牵引的方向,牵引方向与肢体呈 90°直角。肌肉收缩到极限后应停 2~3 秒,无论是向心性或离心性收缩,每个动作都要慢慢进行。

4.弹力带抗阻力运动

弹力带抗阻力运动为用弹力带的弹性做阻力进行的运动。

5.水中抗阻运动

水中抗阻运动可在肢体末端拴上浮子,再向下方运动克服浮子的阻力。

(五)等长训练

等长训练主要适用于肌力 2~5 级的患者,具体训练方法如下。

1.徒手等长训练

受训肢体不承担负荷而保持肌肉长度不变的等长收缩活动。

2.肢体固定时等长训练

肢体固定时等长训练即肢体被固定时的等长训练。如股四头肌在伸展位石膏固定的情况下进行等长收缩练习。

(六)等张训练

等张训练主要适用于肌力 3~5 级的患者进行。该法常是直接或通过滑轮举起重物的练习,如举哑铃或沙袋、拉力器等练习。训练时可采用渐进性抗阻练习法,即先测出待训练肌肉连续 10 次等张收缩所能承受的最大负荷,称为 10 RM,然后让患者进行 3 组 10 次运动,各组间休息 1 分钟,第 1、2、3 组训练所用阻力负荷依次为 1/2、3/4 及 1 个 10 RM。每周复测 10 RM 值,并相应调整负荷量。

(七)等速运动

等速运动主要适用于 3 级以下肌力,可先在连续被动运动(CPM)模式设置下进行助力运动或离心运动,有利于肌肉的早期训练。

三、治疗原理

(1)按照不同训练目的分为增强肌力训练和增强肌肉耐力训练两种。人体肌肉纤维分为两大类型 I 型肌纤维(又称为慢肌纤维)和 II 型肌纤维(又称为快肌纤维),I 型肌纤维主要依靠有氧代谢供能,其收缩较慢,产生的张力较低,但持续时间长,不易疲劳,是作低强度运动及休息时维持姿势的主要动力。II 型纤维,主要是 IIb 型纤维(又称快收缩酵解型纤维),依靠 ATP 分解及糖无氧酵解供能,其收缩快,产生张力高,易疲劳,是做高强度运动时的主要动力。当训练目的为增强肌力时,应加大负荷量以募集更多的肌纤维收缩,加快运动速度及缩短训练时间;而以增强耐力为目的时,则负荷量应相对减小,重复次数应增加,训练的时间应延长。

(2)遵循超量恢复规律是指肌肉或肌群经过适当的练习后产生适度的疲劳,在休息过程中,肌肉先经过疲劳恢复阶段,然后达到超量恢复阶段,在疲劳恢复阶段,练习过程中消耗的肌肉能源物质、收缩蛋白与酶蛋白恢复到运动前水平,在超量恢复阶段这些物质继续上升并超过运动前水平,以后又再降到运动前水平。如下一次练习在前一次超量恢复阶段进行那么就可以以前一次超量恢复阶段的生理生化水平为起点恢复,使超量恢复巩固和叠加起来,实现肌肉形态及功能的逐步发展。按照肌肉练习的超量恢复规律,在练习时应该遵循下面两条原则。①疲劳度原则:肌肉训练时要引起一定肌群的适度疲劳但不应过度疲劳。②频度原则:肌肉训练要掌握适宜的训练频度,尽量使后一次练习在前一次练习后的超量恢复阶段内进行。

四、适应证

主要适用于中枢、周围神经损伤及肌源性疾病后肌肉力量减低,同时适合失用性、疼痛源性肌肉萎缩,另外对于躯干肌肉力量不协调、关节周围主动肌和拮抗肌不平衡、腹肌和盆底肌肌力减低的患者也适合进行选择性肌肉力量训练。

五、注意事项与禁忌证

(一)肌力训练时的注意事项

(1)掌握正确规范的训练方法,这主要包括选择正确的运动量、训练节奏、在合适的时候施加恰当的阻力及给予合适的固定。

(2)训练过程中遵循无痛训练的原则,疼痛发生应被视作出现或加重损伤的信号。

(3)对患者进行讲解和鼓励,在练习前应使患者充分了解肌肉练习的意义和作用,消除其可能存在的疑虑,经常给予语言的鼓励,并显示练习的效果,以提高其信心和长期坚持练习的积极性。

(4)注意心血管反应,有高血压、冠心病或其他心血管疾病患者应禁忌在等长抗阻运动时过分用力或憋气。

(5)在肌力的强化训练中应避免代偿运动的出现。

(6)认真做好正确详细的训练记录,包括患者训练时对运动负荷的适应能力、训练的运动量是否适合、训练中患者的状况、在训练前后随时测试肌力的进展情况,并根据患者的状况随时调整训练的强度、时间等。

(二)禁忌证

(1)全身有严重感染和发热不宜进行。

(2)患有严重的心脏疾病,如快速性心律失常、心力衰竭等情况。

(3)皮肌炎、肌炎及发作期患者及严重肌病患者不宜进行高强度或抗阻训练。

(4)肌力训练会加剧局部疼痛的患者不宜进行肌力训练。

(5)局部有活动性出血,不宜进行局部肌肉训练,以免加重出血形成血肿。

(6)骨折后只进行石膏外固定、骨折断端尚未形成牢固骨痂时不宜进行肌肉长度有改变的训练。

第六节 关节活动度训练

一、基本知识

关节活动度训练是维持和改善关节活动度而进行的训练。训练可以根据患者的情况进行被动的或主动的运动方式,同时可以利用各种训练器材和矫形器进行辅助。

关节活动度训练的原则如下。

(1)在功能评定的基础上,决定训练的形式,如被动训练、主动-辅助训练和主动训练等。

(2)患者处于舒适体位,同时确保患者处于正常的身体列线;必要时除去影响活动的衣服、夹板等固定物。

(3)治疗师选择能较好发挥治疗作用的位置。

(4)扶握将被治疗关节附近的肢体部位,以控制运动。

(5)对过度活动的关节、近期骨折的部位或麻痹的肢体等结构完整性较差的部位予以支持。

(6)施力不应超过有明显疼痛范围的极限。

(7)关节活动度训练可在:①解剖平面(额面、矢状面、冠状面);②肌肉可拉长的范围;③组合模式(数个平面运动的合并);④功能模式等情况下进行。

(8)在进行训练中和完成后,应注意观察患者总体状况,注意生命体征、活动部分的皮温和颜色改变,以及关节活动度和疼痛等变化。

二、基本方法

(一)被动训练

患者完全不用力,全靠外力来完成运动或动作。外力主要来自康复治疗师、患者健肢或各种康复训练器械。

(1)患者舒适、放松体位,肢体充分放松。

(2)按病情确定运动顺序。由近端到远端(如肩到肘,髋到膝)的顺序有利于瘫痪肌的恢复,由远端到近端(如手到肘,足到膝)的顺序有利于促进肢体血液和淋巴回流。

(3)固定肢体近端,托住肢体远端,避免替代运动。

(4)动作缓慢、柔和、平稳、有节律,避免冲击性运动和暴力。

(5)操作在无痛范围内进行,活动范围逐渐增加,以免损伤。

(6)用于增大关节活动范围的被动运动可出现酸痛或轻微的疼痛,但可耐受;不应引起肌肉明显的反射性痉挛或训练后持续疼痛。

（7）从单关节开始，逐渐过渡到多关节；不仅有单方向的，而且应有多方向的被动活动。

（8）患者感觉功能不正常时，应在有经验的康复治疗师指导下完成被动运动。

（9）每一动作重复 10～30 次，2～3 次/天。

（二）主动-辅助训练

在外力的辅助下，患者主动收缩肌肉来完成的运动或动作。助力可由治疗师、患者健肢、器械、引力或水的浮力提供。这种运动常是由被动运动向主动运动过渡的形式。其目的是逐步增强肌力，建立协调动作模式。

（1）由治疗师或患者健侧肢体通过徒手或通过棍棒、绳索和滑轮等装置帮助患肢主动运动，兼有主动运动和被动运动的特点。

（2）训练时，助力可提供平滑的运动；助力常加于运动的开始和终末，并随病情好转逐渐减少。

（3）训练中应以患者主动用力为主，并作最大努力；任何时间均只给予完成动作的最小助力，以免助力替代主动用力。

（4）关节的各方向依次进行运动。

（5）每一动作重复 10～30 次，2～3 次/天。

（三）主动关节活动度训练

主动关节活动度训练适用于肌力在 3 级的患者，主要通过患者主动用力收缩完成的训练。既不需要助力，也不需要克服外来阻力。其目的是改善与恢复肌肉功能、关节功能和神经协调功能等。

（1）根据患者情况选择进行单关节或多关节、单方向或多方向的运动；根据病情选择体位，如卧位、坐位、跪位、站位和悬挂位等。

（2）在康复医师或治疗师指导下由患者自行完成所需的关节活动；必要时，治疗师的手可置于患者需要辅助或指导的部位。

（3）主动运动时动作宜平稳缓慢，尽可能达到最大幅度，用力到引起轻度疼痛为最大限度。

（4）关节的各方向依次进行运动。

（5）每一动作重复 10～30 次，2～3 次/天。

(四)CPM

CPM是利用专用器械使关节进行持续较长时间的缓慢被动运动的一种训练方法,训练前可根据患者情况预先设定关节活动范围、运动速度及持续被动运动时间等指标,使关节在一定活动范围内进行缓慢被动运动,以防止关节粘连和挛缩。

1.仪器设备

对不同关节进行连续被动运动训练,可选用各关节专用的连续被动运动训练器械。训练器械是由活动关节的托架和控制运动的机械组成,包括针对下肢、上肢、甚至手指等外周关节的专门训练设备。

2.程序

(1)开始训练的时间:可在术后即刻进行,即便手术部位敷料较厚时,也应在术后3天内开始。

(2)将要训练的肢体放置在训练器械的托架上,固定。

(3)开机,选择活动范围、运动速度和训练时间。

(4)关节活动范围:通常在术后即刻常用 $20°\sim30°$ 的短弧范围内训练;关节活动范围可根据患者的耐受程度每天渐增,直至最大关节活动范围。

(5)确定运动速度:开始时运动速度为每 $1\sim2$ 分钟一个运动周期。

(6)训练时间:根据不同的程序,使用的训练时间不同,每次训练 $1\sim2$ 小时,也可连续训练更长时间,根据患者的耐受程度选定,$1\sim3$ 次/天。

(7)训练中密切观察患者的反应及连续被动运动训练器械的运转情况。

(8)训练结束后,关机,去除固定,将肢体从训练器械的托架上放下。

3.注意事项

(1)术后伤口内如有引流管时,要注意运动时不要影响引流管。

(2)手术切口如与肢体长轴垂直时,早期不宜采用CPM训练,以免影响伤口愈合。

（3）训练中如同时使用抗凝治疗,应适当减少训练时间,以免出现局部血肿。

（4）训练程序的设定应根据外科手术方式、患者反应及身体情况加以调整。

三、治疗原理

被动关节活动训练的原理是通过瘫痪肢体本体感觉输入,刺激屈伸反射,放松痉挛肌肉、促发主动运动;同时牵拉挛缩或粘连的肌腱和韧带,有利于维持或恢复关节活动范围。主动关节活动训练及主动-辅助关节活动训练是通过肌肉主动收缩或辅助肌肉收缩来改善或恢复患者肌肉功能、关节功能及神经协调功能。

四、适应证

被动关节活动训练适用于由于骨折、神经或软组织损伤后的关节活动度下降,是缺乏主动运动能力阶段的一种训练方式,CPM 就是利用器械完成被动运动的关节活动训练方法。CPM 的主要适应证为:四肢骨折,特别是关节内或干骺端骨折切开复位内固定术后;人工关节置换术后,韧带重建术后;创伤性关节炎、类风湿关节炎滑膜切除术后,化脓性关节炎引流术后;关节挛缩、粘连松解术后,关节镜术后等。主动-辅助训练适应对象:由被动运动向主动运动过渡的患者。主动训练适应对象:肌肉主动收缩良好,但因各种原因导致的关节粘连或肌张力增高而使关节活动度受限的患者。

五、注意事项与禁忌证

需注意在关节活动训练的过程中,监测患者整体情况,注意生命体征、活动部分的皮温和颜色改变及关节活动度、疼痛或运动质量的改变。

关节活动训练的禁忌证:各种原因所致关节不稳、骨折未愈又未行内固定术者、骨关节肿瘤、全身情况差、病情不稳定者。

第七节　关节松动技术

一、基本知识

关节松动技术是现代康复技术中的基本技能之一,是治疗师在患者关节活动允许范围内完成的一种手法操作技术,临床上用来治疗关节因为力学因素导致的功能障碍如疼痛、活动受限或僵硬等,具有针对性强、见效快、患者痛苦小、容易接受等特点。

关节松动操作的基本运动:关节松动术常用关节的生理运动和附属运动作为手法操作的基本运动类型。生理运动是指关节在生理范围内完成的活动。如关节的屈/伸、内收/外展、旋转等。生理运动可由患者主动完成,也可由治疗师被动完成,在关节松动技术操作中,生理运动就是一种被动运动。附属运动是指关节在允许范围内完成的活动。附属运动是维持关节正常活动不可缺少的一种运动,一般不能通过关节的主动活动来完成,而需要他人或健侧肢体帮助才能完成。例如,滑动、滚动、分离(包括垂直分离和水平分离)或牵引等,均属于关节的附属运动。

治疗平面:手法治疗中的一个假想平面,该平面平行于关节面,并垂直于关节的轴心。治疗时,凡属于分离或牵拉的手法实施力的方向或是平行于治疗平面,或是垂直于治疗平面。凡属于滑动的手法,实施力的方向一定平行于治疗平面,而滚动手法,实施力的方向沿着治疗平面变化。

二、基本技术

(一)手法等级

与传统医学中的手法治疗相比,关节松动技术的最大特点是对操作者施加的手法进行分级。这种分级具有一定的客观性,不仅可以用于记录治疗结果,也可以用于临床研究。

分级标准:根据关节的可动范围和治疗者应用手法的幅度,将其分为4级。

Ⅰ级:治疗者在患者关节活动的起始端,小范围、节律性地来回松动关节。

Ⅱ级:治疗者在患者关节活动允许范围内,大幅度、节律性地来回松动关节,但不接触关节活动的起始和终末端。

Ⅲ级:治疗者在患者关节活动允许的范围内大幅度、节律性地来回松动关节,每次均接触到关节活动的终末端,并能感觉到关节周围软组织的紧张。

Ⅳ级:治疗者在患者关节活动的终末端,小范围,节律性地来回松动关节,每次均接触到关节活动的终末端,并能感觉到关节周围软组织的紧张。

手法应用选择:4级手法中,Ⅰ、Ⅱ级用于治疗因疼痛引起的关节活动受限;Ⅲ级手法用于治疗关节疼痛并伴有僵硬;Ⅳ级手法用于治疗关节因周围软组织粘连、挛缩引起的关节活动受限。

手法分级可用于关节的附属运动和生理运动。当用于附属运动时,Ⅰ~Ⅳ级手法皆可选用。而生理运动治疗时,关节活动范围要达到正常的60%才可以应用,因此,多用Ⅲ~Ⅳ级,极少用Ⅰ级手法。

(二)操作程序

1.患者体位

患者应处于一种舒适、放松、无疼痛的体位,通常为卧位或坐位,尽量暴露治疗的关节并使其放松,以达到最大范围的松动。

治疗者的位置:治疗者应靠近治疗的关节,一手固定关节的一端,一手松动另一端。

2.治疗前评估

手法操作前,对拟治疗的关节进行评估,分清具体的关节,找出存在的问题。根据问题的主次,选择有针对性的手法。

3.手法应用

(1)手法操作的运动方向:操作时手法运用的方向可以平行于治疗平面,也可以垂直于治疗平面。治疗平面是指垂直于治疗平面,关节滑动和长轴牵引平行于治疗平面。

(2)手法操作的程度:无论是附属运动还是生理运动,手法操作均应达到关节活动受限处。不同的松动速度产生的效果不同,小范围、快速度可抑制疼痛,大范围、慢速度可缓解疼痛。

(3)治疗反应,手法治疗可引起疼痛,轻微的疼痛为正常的治疗反应,若治疗后 24 小时疼痛仍不减轻,甚至加重,说明治疗强度过大或持续时间过长,应减低治疗强度或缩短治疗时间。

三、治疗原理与作用

(一)生理效应

关节松动技术的生理效应主要是通过力学和神经作用而达到。关节松动可以促进关节液的流动,增加关节软骨和软骨盘的无血管区的营养。当关节肿胀或疼痛不能进行全范围活动时,关节松动可以缓解疼痛,防止因活动减少引起的关节退变,这些是关节松动的力学作用。关节松动的神经作用表现在松动可以抑制脊髓和脑干致痛物质的释放,提高痛阈。

(二)保持组织的伸展性

关节松动技术,特别是Ⅲ、Ⅳ级手法,由于直接牵拉了关节周围的软组织,因此,可以保持或增加其伸展性,改善关节的活动范围。

(三)增加本体反馈

目前认为,关节可以提供下列感觉信息:关节的静止位置和运动速度及其变化,关节运动的方向、肌肉张力及其变化。

四、适应证

关节松动技术主要适用于任何因力学因素(非神经性)引起的关节功能障碍,包括:关节疼痛、肌肉紧张及痉挛;可逆性关节活动降低;进行性关节活动受限;功能性关节制动。

五、注意事项与禁忌证

(一)注意事项

在进行关节松动技术治疗前,必须先进行全面细致的检查和评估,根据评估结果选择正确的手法,注意患者的体位,治疗过程中评

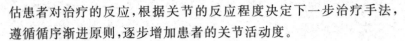

估患者对治疗的反应,根据关节的反应程度决定下一步治疗手法,遵循循序渐进原则,逐步增加患者的关节活动度。

(二)禁忌证

关节活动已经过度、外伤或疾病引起的关节肿胀(渗出增加)、关节的炎症、恶性疾病及未愈合的骨折。

第八节 神经发育疗法

神经发育疗法又称神经生理学疗法,是应用神经发育学、神经生理学的基本原理和方法来治疗中枢神经损伤和周围神经损伤后运动障碍的一类康复治疗技术与方法。它依据神经正常生理及发育过程,运用诱导或抑制的方法,使患者逐步学会如何以正常的运动方式去完成日常生活动作。常用的有 Bobath 技术、Brunnstrom 技术、PNF 和 Rood 技术等。

一、Bobath 技术

(一)基本概念

Bobath 技术通过利用关键点的控制及其设计的反射抑制模式等抑制痉挛,然后利用反射、体位平衡等诱发其平衡反应,再让患者进行主动的、小范围的、不引起联合反应和异常运动模式的关节运动,再进行各种运动控制训练,逐步过渡到日常生活动作的训练而取得康复效果。这一技术被认为是 20 世纪治疗神经系统疾病,特别是中枢神经系统损伤引起的运动障碍(如小儿脑瘫、成人偏瘫等)最主要的方法之一。

(二)基本方法

1.弛缓期的治疗(以左侧偏瘫为例)

(1)良肢位的摆放。

仰卧位(图 3-1):患侧臀部、大腿下方放置枕头,使患者骨盆前伸防止髋关节外旋、屈曲。患侧肩胛下放一枕头,使其保持前伸。同时肘关节伸展,置于枕头上,腕关节背伸,手指伸展。下肢伸直,患侧膝关节下方放一枕头,使髋保持轻度内旋。

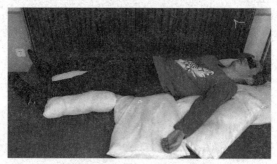

图 3-1　良肢位的摆放:仰卧位

　　患侧卧位(图 3-2):患侧肩胛带前伸,以避免肩关节受压。肩关节屈曲 90°~130°,肘、腕、手指伸展。患侧下肢伸展,膝关节轻度屈曲。

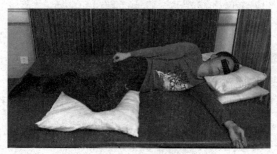

图 3-2　良肢位的摆放:患侧卧位

　　健侧卧位(图 3-3):患侧上肢向前方伸出下方用枕头支持,肩关节屈曲 90°~130°伴肩胛骨前伸。患侧下肢髋、膝关节轻度屈曲,置于枕头上。

　　床上坐位与轮椅上坐位时,患者躯干尽量坐直,双上肢放置于前方小桌板上,避免半仰卧坐位。

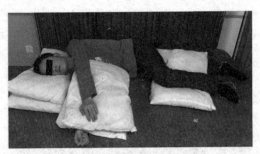

图 3-3　良肢位的摆放：健侧卧位

（2）床上翻身训练（图 3-4）：患者仰卧位，双手交叉，患手拇指在健侧拇指上方（Bobath 式握手），前伸上举双上肢，肩前屈 90°，肘关节保持伸展，向左右摆动双上肢，向患侧摆动可诱导向患侧翻身，向健侧摆动可诱导向健侧翻身。治疗师可帮助患者进行躯干和骨盆的旋转。

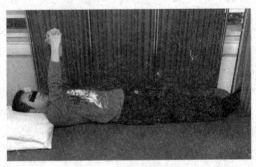

图 3-4　床上翻身训练

（3）准备坐起和站立的训练。①下肢屈曲动作的训练：患者用力向对侧肩的方向抬腿，使足跟在床面上向患者头部的方向滑动，完成髋、膝关节屈曲动作。②伸展下肢准备负重的训练：患者髋、膝关节微屈，治疗师抵抗患者患侧下肢，指示其做小范围的伸、屈膝动作。③桥式运动训练（图 3-5）：患者仰卧位，双下肢屈曲位，将臀部抬起，使骨盆尽量抬高并保持。

（4）准备进行无划圈运动的步行。①髋伸展状态下屈曲膝关节：患者仰卧位，患侧小腿垂于床边。治疗师保持患肢踝关节的背屈,在不出现髋关节屈曲的前提下,屈曲膝关节然后再伸展,反复进行。②骨盆前倾训练:患者仰卧位,健侧下肢伸展,患膝屈曲,足放在床面,嘱患者内收髋关节,以带动骨盆向前旋转。③髋内收、外展的控制:患者仰卧位,患膝屈曲,足放在床面,进行主动的患侧髋关节内收、外展。

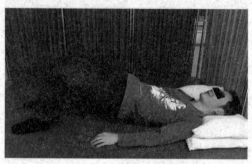

图3-5 桥式运动训练

(5)肩胛带及上肢控制训练:患者仰卧位或健侧卧位,治疗师握住患侧上肢,保持伸展外旋位,然后进行肩胛骨向上方、下方、前方运动;在肩胛骨的被动运动不出现抵抗后,在治疗师的辅助下练习仰卧位下上举上肢的动作;在可以上举上肢之后,练习屈伸肘的动作;继续将上肢向屈曲方运动,在任何一个位置上停止屈曲运动,并且从此位置继续上举上肢。

(6)从床边坐起训练:患者健侧或患侧卧位,小腿悬于床边。治疗师一手固定住患者上方的骨盆,另一手托住另一侧的肩胛带,嘱患者侧方抬头,侧屈躯干,完成从健侧坐起。返回的动作与坐起相反。

(7)坐位平衡训练:治疗师与患者并排坐在治疗床上,治疗师位于患者患侧,进行重心左右移动训练、重心前后移动训练和患侧上肢负重训练。

2.偏瘫痉挛期的治疗

(1)用反射性抑制技术控制痉挛的训练。①躯干抗痉挛模式:患者健侧卧位,治疗师立于患者身后,一手扶患者患侧肩部,另手扶住髋部,双手做相反方向的牵拉动作,缓解躯干肌痉挛。②肩的抗痉挛模式:治疗师双手扶患者患侧肩部,合力牵拉肩胛带,使肩向前、向上。③上下肢的抗痉挛模式:治疗师通过牵拉,使患者患侧上肢处于外展、外旋,伸肘,前臂旋后,伸腕,伸指,外展拇指,对抗上肢的屈曲痉挛模式。使患者患侧下肢轻度屈髋屈膝、内收内旋下肢、背屈踝、趾,对抗下肢的伸肌痉挛模式。④手的抗痉挛模式:治疗师将患者的腕关节、手指伸展,拇指外展,或使患者十指交叉握手,患侧拇指在上(Bobath式握手)。

(2)坐和站起准备训练。①3椅法:并排放3把椅子,患者坐在中间的椅子上,屈髋身体前倾保持臀部抬离椅子的状态,旋转躯干,缓慢地坐到一侧的椅子上后返回。②髋部内收、骨盆旋前训练:患者坐位,治疗师帮助患者将患侧下肢交叉放到健侧下肢上,同时带动骨盆前倾,然后再控制下肢缓慢回收放下。③屈膝训练:患者坐位,小范围内做膝关节伸展、屈曲动作。

(3)站起和坐下训练:患者端坐位,双手Bobath握手作前伸,躯干前倾,伸髋、伸膝,慢慢站起。可从不同高度的坐位站起,坐下训练与站起训练动作顺序相反。

(4)步行训练。①站立相训练:患者站在治疗台前,双足靠拢。治疗师立于患侧,手在患者患侧腋部支撑,指示患者向治疗师方向移动髋,以诱导患侧负重。在患者感到安全时,指示患者健侧下肢向前、向后迈小步。②摆动相训练:患者站在治疗台前,患侧下肢在健肢后方,健侧完全负重。治疗师立于患侧,指示患者患侧骨盆向前旋转,带动患侧下肢向前摆动,完成向前迈步。防止上提骨盆、划圈迈步、膝关节僵直和踝关节内翻。

(5)俯卧位和跪立位的训练:主要包括手膝跪位训练、双膝跪位训练、单膝跪位训练。

(6)上肢控制训练。①上肢的控制训练:治疗师将患侧上肢被动移到空间的某一位置后逐渐将手放开,再指示患者将肢体控制在此位置保持不动。②上肢定位放置训练:指示患者将控住的肢体由此位置向上或向下运动后再返回原位。

（7）肘关节的控制训练：在仰卧位或坐位指示患者屈肘触摸头顶、对侧肩、对侧耳或肩并向下滑动至前臂等，再恢复原位；在侧卧位指示患者用手触摸口部再恢复原位；在坐位指示患者用手触摸口及对侧耳。

（8）自我活动：鼓励患者在指导下进行自我锻炼。患者可Bobath式握手后做：上举上肢过头顶，然后双手移至头后；屈肘触膝，然后触碰前方的墙而伸展上肢；使双掌心先向内下然后向外翻转内掌心向外位，并将上肢前伸或者上举过头等。可在立位做上肢靠墙滑动、上肢靠墙屈伸肘关节等自我锻炼。

3.偏瘫相对恢复期的治疗

（1）改善步态的训练。①摆动初期的训练：患者小迈步站立，重心逐渐向前全部转移到健腿，然后返回，反复进行。②摆动期训练：患者健腿单腿站立，指示患者患腿屈髋屈膝向前、向后迈小步。前后迈步时，注意保持患者躯干、骨盆放松，轻度屈髋屈膝，防止骨盆上提动作而形成的划圈步态。③利用滑板练习：患者健腿站立，将患足踏在带滑轮的滑板上，进行向前、向后、向侧方移动；患者患腿站立，将健足踏在滑板上练习；患者坐位，利用滑板进行膝独立的屈曲运动。④利用体重计练习：体重计可放在身体的前方或侧方，将患侧或健侧下肢徐缓地踏在体重计上进行单腿负重训练。也可两足分别踏在两个体重计上练习重心的转移。⑤患腿充分负重：患者站立位，治疗师指示患者将重心移至患侧，然后外展健侧下肢。⑥交叉站立和步行：双下肢交叉站立，患侧下肢位于前方，骨盆及双髋充分伸展。嘱患者缓慢地将健侧肢体迈向前方，后进行交替前后迈步训练。⑦肩胛带旋转训练：立位，指示患者双手分别作触摸对侧大腿部的摆动；步行时，治疗师持患者双上肢配合下肢运动进行摆动。⑧骨盆旋转训练：治疗师立于患者后方，双手置于患者骨盆，指示患者步行，同时使骨盆旋转。

（2）臂和手的训练：物理治疗应与作业治疗结合，把在运动疗法中学到的运动控制技巧应用到日常生活中并加以反复训练。如进行以下训练：用健手自上而下擦拭平放的患肢、上举患侧上肢时手掌向下触摸头顶、屈肘的同时向前上方举起上肢、使用健手(如写字)的同时保持患手不移动以抑制联合反应、立于桌前双上肢支撑负重或用患手做类似擦桌子的动作、患手支撑负重时健手自健侧持物越过患侧放置、Bobath 式握手时利用前臂滚动枕或球、将一木板固定于患手时用健手涂颜色等。

(三)治疗原理

1.利用反射性抑制模式

利用与痉挛模式相反的体位或姿势来抑制痉挛,包括反射性抑制模式和影响张力性姿势。

2.控制关键点

治疗师通过在关键点上的手法操作来抑制异常的姿势反射和肌张力,诱发和促进正常的姿势反射、肌肉张力和平衡反应。关键点包括中心关键点,如头部、躯干、胸骨中下段;近端关键点,如上肢的肩峰、下肢的髂前上棘;远端关键点,如上肢的拇指、下肢的踇趾。

3.体验正常运动感觉

中枢损伤者需要不断使其有正常的感觉输入,并使这些输入后传出的为正确的神经路径,获得正确的动作形式。通过反复的动作促进和巩固这种正常运动感觉,促使脊髓皮质束感觉运动通路的建立,直至成为自发的技巧性活动。

4.姿势控制

姿势控制、翻正反应和平衡反应等运动控制技巧是在学习如何活动的过程中获得的,鼓励中线位的活动、躯干和骨盆的控制、从坐到站的各项准备活动等训练尤为重要。

(四)适应证

脑瘫、成人偏瘫等运动控制障碍疾病。

(五)注意事项与禁忌证

1.注意事项

(1)熟悉人体的关键点。

(2)在应用反射性抑制模式时,用力不要过大,达到松弛肌肉紧张的目的即可。抑制痉挛后,应开展主动活动和日常生活能力的训练。

(3)促进平衡反应时,要从各个方向对患者进行推、拉训练,并让患者有一定的安全感。

(4)治疗虽应遵循运动发育顺序的规律,但并非一成不变。

2.禁忌证

无特殊禁忌证。

二、Brunnstrom 技术

(一)基本概念

Brunnstrom 技术是在中枢神经系统损伤初期,利用协同运动等病理运动模式和反射模式作为促进手段,然后再把这些运动模式逐步修整成功能性运动,以恢复运动控制能力的方法。Brunnstrom 技术最为重要的是其六阶段理论,其联合反应、共同运动及分离运动等理论是理解偏瘫患者异常运动模式及纠正偏瘫患者异常运动模式的关键。目前,其治疗技术在临床应用较为局限,但对于一些功能障碍严重的患者、较难诱发出肌张力的患者及对正常运动模式要求不高的患者等仍很适用。

(二)基本方法

1.Brunnstrom 评定技术

Brunnstrom 6 期评定是目前在国际上应用非常广泛的偏瘫评定技术之一,后续的上田敏 12 级运动功能评定、Fugl-Mayer 运动功能评定等均是在其基础上的拓展和细化。评定方法见表 3-1。

表 3-1　Brunnstrom 偏瘫运动功能评定

分期	上肢	手	下肢
1 期	迟缓,无随意运动	迟缓,无随意运动	迟缓,无随意运动
2 期	开始出现痉挛、肢体共同运动,不一定引起关节运动	稍出现手指屈曲	最小限度的随意运动,开始出现共同运动或其成分

分期	上肢	手	下肢
3期	痉挛显著,可随意引起共同运动,并有一定的关节运动	能全指屈曲,钩状抓握,但不能伸展,有时可反射性引起伸展	①随意引起共同运动或其成分;②坐位和立位时髋、膝、踝可协同性屈曲
4期	痉挛开始减弱,出现脱离共同运动模式的分离运动:①手能置于腰后部。②上肢前屈90°(肘伸展)。③屈肘90°,前臂能旋前、旋后	能侧捏及松开拇指,手指能半随意地、小范围地伸展	开始脱离协同运动的运动:①坐位,足跟触地,踝能背屈。②坐位,足可向后滑动,使屈膝>90°
5期	痉挛明显减弱,基本脱离共同运动,能完成复杂分离运动:①上肢外展90°(肘伸展);②上肢前平举及上举过头顶(肘伸展);③肘伸展位前臂能旋前、旋后	①用手掌抓握,能握圆柱状及球形物,但不熟练;②能随意全指伸开,但范围大小不等	从共同运动到分离运动:①立位,髋伸展位能屈膝;②立位,膝伸直,足稍向前踏出,踝能背屈
6期	痉挛基本消失,协调运动正常或接近正常	①能进行各种抓握;②全范围地伸指;③可进行单个指活动但比健侧稍差	协调运动大致正常:①立位髋能外展;②坐位,髋可交替地内、外旋,并伴有踝内、外翻

2.Brunnstrom 治疗技术

(1)床上卧位:上肢床上姿势摆放避免肩关节外展,防止因此影响肩关节下半部及肱骨头的稳定,甚至肱骨头向下的半脱位。避免牵拉患侧上肢和患手。下肢床上姿势是鼓励患者仰卧与侧卧交替,保持髋、膝关节微屈,避免髋关节外展、外旋。

(2)床上训练:鼓励患者尽早进行床上的被动活动、主动助力活动,学会向健侧和患侧翻身。包括由仰卧位到侧卧位的训练、俯卧位训练、诱发踝关节背屈运动训练等。

(3)坐位及躯干训练:一旦患者情况许可,尽早开始在坐位姿势下训练。坐位训练有利于加强与患者沟通、改善坐位平衡、改善躯干的运动控制、诱发或促进手臂动作等。主要训练包括向前、后、左、右方向推动患者的坐位平衡训练,患者躯干依次向前方、左前方及右前方运动躯干屈曲训练,躯干旋转训练,头和颈的运动,肩关节无痛的活动,坐位躯干后倾诱发髋屈肌群收缩和位踝关节背屈训练等。

(4)上肢训练。①Brunnstrom 1~3 期:此阶段主要通过联合反应和共同运动诱发出瘫痪肌肉的收缩,以及诱发分离运动。包括健侧上肢屈肘抗阻诱发患侧上肢屈肌共同运动、健侧上肢伸展抗阻诱发患侧上肢伸肌共同运动、患者通过双上肢平举内收挤压治疗师腰部诱发胸大肌联合反应并伸肘、双侧抗阻的划船样动作、通过原始反射和负重等促进伸肘运动等训练。②Brunnstrom 4 期:此期主要是诱发和强化分离运动。包括将患手手背接触至腰后部、伸直的上肢前平举等训练,训练中注意避免出现共同运动模式和代偿动作。③Brunnstrom 5 期。主要包括前平举上肢并前臂旋前旋后、伸直的上肢侧平举等。治疗师可给予辅助或使用体操棒等工具进行训练。④Brunnstrom 6 期:主要是加强上肢协调性、灵活性及耐力的训练,可与作业疗法等结合进行训练。

(5)手的训练。①手抓握动作的训练:包括利用牵拉反应诱发抓握动作、固定腕关节以达到良好的抓握、固定腕关节完成肘屈曲位的抓握,可与手的功能性活动结合起来进行训练。②缓解手指痉挛,改善手指伸展:治疗师将患者的前臂摆在旋后的位置,抓住患者的拇指鱼际,将大拇指从掌心拉出,另一只手打开屈曲的其他手指。③向随意性伸展转移:是 Brunnstrom 3~4 期的主要训练内容。包括让患者手水平上举或前臂旋后易化手指的半随意性伸展、屈腕、两手拇指交替旋转的训练或结合作业治疗进行拇指的分离运动训练。④功能手的完成:常需要与作业治疗结合。

(6)下肢训练:早期通过共同运动诱发出患侧的肌肉收缩,后进行脱离共同运动模式的训练。包括治疗师抵抗健侧下肢伸展健足跖屈动作诱发患侧下肢屈肌共同运动的训练、治疗师抵抗健侧下肢踝背屈诱发患侧下肢伸肌共同运动的训练、抗阻健侧下肢外展诱发患侧下肢外展的训练、抗阻健侧下肢内收诱发患侧下肢内收的训练、治疗师左右摆动患者双下肢诱发下肢脱离共同运动模式的训练。

（7）步行能力训练：包括治疗师站在患者患侧的步行训练、跨越障碍物、上下楼梯等。治疗师对其完成的动作要给予指正，如提醒患者如何控制重心、起步、控制步幅、调整姿势、掌握节律、纠正膝反张等。

（三）治疗原理

1.中枢神经系统损伤后的恢复阶段

Brunnstrom 将脑卒中等中枢神经系统损伤后偏瘫的恢复过程分成 6 个阶段。第 1～3 阶段是从发病后的完全弛缓和无力状态逐渐到出现痉挛及共同运动，第 4～5 阶段痉挛及共同运动逐渐减弱至基本消失，部分分离运动和分离运动出现，协调性和灵活性逐渐恢复。第 1～6 阶段实质上是肌张力和运动模式的演变过程。

2.原始反射

（1）对称性颈反射：当头前屈使下颌靠胸时，出现双上肢屈曲与双下肢伸展反射；当头后伸时，出现双上肢伸展与双下肢屈曲。

（2）非对称性颈反射：当头转向一侧时，出现同侧上下肢伸展和对侧上下肢屈曲反射。

（3）紧张性迷路反射：当头处于中间位，仰卧时可出现四肢伸展或伸肌肌张力增强，俯卧时出现四肢屈曲或屈肌肌张力增强。

（4）紧张性腰反射：指上部躯体对骨盆的位置发生变动时所出现的肢体肌张力变化。转向右时，右上肢屈肌张力增加，右下肢伸肌张力增加；转向左时，则相反。

3.联合反应

联合反应指用力使身体一部分肌肉收缩时，可诱发其他部位的肌肉收缩。如偏瘫患者，健侧肌肉用力收缩时可引起患侧肌肉的收缩。它可加强偏瘫侧痉挛，使功能活动更困难，妨碍平衡反应；但也可以在早期诱发活动。因此在偏瘫治疗时，应注意联合反应的利弊，并恰当处理。

4.共同运动

共同运动指偏瘫患者期望完成某项活动时引发的随意运动,但它们运动模式是定型的,不能选择性的控制所需的肌群,只能遵循固定模式来活动。Brunnstrom 利用共同运动诱发肌肉收缩,但也考虑到共同运动对正常功能的不利影响,又要抑制共同运动而强化分离运动。

(四)适应证

中枢神经系统疾病,包括小儿脑瘫、成人偏瘫及其他有运动控制障碍的患者。

(五)注意事项

(1)早期应通过健侧抗阻随意运动而使兴奋扩散,以引出患侧联合反射。

(2)为增强治疗作用,还可利用各种感觉刺激。

(3)训练时患者应主动参与,并随意用力。

(4)为引出运动反射,对于肢体多利用紧张性反射和协同运动,对于躯干多利用翻正反射和平衡反射。出现张力后,减少联合反射的诱发与应用。

(5)尽早进行躯干训练,重点为增强躯干平衡和躯干屈肌、伸肌及旋转肌的活动。

三、本体神经肌肉促进技术

(一)基本概念

本体神经肌肉促进(PNF)技术,是利用牵张、关节挤压和牵引、施加阻力等本体刺激及应用螺旋、对角线运动模式来激活和募集最大数量的运动肌纤维参与活动,促进肌肉收缩,同时通过调整感觉神经的兴奋性以改变肌肉的张力,使之以正常的运动方式进行活动的一种康复治疗方法。

(二)PNF 基本技术

1.阻力

促进肌肉收缩、运动控制,给予一个正常活动记忆的方法。给予阻力的方式视肌肉受到阻力时所产生的收缩方式而决定,等张(向心或离心)或等长。给予阻力的大小个体化、适当,能使患者完成的是流畅协调的动作及没有异常活动。

2.扩散与强化

扩散是指肌肉组织受刺激后所产生的反应扩展及其他肌肉组织的现象。此种反应可为协同肌和动作模式的诱发或抑制。强化是给予较强肌肉动作阻力以加强较弱肌肉的活动。如给予手臂旋后时的阻力可使肩关节外旋肌产生收缩。

3.手法接触

手法接触皮肤可以刺激患者的皮肤接受器和其他压力感受器。利用手部的握法及所给予的压力来引导正确动作进行的方向,并且增加肌肉收缩的能力。如治疗师蚓状肌抓握法可控制动作并给予旋转动作的阻力。

4.体位与身体力学

体位与身体力学即以治疗师身体的转动及手臂和手的排列位置转动与患者动作动力线成一直线,来引导并控制患者的动作。

5.言语刺激(指令)

言语指令是要患者知道动作该如何做及何时作出,使用言语引导是针对患者而非其身体的任何一部分。给予指令的时机、指令的重复和指令声音的大小来控制患者的动作和肌肉收缩。

6.视觉

视觉的刺激可以协助患者控制或改正其姿势或动作。其中眼球的运动会影响颈部及身体的动作。患者与治疗师间的视觉接触是一种沟通方式,借助这样的沟通可促进两者的合作互动关系。

7.牵张

肌肉被牵伸到一定程度后会产生牵张反射。牵张反射可立即引起肌肉收缩,帮助自主运动,增强弱肌肉的反应和肌肉力量(交互支配)。肌肉受牵张产生的收缩力量大小和患者的参与度和事先的口令有关。持续牵张可以抑制肌肉反应,抑制痉挛,伸展收紧软组织,从而增加肌肉活动度。

8.牵引

牵引是关节表面稍微地分开,它可以用于诱发动作,特别是屈曲及抗重力的动作,协助延展肌肉组织,以及给予某部分动作阻力。牵引可以增加躯干与肢体的延展性,并可缓解、治疗关节疼痛。

9.挤压

挤压是在关节表面加压,确保关节对线正确,增加肌肉收缩。加压法可分为快速和慢速加压。快速地给予关节压力可引发反射性的反应,慢速根据患者的承受度,缓慢增加压力。无论快速或慢速,加压的力量要持续,并在肌肉收缩产生后应给予阻力。加压法可以促进姿势和动作的稳定性,诱发抗重力肌肉的收缩,以及给予某部分动作阻力。

10.时机

时机是指动作出现的时间顺序。流畅的动作时间顺序组成一个协调顺畅的动作。一个有协调、有效率的正常动作时机应是由远端进展到近端。两种方式改变正常动作时机,一是除了要强调的动作部分外,给予整体动作模式的阻力,二是给予动作模式中较强的肌肉等长收缩的阻力,以诱发较弱的肌肉收缩。等长静态的收缩可以产生固定作用。

(三)PNF 特殊技术

1.节律性起始

(1)特点:强调整个动作的节律性,被动活动开始,再进行抗阻活动。

(2)目的:协助患者启动动作,改善患者动作的协调性及对动作的感觉,使动作的节奏正常,帮助患者学会完成动作和放松。

(3)适应证:启动动作有困难者,动作太慢或太快、动作不协调者,紧张的患者。

2.等张组合

(1)特点:一组肌群的向心性、离心性与固定性收缩组合,而无放松。治疗时,从患者肌力或协调最好的地方开始。

(2)目的:主动控制动作,增加主动活动范围,增加肌肉力量,获得离心动作控制的功能性。

（3）适应证：离心动作控制不良，动作协调性差及运动方向不正确，关节主动活动差。

3.拮抗肌反转

（1）动态反转。①特点：主动运动从一个方向（主动肌）转变其相反的方向（拮抗肌），不伴有停顿或放松。日常生活中这种类型的肌肉活动包括扔球，蹬自行车，步行等。②目的：增加主动关节活动度，增加肌力，发展协调（平稳的运动反转），预防和减轻疲劳，增加耐力。③适应证：主动关节活动度下降，主动肌无力，运动方向改变能力降低，锻炼的肌肉开始疲劳。

（2）稳定性反转。①特点：在肌肉做交替等张收缩时给予足够的阻力以防止活动。②目的：增加稳定与平衡，增强肌力，增加主动肌和拮抗肌之间的协调。③适应证：稳定性降低，肌无力，患者不能做等长肌肉收缩。

（3）节律性稳定。①特点：抵抗阻力做交替等长收缩，不产生运动。②目的：增加主动与被动关节活动度，增强肌力，增强稳定与平衡，减轻疼痛。③适应证：关节活动度受限，疼痛特别是在运动时，关节不稳定，拮抗肌群无力，平衡能力下降。

4.反复牵张（反复收缩）

（1）起始范围的反复牵张。①特点：肌肉被拉长的张力引出牵张反射。②目的：促进运动的开始，增加关节主动活动度，增强肌力，防止或减轻疲劳，在需要的方向上指导运动。③适应证：肌无力，由于肌无力或强直而不能起始运动，疲劳，运动知觉降低。④禁忌证：关节不稳定，疼痛，骨折或骨质疏松导致关节不稳，肌肉等软组织损伤。

（2）全范围的反复牵张。①特点：从肌肉收缩紧张状态引出牵张反射。②目的：增加主动关节活动度，增强肌力，防止或减轻疲劳，在需要的方向上指导运动。③适应证：肌无力，疲劳，运动知觉降低。④禁忌证：关节不稳定，疼痛，骨折或骨质疏松导致关节不稳，肌肉等软组织损伤。

5.收缩-放松

(1)特点:给予制约肌(拮抗肌)等张收缩的阻力,再让肌肉放松,以增加肌肉活动范围。

(2)目的:增加被动关节活动度。

(3)适应证:被动关节活动度降低。

6.保持-放松

(1)特点:给予短缩肌肉等长收缩的阻力,再让肌肉放松。

(2)目的:增加被动关节活动度,减轻疼痛。

(3)适应证:被动关节活动降低,疼痛,患者等张收缩太强,治疗师无法控制。

7.重复

(1)特点:促进功能活动的运动学习的技术。

(2)目的:教患者运动的末端位置,当主动肌短缩时,评价患者保持收缩的能力。

(四)PNF 基本运动模式

1.头颈模式

头颈模式有两个对角线运动:颈部屈曲同时向右侧屈及旋转-颈部伸展同时向左侧屈及旋转、颈部屈曲同时向左侧屈及旋转-颈部伸展同时向右侧屈及旋转。

2.肩胛和骨盆模式

有两个对角线运动:向前上提-向后下压、向后上提-向前下压(图 3-6)。

3.躯干模式:

左侧下砍-右侧上举、右侧下砍-左侧上举。

4.上肢模式

(1)上肢 D1 模式。①屈曲-内收-外旋模式(D1F):肩关节屈曲、内收、外旋,前臂旋后,手腕屈曲及桡偏,手指屈曲,拇指内收;②伸展-外展-内旋模式(D1E):肩关节伸展、外展、内旋,前臂旋前,手腕伸展及尺偏,手指伸展,拇指外展。

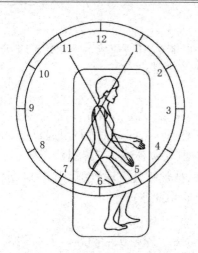

图 3-6 肩胛和骨盆对角运动模式

(2)上肢 D2 模式。①屈曲-外展-外旋模式:肩关节屈曲、外展、外旋,前臂旋后,手腕伸展及桡偏,手指伸展,拇指外展;②伸展-内收-内旋模式:肩关节伸展、内收、内旋,前臂旋前,手腕屈曲及尺偏,手指屈曲,拇指内收。

5.下肢模式

(1)下肢 D1 模式。①屈曲-内收-外旋模式:髋关节屈曲、内收、外旋,踝关节背屈、内翻,足趾背伸;②伸展-外展-内旋模式:髋关节伸展、外展、内旋,踝关节跖屈、外翻,足趾屈曲。

(2)下肢 D2 模式。①屈曲-外展-内旋模式:髋关节屈曲、外展、内旋,踝关节背屈、外翻,足趾背伸;②伸展-内收-外旋模式:髋关节伸展、内收、外旋,踝关节跖屈、内翻,足趾屈曲。

(五)治疗原理

1.后期放电

停止刺激后,其反应仍会持续。随着刺激强度及时间的增加,后期放电也随之增加。持续静态收缩使肌肉力量增加是后期放电的结果。

2.时间总和

在特定(短的)时间内集结连续的小(阈下)刺激造成的神经肌肉的兴奋性。

3.空间总和

在身体各部位同时给予小的刺激,这些小刺激将互相加强导致神经肌肉的兴奋。时间和空间的总和可引起较强的肌肉收缩。

4.交互神经支配(又称神经交互抑制)

当主缩肌收缩,拮抗肌会自动放松。这是构成协调动作的重要条件。放松技术是利用此原理。

5.扩散(又称溢生)

在运动模式内,给予较强肌群动作最大的刺激,可引起较弱运动肌群的收缩,或者说较强肌群可激活较弱肌群。

6.连续性诱导

拮抗肌受刺激后,主缩肌的兴奋即增加。拮抗肌收缩的治疗技术是利用此原理。

(六)适应证

(1)脑外伤、脑血管意外、脊髓损伤、周围神经损伤等多种神经疾病引起的运动功能障碍。

(2)骨科运动创伤、关节、肌肉疾病等所致的功能障碍。

(七)注意事项

(1)注意完成活动的关键部位(关键轴),躯干活动,关键轴是头颈,上肢活动关键轴是肩关节,下肢活动关键轴是髋关节。

(2)重视旋转动作的完成,进一步加强对本体感觉的刺激。

(3)活动前诸肌群应处在原始初长度,以利于充分活动和牵拉。

(4)所有的动作均由相反方向的运动组成(伸和屈)。

(5)螺旋性对角线活动必须通过中线。

(6)动作的开始和结束时加强肌腱的牵拉和关节的挤压,也能加强本体感觉的刺激。

(7)活动的完成可借助被动、助力、主动和抗阻方式进行,以完成最大活动范围。

(8)指令清楚到位。

四、Rood 技术

(一)基本概念

Rood 技术由美国物理治疗师和作业治疗师 Margaret Rood 在20 世纪 50 年代提出创立的,又称"多种感觉刺激技术"。此技术的最大特点是强调选用有控制的感觉刺激,按照个体的发育顺序,利用某些动作来诱发目的的反应。此技术在治疗中有 4 个内容,即皮肤刺激、负重、运动、按人体发育顺序诱导出运动的控制。

(二)基本方法

1.治疗原则

(1)由颈部开始到尾部结束。

(2)由近端开始向远端进行。

(3)由反射运动开始过渡到随意运动。

(4)先利用外感受器,后利用本体感受器。

(5)先进行两侧运动,后做一侧运动。

(6)颈部和躯干先进行难度较高的运动,后进行难度较低的运动;四肢是先进行难度较低的运动,后做难度较高的运动。

(7)两侧运动之后进行旋转运动。

2.常用的刺激方法(表 3-2)

表 3-2　Rood 技术常用的刺激方法

项目	促进方法	抑制方法
触觉刺激	快速刷擦或触摸	缓慢的触摸
温度刺激	冰刺激	温、热敷
叩击	快速叩击	缓慢叩击加轻压
牵拉	快速牵拉	持续牵拉
挤压	快速关节挤压	持续挤压
听觉刺激	节奏强、高频率的音乐	舒缓的音乐
视觉刺激	光线强、色彩艳	光线及色彩暗淡

3.常用刺激工具

(1)刷子:各种硬度的刷子。

(2)振动器:振动频率要适当,有利于诱发神经纤维的应答反应(Ⅰa纤维450 Hz以下,Ⅱ纤维250 Hz以下才有应答)。

(3)冰:诱发时用-12~-17 ℃的冰,抑制时无特殊限制。

(4)橡胶物品:使用符合诱发肌肉收缩的各种橡胶,如自行车胎、带状生橡胶、可变性负荷的橡胶等。

(5)纺锤体筒:纺织工厂使用的卷芯即可。

(6)圆棒:用于抑制手指、脚趾屈肌紧张。

(7)手膝位支撑器:抓握棒可以倾斜,对肩胛带有诱发作用。

(8)压舌板:抑制舌肌紧张。

(9)婴儿舔弄的玩具:用于进食训练的初期。

(10)各种诱发嗅觉的物品。

(11)音乐刺激:包括舒缓的节奏和激情的节奏的音乐。

(12)沙袋:有利于固定体位、诱发动作的引出。

(13)球:各种重量的球。

4.应用皮肤、本体等刺激来诱发肌肉反应

(1)感觉刺激:包括快速刷擦和适当的轻触摸。

快速刷擦:快速刷擦刺激C纤维,诱发主动肌,抑制拮抗肌,15~30秒显效,30~40分钟是最大疗效。可用软毛刷或根据需要选择不同硬度的毛刷,一般有两种方法:一次刷擦和连续刷擦。①一次刷擦:在支配相应肌群的脊髓节段皮区刺激,如30秒后无反应,可以重复3~5次刷擦,这种方法适用于意识水平较低而需要运动的病例。②连续刷擦:在治疗部位的皮肤上做3~5秒的来回刷动。诱发小肌肉时每次要<3秒,休息3秒后再进行下一次,每块肌肉刺激1分钟,诱发大肌肉时没必要休息3秒。擦刷一般由远端向近端进行。

适当的触摸:指用适宜的手法触摸手指或脚趾间的背侧皮肤、手掌或足底部,以引出受刺激肢体的回缩反应。但应注意对这些部位的反复刺激可起交叉性反射性伸肌反应。

（2）温度刺激：常用冰刺激，因冰具有与快速刷擦和触摸相同的作用。所用的冰是刚从冰箱里取出并带白雾（温度－12～－17 ℃）。①一次刺激法：用冰一次快速地擦过皮肤。②连续刺激法：将冰按5次/3～5秒放在局部，然后用毛巾轻轻沾干，以防止冰化成水。一般30～40分钟后疗效达到高峰。用冰快速刺激手掌与足底或手指与足趾之间背侧皮肤时，可以引起与轻触摸相同的效应——反射性回缩。当出现回缩反应时应适当加阻力，以提高刺激效果。

（3）轻叩：轻叩手背指间或足背趾间皮肤及轻叩掌心、足底均可引起相应肢体的回缩反应。手指轻叩要促进肌肉肌腱或肌腹可以产生与快速牵拉相同的效应。

（4）牵拉：快速、轻微地牵拉肌肉，可以立即引起肌肉收缩反应，利用这种反应达到治疗目的。

（5）挤压：挤压肌腹可引起与牵拉肌梭相同的牵张反射；用力挤压关节可使关节间隙变窄，可刺激高阈值的感受器，引起关节周围的肌肉收缩。

（6）特殊感觉刺激：Rood 常用一些特殊的感觉刺激（视、听觉等）来促进或抑制肌肉。视觉：光线明亮、色彩鲜艳的环境可以产生促进效应。听觉：节奏性强的音乐具有促进作用，治疗者高频率、有节奏、富有激情的语言，有利于感染和激发患者的主动运动。

5.利用感觉刺激来抑制肌肉反应

利用感觉刺激来抑制肌肉反应适用于痉挛和其他肌张力增高的情况。

（1）轻轻地压缩关节以缓解痉挛：此法可缓解偏瘫患者因痉挛引起的肩痛。

（2）在肌腱附着点加压：在痉挛的肌肉肌腱附着点持续加压可使这些肌肉放松。

（3）用有效的、轻的压力从头部开始沿脊柱直到骶尾部：反复对后背脊神经支配区域进行刺激可反射性抑制全身肌紧张，达到全身放松的目的。

（4）持续的牵张：此方法可以是持续一段时间的牵拉，也可以将处于被拉长的肌肉通过系列夹板或石膏托固定进行持续牵拉,必要时更换新的夹板或石膏托使肌腱保持拉长状态。

(5)缓慢地将患者从仰卧位或俯卧位翻到侧卧位缓解痉挛。

(6)通过中温刺激、不感温局部浴、热湿敷等使痉挛肌松弛。

(7)远端固定、近端运动:适用于手足徐动症等。

(三)治疗原理

(1)Rood技术有4个理论原则:①正确使用某种感觉刺激,强调控制性感觉输入。②感觉运动控制与其发育水平密切相关,临床治疗必须根据患者目前所处的发育水平,逐渐地达到更高一级的水平。③通过有目的性的动作引出无意识的希望出现的活动。④重复是运动再学习的必然过程。

(2)Rood根据人体发育规律总结出来的8种运动模式,即仰卧屈曲模式、转体或滚动模式、俯卧伸展模式、颈肌协同收缩模式、俯卧肘支撑模式、手膝位支撑模式、站立、行走。所获得的肌肉反射性应答活动也按照发育的规律,以达到恢复脊髓以上中枢的控制能力。

(3)实施有目的性的动作:Rood技术特别强调动作要有目的性。应用有目的性的动作,作为诱发、建立神经-肌肉系统的运动模式,即按"目的"反射性地使原动肌、拮抗肌、协同肌相互之间的作用逐渐形成,并通过反复的训练使动作更加协调。因此,动作中的感觉是掌握这一动作的基础,患者通过注意自己所达到的目的,可反射性地诱发除中枢神经系统对运动的控制,反复的刺激或训练会强化这种控制能力,使其不断完成由感觉到运动的全过程。

(4)反复强化感觉运动的反应 感觉的刺激能促进运动的产生,运动的结果所产生的感觉有助于患者学习运动。但要最终掌握这个动作,需要反复地进行由感觉到运动的训练,最终达到自动化的动作。这种感觉运动的反应应该是能够被重复的,反复的感觉运动反应对动作的掌握和运动的学习是十分必要的。

(四)适应证

Rood疗法多应用于脑瘫、成人偏瘫及其他运动控制障碍的脑损伤患者的康复治疗中。

(五)注意事项

1.感觉刺激

由于刷擦对 C 纤维刺激有积蓄作用,较难柔和进行,有时会产生不良的影响,可引起紧张性肌纤维退化,故要合理应用。在耳部皮肤、前额 1/3 刷擦时可引起不良反应发生;体力明显低下的患者有进一步抑制作用,应禁忌进行;脑外伤,特别是脑干损伤的患者可能会加重意识障碍;耳后部刷擦可使血压下降;持续头低位可抑制心脏、呼吸功能。在脊神经后侧第一支区域内刷擦可使交感神经作用加强。

2.温度刺激

冰刺激对内脏作用强,作用消退慢,应引起特别注意;诱发觉醒和语言时,要避免用冰刺激痉挛的手;在左肩部周围冰刺激时,要检查心脏功能;C_4 支配区冰刺激时有可能引起一过性呼吸停止。

3.儿童应用

有时刷擦可使幼小儿童触觉消失或因刷擦引起不良反应,均应避免使用;在新生儿首先是触觉和味觉的发育,接着是视觉、听觉,最后为嗅觉的发育。特别是口周围感受性很强,需要进行感觉诱发训练时该部位是最初训练的部位,由于嗅觉的发展需要在出生 6 个月以后完成,所以嗅觉的诱发需放在最后。

特别要强调的是:任何刺激及刺激后产生的活动都应强调与日常生活活动相结合,通过日常生活活动的反复应用,使这些功能被强化。

第四章

神经科疾病康复

第一节 脑 瘫

一、概述

脑瘫（cerebral palsy,CP）又称 Little 病,指出生前到出生后大脑发育成熟前各种原因导致的一种非进行性脑损伤,主要表现为中枢性运动控制障碍及姿势异常。第九届全国小儿脑瘫学术会提出最新定义:脑性瘫痪是自受孕开始至婴儿期脑发育阶段非进行性脑损伤和发育缺陷所导致的综合征,主要表现为运动障碍及姿势异常。

脑瘫的特点:①病变发生在生命早期;②病变为非进展性,脑损伤程度取决于发病当时,不会进一步恶化;③主要表现为运动障碍,如肢体瘫痪、肌肉痉挛、姿势异常、运动协调控制异常等。及早治疗脑瘫患儿能最大程度地改善脑瘫患儿的运动功能,提高其生存质量。

脑瘫的分型多种多样,按临床表现可分为痉挛型、手足徐动型、强直型、共济失调型、震颤型、肌张力低下型、混合型、无法分类型。按瘫痪部位分为单瘫、截瘫、偏瘫、双瘫、三肢瘫、四肢瘫、双重性偏瘫。

二、康复问题

(一)运动及感觉障碍

(1)肌张力异常(是脑瘫的分型标准)包括肌张力过高、过低、波动不定、不协调。

（2）反射及运动反应异常：原始反射持续存在,妨碍运动。

（3）病理反射出现。

（4）复杂的运动反应迟缓或缺失。

（二）感觉障碍

感觉障碍包括深、浅感觉障碍。

（三）伴随症状

学习困难(智力低下)；视觉损害；听力损害；语言障碍；癫痫或惊厥；心理行为异常、睡眠、情绪等；饮食困难；流涎；牙齿问题；消化系统和泌尿系统的问题；感染等。

（四）世界卫生组织关于脑瘫的运动障碍分级

（1）一级：活动不灵活,但日常生活不受影响,如行走、登梯和用手操作不受限制。

（2）二级：手指活动受限,日常活动受到影响,但仍能独立行走和握物。

（3）三级：5 岁以前不能行走但能爬或滚,不能握物但能扶物。

（4）四级：丧失有用的运动功能。

三、康复评定

（一）目的

客观准确地评定功能障碍的性质、部位、范围、严重程度、发展趋势、预后和转归等,为康复治疗计划的制定打下牢固的科学基础。

（二）注意事项

至少应在治疗前、中、后各进行 1 次；并根据评定的结果制定、修改康复治疗计划并对康复治疗效果作出客观评价。

（三）评定内容

神经发育综合评定：主要评定小儿体格发育状况,运动功能发育(粗大运动功能、精细运动功能),视、听觉,情感,语言,日常生活活动功能；神经肌肉基本情况：肌张力、肌力、关节活动度、反射及自动反应、肢体功能；姿势及平衡能力；步行能力及步态；智力；适应性行为评;言语功能评定;感知觉评定;口腔运动功能评定;功能独立性评定(FIM)等。

四、康复治疗

(一)康复目的

1.总目标

防治畸形;使肌张力正常化,鼓励对称性和双手的活动;促进接近正常或正常的活动、技能;早期要限制较轻侧的代偿、改善较重的一侧。

2.痉挛型治疗目标

减轻痉挛;阻止异常的运动和姿势;促进总体模式的分离,用最适宜水平的努力避免诱发异常反射活动;应用抗抑制技术。

3.手足徐动型治疗目标

增加头、肩胛带、躯干和髋的稳定;鼓励保持于不自主运动最少的位置上;促进分段运动。

(二)三早原则

早发现、早诊断、早治疗(6个月以前)。

(三)康复内容

(1)医疗康复:药物治疗。

(2)物理治疗(PT)。①利用物理因子进行治疗:水疗(水中运动疗法)、电疗(如 FES 等)、生物反馈治疗、脑循环治疗等。②运动疗法。原理:神经发育学和神经生理学。目的:抑制异常的反射和运动模式,促进正常运动的出现。方法:肌力、张力、关节活动度、协调性、平衡能力、姿势矫正、步态等训练,将神经肌肉促进技术(如Bobath 等)穿插在其中。

(3)作业治疗(OT):脑性瘫痪常用的作业治疗包括功能性作业治疗与儿童患者作业治疗。其目的是:改善患儿上肢的活动能力和手部运动的灵巧性等,以提高患儿的日常生活自理能力。具体的措施包括:基础训练;上肢功能训练;手功能训练;ADL 训练。

(4)中医疗法:包括了中药、针灸、推拿等传统康复治疗。

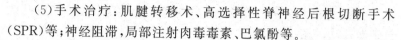

(5)手术治疗：肌腱转移术、高选择性脊神经后根切断手术（SPR）等；神经阻滞，局部注射肉毒毒素、巴氯酚等。

(6)康复护理：侧重改善患儿的 ADL 能力。

(7)康复工程：及早治疗脑瘫患儿可以从早期治疗中得到益处，都能最大程度地改善脑瘫患儿的运动功能，提高其生存质量。

(8)言语治疗：适用于发育迟缓或运构音障碍；根据不同言语障碍类型进行治疗，如下颌、口唇、舌肌、软腭等运动控制训练，以及理解和表达能力训练。

(9)文体疗法：调节情绪、协调性及灵活性。

(10)音乐疗法：矫治心理缺陷如自闭、多动、情绪不稳等症状。

(11)其他康复措施。①教育康复：上学接受教育是脑瘫患儿康复中最优先考虑的内容；②社会康复：家庭及经济状况调查与支持、家居改造；③职业前准备：根据患儿潜能或能力提供专业技能培训。

(四)具体应用

1.剪刀步态和训练

(1)患儿仰卧位，采用牵拉手法被动屈曲患儿双腿，做髋关节屈伸动作；采用摇髋法、分髋法对内收肌群进行牵伸，降低张力，保持片刻（这一点很重要），反复操作。

(2)采用直腿加压坐位训练，固定双下肢外展位约 60°（如果内收肌张力高还可以扩大到 75°，但切记度数不可过大，正常人股角也就 150°～160°，小月龄儿童更小），以牵拉痉挛的肌肉，降低肌张力，此为静态训练。

(3)重锤式髋关节训练椅，将患儿双下肢做外展-内收-外展的训练，在运动的同时达到牵拉肌肉、活动髋关节的目的，此为动态训练。

(4)"骑马"训练：用滚桶、木马、木椅等均可牵拉痉挛的肌肉，降低张力，恢复功能。

(5)"爬高"及"爬行"训练：采用蛙式即双腿尽量外迈。

(6)患儿扶杠侧行，以其主动运动逐渐缓解痉挛，扩大关节活动范围，达到下肢分合动作的熟练和矫正剪刀步态的目的。

（7）患儿休息时双腿间放一枕头或其他柔软的物体,双脚尖尽量朝向外侧,鼓励患儿双腿分开。

2.缓解下肢屈膝站立、行走的训练

（1）采用仰卧、俯卧位压膝整足法,或直腿抬高的方法,牵拉挛缩的肌腱,缓解痉挛的肌肉。

（2）站立弯腰拾物训练,牵拉痉挛的腘绳肌群,缓解张力,同时增强腰肌力量。

（3）弓箭步下压,膝关节伸展,股四头肌训练椅的应用,提高股四头肌肌力,拮抗痉挛的腘绳肌群,提高膝关节自主控制能力。

（4）双杠-阶梯及站立挺膝训练,提高膝关节自主屈伸的能力,协调四肢运动功能的作用。

（5）功率车、学步车训练,提高下肢主动运动的功能,增大关节运动范围。

3.膝反张的训练

（1）"膝反张"原因:①膝关节本身骨性变化,致膝关节位置不正常;②负重情况下,膝关节控制能力较差,表现为膝关节本体感觉消失,关节周围韧带松弛,股四头肌及腘绳肌肌力较弱或不呈正常比值收缩;③底屈肌挛缩或肌张力较高时也可导致膝关节过度伸展。

（2）脑瘫患儿膝反张的主因是肌张力不全,处理方法:①压膝整足法,牵踝法,摇踝法,底屈肌牵拉训练。②膝关节屈伸,足背屈的训练,提高伸肌力量,协调拮抗肌张力。③爬行训练,膝关节屈曲位,有利于纠正反张,同时增加膝关节运动的控制能力,协调其运动功能。④提高腘绳肌肌力降低伸肌张力,协调关节屈伸功能。⑤上、下阶梯训练,对于纠正膝反张及协调步态有较大的作用。

矫正"膝反张",主要控制下肢伸肌运动,一般轻症以运动训练矫正,方法如下:患手膝跪位支撑在床垫上,患侧膝关节做屈伸训练,为配合协调运动,两膝交替屈伸进行训练,随着症状的好转,变为仰卧位或站立位进行,严重者下肢矫正或手术矫正。

4.尖足和足内、外翻的训练

（1）自我牵拉法:患儿面对墙壁站立,然后缓慢前趴,直到跟腱处感觉牵拉为止,还可把双脚尖转向外侧(似卓别林)做相同的动作。

(2)足背屈肌肌力训练和坐式踝关节训练椅,拮抗痉挛的小腿肌,增大踝关节活动范围,纠正畸形。

(3)仰卧,俯卧位压膝整足法,牵踝,摇踝法,达到纠正畸形的目的。内、外翻扳的应用。

(4)上、下台阶和跑步车训练,在运动中牵伸痉挛的肌肉,加大活动范围,恢复功能,协调步态。

5.上肢及手功能的训练

(1)肩关节屈曲,内收、内旋的训练:屈曲位,患儿仰卧,术者一手握前臂,沿身体中线慢慢上举,接近耳朵为止,反复操作。内收位,仰卧位或坐位,一手握上臂,另一手握前臂,沿水平方向移至90°时(外展),手心朝上方再继续上移,直至耳根部,反复操作。内旋位,坐或仰卧位,术者一手按肩,另一手握其腕部将肘关节屈曲后,做外旋下压动作,反复操作。上肢负重训练,哑铃操、棒操、拉沙袋训练,增加上肢肌力,扩大关节活动范围,恢复运动功能。

(2)肘关节屈曲的训练:主动、被动肘关节的屈伸运动。上肢负重,伸肘抓物训练。

(3)腕指关节屈曲,拇指内收训练。被动腕手操:术者双手并列于腕关节下端,两拇指并列于腕背侧,指端朝向前臂,另四指托于手掌,将患儿手腕做屈、伸、抖、牵等手法,然后从指根到指端,用捻法和牵指法交替操作,最后用捋法在指端收尾,反复操作。手掌抓握,双手互握,手心向上抓握(金龙探爪)。桡侧抓握(握笔)训练,拇食指指尖捏法(扣子,黄豆,绿豆,拿汤勺,拿钥匙开门等)。腕关节伸展(背屈),屈曲(掌屈),手指外展、内收的训练(五指分开,合拢动作)。

(4)拇指内收的训练:拇指内收、外展、伸直训练,拇指屈曲,对掌、对指训练,双手交叉训练。手功能训练遵循由简到繁、由易到难、由粗大到精细的过程。

第二节 脑 卒 中

一、概述

脑卒中又称脑血管意外,是指由于各种原因造成的急性脑血管循环障碍导致大脑半球或脑干局灶型神经功能缺损。它不是一个独立疾病的诊断,而是包括了一组具有共同特征的临床综合征。

脑卒中分为出血性和缺血性两类,出血性脑卒中包括脑实质内出血、蛛网膜下腔出血;缺血性脑卒中,也称脑梗死,包括动脉粥样硬化血栓形成性脑梗死和脑栓塞两种。

大部分脑卒中患者能够生存下来,导致长期的损伤、活动及参与受限。脑卒中导致了各种症状和体征,最常见的损害是运动障碍,80%的患者出现不同程度偏瘫。脑卒中康复侧重于运动功能的恢复,降低残疾,改善日常生活功能。非运动功能损害也能够导致明显残疾,这些损害包括:意识障碍、认知功能障碍、失语、构音障碍、吞咽障碍、感觉障碍、大小便功能障碍、情感障碍等。

二、康复问题

脑卒中后可引起多种多样的功能障碍,障碍的部位及严重程度与脑卒中的损伤部位有关。

(一)粗大异常的运动模式

1.联合反应

联合反应是指偏瘫时,即使受累侧完全不能产生随意收缩,但当非受累侧肌肉用力收缩时,其兴奋可波及受累侧而引起受累侧肌肉的收缩。这种反应是与随意运动不同的异常反射活动,表现为肌肉活动失去意识控制,并伴随着痉挛出现。痉挛程度越高,联合反应就越强。在偏瘫的早期明显,但在恢复中的后期逐渐减弱。

2.共同运动

共同运动是指偏瘫患者期望完成某项活动时所引发的一种组

合活动。但它们是定型的,无论从事哪种活动,参与活动的肌肉及肌肉反应的强度都是相同的,没有选择性运动。也就是说是由意志诱发而又不随意志改变的一种固定的运动模式,即屈肌共同运动和伸肌共同运动模式。

由于以上异常运动模式,影响了正常功能活动的执行,脑卒中患者常见的共同运动模式表现为上肢屈肌共同运动模式,患者上肢呈现挎篮样动作,失去了精细的分离运动;下肢为伸肌共同运动模式,导致患者下肢僵硬如柱,步行时呈特有的划圈步态,腿屈曲迈步困难。

(二)反射调节异常

人体所有反射都是在其发育过程中建立并不断完善的,用以维持身体的姿势,调整肌群间的肌张力。当脑部损伤后,高级与低级中枢之间的相互调节、制约功能受到破坏,损伤平面以下反射活动失去了控制,原始反射被释放,姿势反射、脊髓反射亢进及病理反射阳性;使得身体姿势的随意调节能力丧失。同时损伤平面以上的反射受到破坏,大脑皮质及小脑的平衡反射、调整反射能力减弱或消失,造成身体姿势协调、控制、平衡功能异常,影响了正常功能活动的进行。例如,当患者站立位仰头伸颈时,由于紧张性迷路反射的影响,下肢伸肌张力较高,使膝关节屈曲、踝关节背屈困难而妨碍了行走。

(三)肌张力异常

肌张力异常在脑血管意外的不同时期表现不同,随着病情的自然恢复,肌张力也在发生变化,可以表现为:①肌张力低下逐渐恢复正常;②肌张力低下发展为肌张力增加,以后逐渐恢复正常;③肌张力低下发展为肌张力增加,持续处于肌痉挛状态;④持续处于低肌张力状态。患者的肌痉挛使肢体各肌群之间失去了相互协调控制,尤其手的精细、协调、分离运动被痉挛模式所取代。

(四)平衡功能异常

脑卒中患者的脑功能损害,加上各种反射活动异常、本体感觉障碍、视野缺损及肢体间协调控制能力的异常,平衡功能受到影响,表现出坐、立位不稳,步行困难,影响了许多日常功能活动的进行,致使一些患者长期卧床,妨碍进一步康复。

(五)步态异常

脑卒中后步态多表现为划圈步态,偏瘫侧负重不足导致长短步,伴有足下垂内翻、膝关节过伸等。

(六)精神障碍

患者可能出现精神障碍,抑郁是较常见的症状,尤其左脑前部的梗死易引起此症;如果患者反复发病,脑萎缩明显,可引起痴呆,合并有感知、认知障碍时,智力衰退会加快。

(七)认知功能障碍

脑卒中后常见的认知障碍是多方面的,有注意力分散、思想不能集中、记忆力减退、学习困难、归纳、演绎推理能力减弱等。

(八)言语功能障碍

脑卒中后的言语运动障碍常见的有构音障碍、言语失用。

(九)吞咽障碍

吞咽障碍主要有食物在口腔中不能有效推送到咽部、吞咽时误吸到气管引起呛咳(显性误吸)及隐性误吸(虽然无呛咳,但造影检查时发现造影剂进入到气管)。以脑干卒中为多见,常需要鼻饲营养。

(十)继发性癫痫

部分患者有癫痫发作的可能。它是神经元阵发性、过度超同步放电的表现。全身发作以意识丧失 5～15 分钟和全身抽搐为特征。局限性发作以短暂意识障碍或丧失为特征,一般持续数秒,无全身痉挛现象。

(十一)日常功能障碍

患者主要由于认知能力不足及运动受限,在日常自理生活及家务、娱乐等诸方面受到限制。

三、康复治疗

(一)急性期康复

急性期康复一般是指发病后 1～2 周,此时患者病情稳定,偏瘫侧肢体主要表现为弛缓性瘫痪。早期康复的目的主要是预防并发症、争取功能得到尽早的康复。

1.预防并发症

在脑卒中后第 1 周,早期康复的目的在于预防呼吸道感染、泌尿系统感染、压疮、关节肿胀、下肢深静脉血栓形成等。因此,应该尽早评价患者的意识水平、吞咽功能、大小便功能及 ADL 的辅助程度,一旦患者的病情允许,就应当尽早活动。

2.正确肢位的摆放

正确肢位的摆放是为了防止或对抗痉挛姿势的出现、保护肩关节及早期诱发分离运动而设计的一种治疗体位。早期注意并保持床上的正确体位,有助于预防或减轻痉挛姿势。

上肢容易出现痉挛并缩短的肌肉有肩关节内旋、内收肌、屈肘肌、前臂旋前肌、腕指屈肌、拇指内收肌;下肢容易出现痉挛并缩短的肌肉有髋屈肌、髋内收肌、踝跖屈肌及内翻肌等,进行体位摆放时需要将这些肌肉摆放在抗痉挛位置。

3.床上翻身

脑卒中后偏瘫患者无随意活动时,翻身很困难。如果在床上固定一个姿势,容易导致压疮,也不利于排痰,时间长就易造成肺部感染。因此应该每隔 2～3 个小时翻身变换体位。体位变换还可使肢体的伸屈肌张力得到平衡,预防痉挛。

(1)向患侧翻身训练:患者仰卧,双手叉握,患手拇指压在健侧拇指上;双上肢伸直,指向天花板,下肢屈曲;双上肢向患侧摆动,借助惯性带动身体翻向患侧;健侧下肢跨向前方,调整为患侧卧位。

(2)向健侧翻身训练:第一步同上;双上肢伸直,指向天花板,用健侧足钩住患侧小腿;双上肢向健侧摆动,同时伸健侧下肢,借助于惯性带动身体翻向健侧。

4.肢体的被动活动

患者肢体瘫痪后,肌肉不收缩可导致淋巴、血液回流不畅,如果肢体制动超过 3 周,关节周围组织发生粘连,肌肉、韧带、肌腱会挛缩,可引起关节强直和变形。因此应早期进行关节的被动活动,以维持关节活动度和避免关节挛缩。关节活动的顺序由大关节到小关节;动作应缓慢,一般在无痛范围内进行,活动范围逐渐加大,切忌粗暴;每个关节每个方向活动3~5次,每天2~3次训练。

注意事项:肩胛肱骨存在节律性运动即肩胛肱骨节律,指上肢外展及前屈时,前30°单纯为肩关节运动,以后肩关节每屈曲或外展2°,肩胛骨向上外旋转1°,形成2:1比例。所以在进行肩关节运动时要先活动肩胛骨,将肩胛骨向外上方旋转,然后再活动肩关节,避免肩袖损伤。另外在上肢外展时要在外旋位,否则会引起肩峰下撞击综合征。

5.主动运动

(1)上肢随意运动的诱发:仰卧位,治疗者支持患者上肢前屈90°,让其上抬肩,使手伸向天花板,或让患者的手随治疗者的手在一定范围内活动,让患者用手触摸自己的前额、嘴等。

(2)下肢随意运动的诱发:仰卧位,治疗者握住患者的足,使之背屈外翻,膝关节屈曲,指导患者伸直下肢,注意髋关节不外展外旋。治疗者将下肢摆放屈髋屈膝、足支撑在床上,保持这一体位,随着控制力的增加,指导患者将患肢移动,并保持稳定。

(3)桥式运动:仰卧位屈膝,将臀部从床上抬起,并保持骨盆呈水平位;治疗师一只手向下压住患者的膝部,另一只手轻拍患者的臀部,帮助其抬臀、伸髋。随着控制能力的增加,可以逐渐加大难度,如将健足从治疗床上抬起,或将健腿置于患腿上,以患腿单独完成桥式运动(单搭桥运动)。此法可缓解躯干及下肢的痉挛;促进下肢正常运动;训练核心肌群力量;提高床上生活自理能力,如易于放置尿便器、穿脱裤子等。

(4)从仰卧位到床边坐起训练:部分患者可能卧床时间长,须注意预防直立性低血压,此类患者先将床头逐步抬起,从30°~45°开始,渐达到60°,直到90°,在此基础上训练坐起。

患者在帮助下坐起:患者仰卧;让患者在床上移动,使患侧靠近床沿;将患侧下肢放置于床沿外,膝关节屈曲(即小腿下垂);患者将健手伸到患侧,并推床而起;治疗师将一手放在患者患侧肩部,另一手放在其健侧髋部,同时用力,帮助患者坐起来。

自己坐起:患者自己挪到床边,将健侧下肢插到患侧下肢下面;用健侧下肢将患侧下肢抬起并移到床外,患侧膝自然屈曲;抬头,躯干向患侧翻转,健手伸向患侧并用力推床直至坐直;同时移动健腿到床下。

(5)坐位平衡训练:正确坐姿,床边坐位平衡训练包括躯干前后左右各个方向运动。患者坐位,治疗师坐在其患侧,一手放在患侧腋下,另一手放在健侧腰部,将患者身体重心拉向治疗师;治疗师一手抵住患侧腰部,另一手压住患侧肩部,嘱患者将身体重心尽量移向健侧;患者叉握双手,弯腰并用手触足趾。患者坐位,治疗师在其后面坐在 Bobath 球上,协助患者做躯干前屈、后伸、左右侧屈等动作。患者坐位,治疗师在前面坐在 PT 凳上,让患者用手拍打治疗师的手掌,通过治疗师手掌在空间的不同位置,训练患者躯干前屈、后伸及旋转动作。患者坐位,治疗师抛出物体让患者用手抓住,通过治疗师向不同方向抛出物体,训练患者躯干前屈、后伸及旋转动作。

6.转移训练

(1)从床转移到轮椅上:①患者坐于床沿;②将轮椅置于患者健侧,斜对着床(呈 30°～45°),刹好手闸;③用健侧上肢支撑轮椅远侧扶手,站起后以健侧下肢为轴转动身体;④臀部对准轮椅,躯干前屈,缓缓坐下。

(2)从轮椅转移到床上:①身体健侧靠近床沿,轮椅斜对着床(呈 30°～45°),刹好手闸,移开踏板;②用健侧肢体支撑站起,健手扶住床面,以健侧下肢为轴转动身体;③缓缓坐到床沿上。

(3)帮助患者向椅子或床转移:①训练者面对患者,以双膝夹抵患者双膝,将患者前臂放在训练者的肩上,双手抓住肩胛骨的内侧;②使患者上身前倾,直至臀部离开床面;③使患者以健足为轴转动身体,直至臀部对准椅面,让其缓缓坐下。

(二)脑卒中恢复期康复

1.上肢运动功能康复

上肢功能受损是脑卒中患者常见而且严重的功能障碍。32%

的脑卒中患者有严重的上肢功能损害,37%的患者有轻度损害。脑卒中患者 6 个月时,11.6%的患者上肢功能完全恢复,38%的患者有一定的灵巧性。上肢功能恢复到正常较下肢功能(步行)更困难,其原因可能是康复资源缺乏,早期注重平衡、步行及整体运动功能训练,不重视上肢及手的功能训练。

(1)神经发育疗法:各种神经发育疗法均在临床上应用,其中 Bobath 技术应用最为广泛。神经发育疗法侧重于抑制异常的肌张力,促进正常运动模式及功能活动。这些技术包括 Bobath、Brunnstrom 及 PNF 技术等。

(2)双上肢同时训练:每天日常生活活动大多需要双上肢参与,一侧上肢瘫痪脑卒中患者会严重影响到需要双上肢同时参与的各种功能活动。一侧上肢活动与双上肢活动有不同的神经控制机制,只有通过双上肢同时训练才能获得双上肢共同参与的功能活动。

(3)强化上肢训练:强化训练常被描述为增加训练时间和加大训练强度两种方式,前者指"额外工作量"和"训练的时间总量",后者通常是指"运动频率"。目前采用的方式多是增加训练时间。

(4)肌力训练:肌肉无力是脑卒中后常见的损害,肌肉无力和肌肉痉挛是影响脑卒中后患者运动功能恢复的主要因素。然而长期以来,传统的神经促进技术强调对痉挛的控制而忽视肌肉无力现象。可以采用握力计、有弹性的握力装置进行握力练习;用弹力带练习盂肱关节的屈肌、外展肌、外旋肌、屈肘肌和伸肌;手持重物练习伸腕肌和屈腕肌;在触及物品、提物和操作过程中逐渐增加物体的重量;通过肌电生物反馈技术训练肌力。患者出现明显联合反应时应该暂停训练。根据个人能力逐渐增加量和强度,一般来讲重复次数应该到 10 次,进行 3 组。力量训练能增加肌力而不会增加痉挛。

(5)任务特异性训练技术:任务特异性训练是根据患者的功能障碍状况,客观地分析影响功能障碍的因素,然后针对性地去改善或改变这些影响因素,使患者在获得功能重组的同时能更好地适应卒中后的新环境,以改善日常生活活动能力和提高生存质量为最终目标。这一任务特异性的训练方式,使得治疗思路由以前以诱发肢体控制能力、抑制异常的运动模式为主的神经发育疗法向基于患者功能为主、并强调患者将功能向更加开放的环境转移。任务特异性训练技术来自运动科学及运动技能学习理论,并进行一定形式的反馈。

(6)限制躯干训练:在上肢运动功能受损的情况下,偏瘫患者常使用躯干过度运动作为代偿策略以完成最终的目标。尽管躯干代偿会使患者完成某一活动,但这种代偿运动可能会伴有疼痛或长期的功能受限,限制躯干代偿可以促进患侧上肢正常运动模式。

(7)运动想象疗法:运动想象疗法是指为了提高运动功能而进行的反复运动想象,没有任何运动输出,根据运动记忆在大脑中激活某一活动的特定区域。运动想象疗法的具体实施方法有 3 种方式:听录音指令、自我调节及观察后练习,一般采用听录音指令。运动想象疗法所采取的作业有:作业治疗训练作业中的功能性 ADL 训练,使用患侧上肢移动木块,用患侧上肢及物及抓住杯子,用患侧上肢拿杯子喝水等。

(8)镜像疗法:镜像疗法是采用运动的视觉反馈来提高患者的功能,最早用于幻肢痛的治疗。在进行治疗时,将一面镜子矢状位放置在患者正前方,非瘫痪侧上肢放在镜子前面,患侧上肢放在镜子后面,非瘫痪侧上肢进行运动,患者同时看镜子,观察非瘫痪上肢的镜像,瘫痪侧上肢做非瘫痪侧上肢同样的动作。观察正常运动的镜像可以促进损伤侧半球的神经活动及运动区域的功能重组。

(9)功能性电刺激:功能性电刺激为神经肌肉电刺激的一种,属于低频脉冲电治疗,是由预先设定的程序来刺激特定肌肉,引发肌肉收缩,诱导形成正常的运动模式,从而促进患肢运动功能的恢复。肌电诱发的对伸腕和伸指肌的神经肌肉电刺激可以增加关节活动度、运动功能及上肢活动。

2.下肢运动功能康复

脑卒中后大部分患者可以有不同程度的恢复,但是超过 50% 的患者遗留有运动功能障碍。对于能够步行的患者,步速常常缓慢,耐力及平衡功能差,步行模式异常。大约90%的患者步行时协调运动障碍。患者在步行时有摔倒的风险,惧怕摔倒,丧失自理能力。

(1)与上肢运动功能共有的康复技术:神经发育疗法、任务特异性训练技术、肌力训练、机器人辅助训练、虚拟现实技术、强化、运动想象疗法等。

(2)部分减重平板训练:用减重吊带将患者身体部分悬吊,使者步行时下肢的负重减少,配合电动跑步机来带动患者产生重复与有节律的步行活动,使支撑能力不足的患者早期进行锻炼。该训练技术需要治疗师的辅助,应用受限。

(3)平衡训练:平衡功能训练的原则是支撑面由大变小、从静态平衡到动态平衡、从睁眼到闭眼、从硬的支撑面到软的支撑面。先训练踝调节,这种调节最重要,再训练髋调节和跨步调节。可以采用平衡训练仪进行训练。

(4)踝足矫形器(ankle-foot orthosis,AFO):脑卒中出现足下垂的患者常使用AFO,在负重时稳定踝和足,在摆动时抬高足趾。AFO可以改善脑卒中患者的步行和平衡功能,但只是观察到即刻效果,长期效果需要进一步研究。

(5)功能性电刺激(functional electrical stimulation,FES):尽管AFO可以矫正踝背屈无力及踝跖屈肌张力增高,但对于能够独立步行的患者,FES在摆动相刺激腓总神经是一种好的替代方法。FES治疗能诱发偏瘫侧肢体产生重复任务导向性运动,增强神经输入刺激,提高大脑可塑性,改善偏瘫侧下肢摆动相由于足下垂所引起的足廓清不足,并且不影响足离地时踝跖屈动作,能模拟正常运动模式,提高步行效率,有助于患者恢复治疗信心,增强康复训练积极性,促其早日获得独立步行能力。

3.脑卒中并发症康复

脑卒中后痉挛的康复治疗:脑卒中后3~12个月痉挛的发生率在17%~43%。上肢痉挛常见的部位是肩内旋、内收肌及屈肘、屈腕、屈指肌,下肢痉挛常见的部位是伸膝肌和踝跖屈肌。脑卒中后的痉挛可以导致患者主动运动障碍、影响日常生活活动能力、引起疼痛及不适等。

（1）肌肉牵张：是常用的痉挛康复治疗方法。牵张方法包括良肢位摆放、被动及主动牵张、等张牵张（患侧肢体处于关节活动度最大位置）、等速牵张（肢体持续运动）。尽管这些方法牵张的速度、张力及力量不相同，所有牵张方法的目标都是改善肌肉肌腱单位的黏弹性和降低运动神经元的兴奋性。牵张时可以使用辅助设施，如石膏、夹板、矫形器等。

（2）肌力训练：并不能够增加痉挛及降低关节活动度。渐进性抗阻训练已经广泛应用于脑卒中后痉挛的治疗，但目前没有肌力训练方案的金标准。通过视觉或听觉来控制特定肌肉或肌群的生物反馈可以缓解痉挛。

（3）其他非药物疗法：用于痉挛治疗的其他非药物治疗方法的疗效需要进一步研究证实，这些方法包括冲击波、温热疗法、冷疗、经皮神经电刺激、功能性电刺激、电针、机器人治疗等。

（4）药物治疗：痉挛的药物治疗需要根据患者的痉挛状况及药物的特点来选择。抗痉挛药物包括口服药物治疗（巴氯芬、替扎尼定、加巴喷丁、丹曲林钠等）、注射药物治疗（神经溶解技术及肉毒毒素注射技术）和鞘内注射药物治疗。

4.偏瘫肩痛

偏瘫肩痛是脑卒中后常见的临床表现，脑卒中后 2 周即可出现，2～3 个月发生率最高。偏瘫肩痛明显影响脑卒中康复。偏瘫肩痛的发生率不同，研究相差很大，在 9%～73%，这是由于评估时间和患者特点不同所致，偏瘫肩痛发生率随发病时间延长而增加。

偏瘫肩痛的原因很多，目前倾向于痉挛及持续偏瘫姿势所致，包括肩关节半脱位、痉挛肌肉失衡及冻结肩、复杂性区域性疼痛综合征（肩-手综合征）。

（1）偏瘫肩的放置：偏瘫肩周围的肌肉常常是瘫痪的，早期出现弛缓性瘫痪，后期出现痉挛。肩关节正确的放置可以减少肩关节半脱位及后期的挛缩，促进功能恢复。不正确的放置可以影响身体对称性、平衡及体相。

偏瘫肩的放置方法包括休息位对上肢进行支持、功能活动及坐轮椅时对上肢进行支持和保护。应该避免过头的滑轮运动,只有在肩胛骨上旋及肱骨外旋时才能进行肩关节超过 90°的屈曲和外展。应该对陪护进行肩关节保护的教育,如进行转移时不能过度牵拉肩关节。

(2)肩吊带的使用:肩吊带常常在脑卒中早期用来支持患侧上肢。但肩吊带也有不利的一面,它可以加重上肢屈肌模式、妨碍上肢摆动、促进挛缩发生、体象障碍,使患者不能使用患侧上肢。尽管这样,肩吊带仍然是当患者偏瘫上肢弛缓性瘫痪时站立和转移的最好支持方法。

(3)运动疗法:由于痉挛、肌肉失衡及冻结肩与肩痛的关系,增加肩关节活动度的治疗措施可以缓解肩痛。治疗师在帮患者活动上肢时,应注意保护肩关节,避免肱骨头对喙突肩峰弓的撞击而引起疼痛。

(4)电刺激:表面电刺激主要有两种,功能性电刺激和经皮神经电刺激,前者主要是产生肌肉收缩,后者主要有止痛作用。电刺激可以增加肌力、改善肌肉张力及感觉障碍、减轻疼痛。刺激的肌肉通常是冈上肌和三角肌后部,这两块肌肉在维持盂肱关节良好对线方面起到重要作用。功能性电刺激可以代偿或促通肩关节周围弛缓瘫痪的肌肉,减少肩关节半脱位的风险,但不能够减轻疼痛。

(5)其他治疗:偏瘫肩痛的其他治疗方法包括口服非甾体抗炎药、关节腔内注射激素、A 型肉毒毒素注射(主要注射肩胛下肌)、超声波、冷疗、芳香疗法、针灸等。

5.脑卒中后抑郁

脑卒中后抑郁(post-stroke depression,PSD)是指脑血管疾病发生后出现的以情绪低落、活动功能减退、思维功能迟缓为主要特征的一类情感障碍性疾病,是脑卒中常见的并发症之一,大约 1/3 的脑卒中患者出现抑郁。脑卒中后抑郁影响患者的功能恢复、认知功能及社会参与,而且可以增加死亡率。

脑卒中抑郁在发病后 1 个月最高,然后随时间推移发生率下降,抑郁症状也逐渐好转。脑卒中后抑郁的危险因素有女性、既往抑郁或精神疾病史、功能受限及认知功能损害。

(1)药物治疗:抗抑郁药是当前预防和治疗脑卒中后忧郁的主要药物,能有效解除抑郁心境及伴随的焦虑、紧张和躯体症状,有效率60%~80%。目前抗抑郁药有一线药和二线药之分,选择性5-HT再摄取抑制剂(SSRIs)和去甲肾上腺素再摄取抑制剂作为一线药,其他为二线用药。临床上常用的SSRIs有5种:氟西汀、帕罗西汀、舍曲林、氟伏沙明和西酞普兰。常用的去甲肾上腺素再摄取抑制剂有文拉法辛和度洛西汀。

(2)心理治疗:心理干预对脑卒中患者神经功能恢复及PSD的治疗均有非常积极的作用。对患者进行适当的心理干预,多与患者交流,以及时了解患者的心理活动,帮助患者消除不良情绪,往往能起到很好的效果。

(3)社会支持。社会支持可分为两大类:一类为客观的、可见的或实际的支持;另一类是主观的、体验到的情感支持。社会支持能够间接地促进脑卒中患者的康复及提高其生活质量。

(4)其他治疗方法:康复训练、音乐疗法、经颅磁刺激等均可以用于脑卒中后抑郁的治疗。

第三节　周围神经损伤

一、概述

周围神经是由脑和脊髓以外的神经节、神经丛、神经干及神经末梢组成,是传递中枢神经和躯体各组织间信号的装置。周围躯体神经多为混合性神经,含有运动神经纤维、感觉神经纤维和自主神经纤维。

周围神经损伤是指周围神经运动、感觉功能和结构异常,可分为神经痛和神经疾病两大类。神经痛是指受累的感觉神经分布区出现剧痛,而神经传导功能正常,神经主质无明显变化,如三叉神经痛。神经疾病是指周围神经的某些部位由于炎症、中毒、缺血、营养缺乏、代谢障碍、外伤等引起的一组疾病和损伤,属炎症性质者习惯上称为神经炎,而周围神经丛、神经干或其分支受外力作用而发生的损伤(如挤压伤、牵拉伤、挫伤、撕裂伤、锐器伤、火器伤、注射伤等)称为周围神经损伤。

周围神经炎症与损伤的主要临床表现如下。①运动障碍:弛缓性瘫痪、肌张力降低、肌肉萎缩;②感觉障碍:局部麻木、灼痛、刺痛、感觉过敏、实体感缺失等;③反射障碍:腱反射减退或消失;④自主神经功能障碍:局部皮肤光润、发红或发绀、无汗、少汗或多汗、指(趾)甲粗糙脆裂等。

周围神经损伤后,常出现水肿、挛缩等并发症,应注意预防。常见的周围神经损伤有三叉神经痛、肋间神经痛、特发性面神经炎(Bell 麻痹)、多发性神经炎(末梢神经炎)、急性感染性多发性神经根神经炎、臂丛神经损伤、尺神经损伤、桡神经损伤、正中神经损伤、腕管综合征、胫神经损伤、腓总神经损伤、股外侧皮神经炎、坐骨神经损伤等。康复治疗的目的是消除或减轻疼痛,预防与解除肌肉肌腱挛缩、关节僵硬,防止肌肉萎缩,增强肌力,恢复运动与感觉功能,最终恢复患者的生活和工作能力。

二、康复评定

周围神经损伤后,除了仔细而全面地采集病史、进行全身体格检查外,尚应进行功能检查与评定,以了解周围神经损伤的程度,做出预后判断,确定康复目标,制订康复计划及评定康复效果等,通常采用下列检查、评定方法。

(一)肌力测定

可用徒手肌力检查法(按 0~5 级的肌力检查记录)和器械检查法(包括捏力计、握力计、张力计、背腿胸测力计等)。

(二)腱反射检查

腱反射检查包括肱二头肌反射、肱三头肌反射、桡骨膜反射、膝腱反射、跟腱反射等。

(三)患肢周径的测量

患肢周径应与相对应健侧肢体周径对比。

(四)关节活动度测量

常用量角器测定法,测量患肢各关节各轴位运动的范围。

(五)感觉检查

检查内容包括浅感觉(触觉、温觉和痛觉)和深感觉(位置觉、两点分辨觉及形体觉)。

(六)自主神经检查

检查方法常采用出汗试验。

(七)电生理学检查

电生理学检查对于判断神经损伤的程度、范围、预后有很大的帮助,是临床工作中的首选评定方法。它可以帮助我们获得客观可靠的周围神经损伤的指标。目前常用以下方法。

(1)直流感应电测定:应用间断直流电和感应电刺激神经、肌肉,根据阈值的改变和肌肉收缩反应的状况,来判断神经、肌肉的功能状态。阈值低,肌肉出现强直收缩为正常反映;阈值提高,肌肉强直收缩减弱或出现不完全强直收缩为部分变性反应;阈值大,收缩极迟缓,呈蠕动式为完全变性反应;引不出任何肌肉收缩者为绝对变性反应。应用直流感应电诊断,可鉴别上下运动神经元病变、器质性与功能性病变,并帮助我们对神经损伤的预后进行估计,但不能精确定量。

(2)强度-时间曲线检查:用若干个宽度逐渐减小的电脉冲刺激某神经所支配的肌肉,把最小可见收缩的点连成曲线,称为强度-时间曲线。有神经支配的正常肌肉,强度-时间曲线位于左下象限,呈抛物线型(Ⅲ);完全失神经肌肉,则位于右上象限(Ⅰ);部分失神经肌肉则介于两者之间,曲线出现弯折(Ⅱ);若神经支配不恢复,出现纤维化,可因无兴奋而测不出曲线;若神经支配逐渐恢复,则曲线首先出现弯折,随之出现曲线斜度下降和曲线左移(图 4-1)。

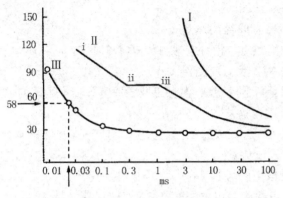

图 4-1　强度-时间曲线

直流感应电测定和强度曲线可以为周围神经损伤提供很好的预后估计。凡直流感应电诊断和强度-时间检查呈正常反应和正常曲线者,损伤一般为神经失用症,多可在 3 个月内恢复。若为部分变性反应,呈部分失神经曲线,多为轴索断裂,一般需要 3～6 个月或更长时间方可恢复。若检查结果为完全变性反映、完全失神经曲线,则一般为严重的轴索断裂或神经断裂,恢复时间多需 6 个月以上或不能恢复。

(3)神经肌肉电图检查:此检查对周围神经损伤具有十分重要的评定价值,如通过针极肌电图检查,了解瘫痪肌中自发、失神经电位的数量与种类,了解有无插入电位延长,随意运动时有无动作电位、电位数量,从而可得出神经失用症或轴突断离或神经断离的判断,通过纤颤电位、正锋波数量减少,出现多相新生电位,可判断神经再生。

(4)神经传导检查:神经传导检查是对于周围神经损伤最为有用的检查方法之一,可以测定传导速度、动作电位的幅度和末端潜伏期。它既可用于运动神经评定,也可用于感觉神经评定。髓鞘变薄或节间退化变性可使传导速度减慢,严重脱髓鞘甚至导致传导阻滞,但激发电位的幅度无明显减小。轴索变性则传导速度通常正常或轻度减慢,但激发电位幅度明显降低。若髓鞘与轴索均受损,速度减慢和幅度下降可同时出现。

(八)家庭、职业等社会环境的调查

通常采取物理治疗时和作业治疗时随患者去家里和生活的社区进行调查访问,在患者生活的环境中评定其功能水平,内容包括住所外部的环境和住所内部的环境。评定的方式是让患者模拟全天的日常活动,包括穿衣、化妆、洗澡和饮食的准备,患者试图完成所有的转移、行走、自理和其他所能做的活动等。

三、康复治疗

(一)康复治疗的步骤与方法

康复治疗的目的是防治并发症,促进受损神经再生,保持肌肉质量,迎接神经再支配,以促进运动功能与感觉功能的恢复,最终提高患者的生活质量和工作能力。康复治疗应早期介入,介入越早,效果越好。治疗时,应根据不同时期、不同病情进行有针对性的处理。

1.预防与治疗并发症

(1)防治局部水肿:产生水肿的原因主要是损伤后局部循环障碍、组织液渗出过多。局部水肿也是挛缩的原因之一,可采用抬高患肢,弹力绷带压迫,患肢做轻柔地向心按摩与被动运动,热敷、温水浴、蜡浴、红外线、电光浴及超短波、短波或微波等方法来改善局部血液循环,促进组织水肿或积液的吸收。

(2)防止肢体挛缩与变形:周围神经损伤后,由于水肿、疼痛、肢体位置不当及受累肌与其拮抗肌之间失去平衡等因素的影响,常易出现肌肉、肌腱挛缩。挛缩一旦发生,不但难以治疗,而且影响运动并助长畸形的发展,因此,预防极为重要。除采用预防水肿的方法外,还应将受累肢体及关节保持在功能位置上,可使用三角巾、夹板、石膏托或其他支具进行固定或支托。如已出现挛缩,则应进行挛缩肌肉、肌腱的被动牵伸,受累肢体的按摩,各种温热疗法、水疗及水中运动等。应用支具时,应根据损伤神经的不同而选用不同类型的支具。支具的重量宜轻、尺寸要合适,并应注意避免对感觉丧

失部位的压迫。进行被动牵伸时,动作应缓慢,范围逐渐增大,切忌粗暴,以免引起新的损伤。

(3)预防继发性外伤:由于神经的损伤,使损伤神经所分布的皮肤、关节的感觉丧失,缺乏对外界伤害的防御能力,故易遭受外伤。一旦外伤发生,由于伤口常有营养障碍,治疗较难,因此,对丧失感觉的部位应注意加强保护并注意保持清洁。对丧失感觉的指尖部、足底部等要经常保持清洁,并应用手套、袜子等保护。在试用热疗时要特别慎重,不然可能会造成感觉丧失部位的烫伤。对创口可采用超短波、微波、紫外线、激光等方法进行治疗,以促进创口愈合。

2.促进神经再生

(1)物理疗法:对保守治疗与神经修补术后患者,早期应用超短波、微波、紫外线、超声波、磁疗等可促进水肿消退、炎症吸收,改善组织营养状况,有利于受损神经的再生过程。

(2)药物:维生素 B_1、维生素 B_{12}、烟酸、辅酶 A、ATP 等药物具有营养神经的作用,早期应用可以促进神经再生。近年来神经生长因子制剂肌内注射或静脉滴注对刺激神经细胞的再生也取得了很好的效果。

3.保持肌肉质量,迎接神经再支配

(1)周围神经损伤后,在受累肌肉完全瘫痪、肌电图检查尚无任何动作电位或只有极少的动作电位时,可采用电针、电刺激疗法及按摩、被动运动等方法,以防止、延缓、减轻失神经肌肉萎缩,保持肌肉质量,迎接神经再支配。

(2)当肌肉有极弱收缩时,可采用肌电生物反馈疗法以帮助恢复肌力。

4.增强肌力,恢复运动功能

一旦受累肌的肌电图检查出现较多的动作电位时,就应开始增强肌力训练,以促进运动功能的恢复。训练中应根据损伤神经所支配肌肉的肌力而采用不同的训练方法与运动量。

(1)受累神经支配肌肉主动运动困难(肌力为Ⅰ级)时,使用助力运动。

(2)瘫痪肌肉的功能已有部分恢复,但力量仍弱(肌力为Ⅱ～Ⅲ级)时,可使用较大范围的辅助运动、主动运动及器械性运动,但应注意运动量不宜过大,以免肌肉疲劳。随着肌力的增强,应逐渐减小助力的力量。

(3)当受累肌肉的肌力增至Ⅲ～Ⅳ级时,可进行抗阻练习,以争取肌力的最大恢复,同时进行速度、耐力、灵敏度、协调性与平衡性的专门训练。

(4)在进行肌力训练时,应注意结合功能性活动和日常生活活动性训练。上肢如洗脸、梳头、穿衣、伸手取物等,下肢如训练踏自行车、踢球等动作。治疗中应不断增加训练的难度和时间,以增强身体的灵活性和耐力。

(5)作业治疗:根据功能障碍的部位与程度、肌力与肌耐力的检测结果,进行有关的作业治疗。上肢周围神经损伤者可进行编织、泥塑、打字、修配仪器等操作,下肢周围神经受累者可进行踏自行车、缝纫机、落地式织布机等练习。治疗中不断增加训练的难度与时间,以增强灵巧性与耐力,但应注意防止由于感觉障碍导致机械损伤。

5.促进感觉功能的恢复

(1)周围神经损伤后,对有麻木等异常感觉者,可采用直流电离子导入疗法、槽浴、低频电疗法、电按摩及针灸等治疗。

(2)对实体感缺失者,当指尖感觉有所恢复时,可在布袋中放入日常可见的物体(如手表、钥匙等)或用各种材料(如纸、绒布、皮革等)卷成的不同圆柱体,用患手进行探拿,以训练实体感觉。

(3)此外,可用轻拍、轻擦、叩击、冲洗患部,让患者用患手触摸各种图案、擦黑板上的粉笔字及推挤装入袋中的小球等方法来进行感觉训练。

6.心理疗法

周围神经损伤患者,往往伴有心理问题,担心损伤后的经济负担,担心不能恢复,以及由此而发生的家庭与社会生活问题。可采用医学宣教、心理咨询、集体治疗、患者示范等方式来消除或减轻患者的心理障碍,使其发挥主观能动性,积极地进行康复治疗。亦可通过作业治疗来改善患者的心理状态,如采用治疗性游戏(各类棋类游戏、掷包、套圈、投篮球、扔简易保龄球等)来训练上肢、下肢、躯干,而且可在心理上收到较好效果。

对保守治疗无效而又适合或需要手术治疗的周围神经损伤患者,应及时进行手术治疗。对受累肢体功能不能完全恢复或完全不能恢复者,应视具体情况分别给其设计、配制辅助器具,进行代偿功能训练。

(二)常见周围神经损伤及其康复

1.面神经炎

(1)病因和临床表现:面神经炎是指一侧面神经周围性损害引起的该侧面肌瘫痪,病因尚不清楚,常为非化脓性炎症,风寒为本病常见的诱因。临床主要表现为患侧额纹消失、眼裂扩大、鼻唇沟变浅、嘴角下垂、面部偏向对侧等表现,有的患者可伴有舌前 2/3 味觉减退或消失、听觉过敏或耳部疱疹。多数患者发病后 2 个月内可有不同程度的恢复,少数患者可推迟至一年后才恢复。

(2)康复治疗:可采取以下措施。①注意眼、面卫生保健:注意眼部卫生,可以使用保护性眼罩和抗生素眼药水,以防止暴露性角膜炎。鼓励患者轻柔地按摩患侧面部及用患侧咀嚼,以有效帮助表情肌的恢复,防止面部肌肉萎缩。②药物治疗:可使用泼尼松 10～20 mg,每天 1 次,加兰他敏 2.5 mg 肌内注射,每天1～2 次,以及使用维生素 B_1、维生素 B_{12} 及血管扩张药等。③物理治疗:急性期,可用无热量的超短波消炎,以及短时间、低热量的红外线局部照射,以促进血液循环和消肿,但禁用强烈刺激治疗;恢复期可选用直流电药物离子导入法(一般先用红外线照射面部后,导入0.05％新斯的明、0.25％加兰他敏)、低频脉冲电疗法。④增强肌力训练:肌力 0～Ⅰ级可用手指进行被动运动和按摩;肌力Ⅱ～Ⅲ级时,应做主动训练,逐渐使运动幅度达到正常;肌力Ⅳ～Ⅴ级时,可进行抗阻运动,注意在训练时应在限制健侧面肌牵拉的情况下进行。⑤自我模仿训练:治疗师先说出或者演示患者模仿的表情,如高兴、伤感、受惊、吃惊、愤怒、好奇、害羞等,然后让患者面对镜子表演。⑥按摩:按摩应沿各孔口向周围进行,并可同时让患者做开口、闭眼、噘嘴的动作;或让患者站在镜子前,用手指轻轻地在脸上画圆圈,按肌纤维的方向由下向上、从口轮匝肌到眼轮匝肌或从下向上按摩。

2.腕管综合征

(1)病因和病理:多为特发性,或由外伤、遗传性、解剖异常、代谢障碍所引起,或继发于类风湿关节炎,主要病变为正中神经在腕横韧带下受压。孕妇中15%可出现本病,但产后即可消失。

(2)临床表现和诊断:患者多为年轻或中年人,夜间手有异常感觉,优势手常感疼痛麻木,大鱼际肌无力,叩击腕横韧带区常引起感觉异常(Tinel征)。电诊断测定经腕点的运动和感觉功能,可显示远端潜伏期明显延长而上段正中神经传导速度正常。

(3)康复治疗。①一般疗法:腕部支托、口服非甾体抗炎药、皮质激素局部注射,有时服用利尿药也可使症状短时消失。②肌无力的代偿:拇对掌、外展肌无力影响抓握功能,有时会使所持物品下落。严重的肌无力需配用对掌支具,将拇指置于外展位,以便使拇指掌面能与其他各指接触。③感觉丧失与疼痛的治疗:使用经皮电刺激神经疗法表面电极于疼痛区域,可使神经永久性部分损伤继发的疼痛缓解。如患者已产生反射性交感神经营养不良,可用上肢经皮电刺激神经疗法与手部按摩、冷热水交替浴及腕、指关节助力与主动关节活动范围练习。④手术:多数需进行手术松解,其成功率高、并发症少。

3.臂丛神经损伤

本病较为常见,其损伤的原因很多,如上肢过度牵拉或过度伸展、锁骨骨折、第一肋骨骨折、肩关节脱位、锁骨上窝的外伤、产伤及颈部手术等,皆可引起臂丛神经的损伤。根据受伤部位的高低,可分为以下3类。

(1)上臂型(臂丛上部瘫痪):为C_5~C_6神经受伤,称Erb-Duchenne麻痹,主要表现为上肢近端瘫痪,臂及前臂外侧面有感觉障碍。肱二头肌反射及桡骨骨膜反射减弱或消失。此类患者一般预后良好。康复采用外展支架保护患肢，手部带外展支具，同时可按摩患肢各肌群，被动活动患肢各关节，并可选用温热疗法、电疗法。在受累肌肉出现主动收缩时，应根据肌力选用助力运动、主动运动及抗阻运动。

(2)前臂型(臂丛下部瘫痪)：较少见，为 $C_8 \sim T_1$ 神经受损，称Klumpke麻痹，可引起尺神经、臂及前臂内侧皮神经功能障碍及正中神经部分功能障碍。其主要特点为上肢远端瘫痪，臂及前臂内侧皮神经感觉障碍。颈交感神经纤维受侵侧出现 Homer 征。康复治疗采用支具使腕关节保持在功能位，患侧腕关节及掌指、指间关节的被动运动，同时视病情选用其他康复治疗方法。

(3)全臂型(混合型)：比较少见，但严重，臂丛神经束从 $C_5 \sim T_1$ 都有不同程度的损伤，不局限于任何一个神经束。引起整个上肢下运动单位性瘫痪和感觉障碍、腱反射消失、肌肉萎缩、自主神经功能障碍及霍纳综合征。康复方法为患肢各关节的被动运动及配合其他康复治疗。如患肢功能不能恢复，应训练健肢的代偿功能。

4.桡神经损伤

(1)病因：常见原因为肱骨上部骨折、腋杖压迫、上肢置于外展位的手术、肱骨干中下 1/3 骨折或髁上骨折、用臂当枕头或臂垂挂椅边睡觉、桡骨颈骨折及陈旧性骨折大量骨痂生成等，或外伤直接损伤该神经。

(2)临床表现：受损部位不同，产生不同临床表现的桡神经麻痹。①高位损伤：即在腋下区桡神经发出分支至肱三头肌以上部位受损时，产生完全的桡神经麻痹，上肢各伸肌皆瘫痪；②肱三头肌以下损伤时，伸肘力量尚保存，肱桡肌、桡侧腕长伸肌、肘后肌及前臂部伸肌瘫痪；③肱桡肌以下损伤时，部分旋后能力保留；④前臂区损伤时，各伸指肌瘫痪；⑤腕骨区损伤时，只出现手背区感觉障碍。

(3)康复治疗：桡神经损伤后，因伸腕、伸指肌瘫痪而出现"垂腕"畸形、指关节屈曲及拇指不能外展，应使用支具使腕背伸30°、指关节伸展、拇外展，以避免肌腱挛缩，并进行受累关节的被动运动，以避免关节强直。

5.正中神经损伤

(1)病因:肱骨髁上骨折、肘关节脱位、肩关节脱位、腕部锐器切割、腕部骨质增生等可致正中神经损伤。

(2)临床表现。①正中神经上臂受损时:前臂旋前肌、屈腕(桡侧)肌、屈拇肌、屈中指及示指深肌功能丧失,大鱼际肌萎缩,出现"猿手"畸形,拇指不能对掌,桡侧 3 个半指感觉障碍;②损伤平面位于腕关节时:出现拇指对掌功能丧失、大鱼际肌萎缩及桡侧 3 个半指感觉障碍。

(3)康复治疗:康复治疗时,除视病情不同而选用被动运动、主动运动及其他理疗方法外,为矫正"猿手"畸形、防治肌腱挛缩,还需运用支具使受累关节处于功能位。

6.尺神经损伤

(1)病因:尺神经损伤的原因可为颈肋骨折、肱骨髁上骨折、肱骨内上髁骨折、肘关节脱位、腕部切割伤及枪弹伤等。

(2)临床表现。①尺神经在上臂区损伤时:尺侧腕屈肌,指深屈肌(环、小指),小鱼际肌,骨间肌,第 3、4 蚓状肌功能丧失;②在腕部损伤时:小指及环指尺侧半感觉消失,小鱼际肌、骨间肌萎缩,各指不能做内收、外展动作,小指、环指掌指关节过伸、指间关节屈曲而呈"爪形"畸形。

(3)康复治疗:为防止小指、环指掌指关节过伸畸形,可使用关节折曲板,使掌指关节屈曲至 45°,亦可佩戴弹簧手夹板,使蚓状肌处于良好位置,屈曲的手指处于伸展状态。

7.坐骨神经损伤

(1)病因:坐骨神经的总干和终支延伸于整个下肢,在相当高的位置(大腿上部)就分为终支(腓神经和胫神经),因此,总干的损伤远比其终支的损伤为少见。腰椎间盘后外侧突出、脊椎骨折脱位、脊椎关节病、脊椎结核等可压迫、损伤坐骨神经根;臀部肌内注射部位不当或注射刺激性药物、髋关节脱位、骨盆内肿瘤、骶骨或髂骨骨折等均可损伤坐骨神经。

(2)临床表现。①在臀部平面以上损伤时:有膝关节屈曲障碍、踝关节与足趾运动丧失、足下垂、小腿外侧和后侧及足感觉障碍。②在股部平面以下损伤时：出现腓神经与胫神经支配肌瘫痪。

（3）康复治疗：配用支具（如足托）或矫形鞋，以防治膝、踝关节挛缩及足内、外翻畸形等。

8.腓神经损伤

（1）病因：腓神经损伤在下肢神经损伤中最多见。膝关节外侧脱位、膝外侧副韧带撕裂伤、腓骨头骨折、小腿石膏固定太紧、手术时绑膝带过紧、臀部肌内注射等可引起腓神经损伤。

（2）临床表现：损伤后，胫骨前肌、趾长伸肌、趾短伸肌、腓骨长肌与腓骨短肌瘫痪，出现"马蹄内翻足"，即足不能背伸、外展，足下垂并转向内侧，足趾下垂，不能背伸，行走时呈"跨越步态"，小腿前外侧及足背感觉障碍。

（3）康复治疗：治疗时，可用足托或穿矫形鞋使踝保持 90°位。如为神经断裂，应尽早手术缝合。对未能恢复者，可行足三关节融合术及肌腱移植术。

第四节　运动神经元病

一、概述

运动神经元病是一组病因未明，选择性侵犯脊髓前角细胞、脑干运动神经元和/或锥体束的慢性进行性变性疾病。临床以上和/或下运动神经元损害引起的瘫痪为主要表现。本病为持续性进展性疾病。目前尚没有有效的治疗能阻止或延缓临床及病理进程，康复治疗可在一定程度上减轻患者的痛苦，并最大限度地提高患者的生活质量和独立能力。

世界各地运动神经元病总的发病率为$(1\sim2)/10$万，患病率为$(4\sim6)/10$万。运动神经元病发病年龄为$10\sim80$岁，但多数在中年以后发病,平均年龄是 40~50 岁。男性发病率高于女性,比例为 1.5∶1~2∶1。随着发病年龄增加,这一比例逐渐下降,70 岁发病者男女比例约为 1∶1。从发病到死亡(或依赖呼吸肌)的平均存活时间是 2~4 年,5 年存活率为 19%~39%,10 年存活率为8%~22%。平均存活时间与发病年龄、性别、临床症状(有无延髓性麻痹)及疾病进展情况有关。其中发病年龄是判断存活时间的重要因素之一,年轻患者存活时间相对较长。调查发现 40~50 岁发病者平均存活时间是 45 个月,而 80 岁发病者平均存活时间仅为20~25 个月。

确切病因目前尚不清楚,可能是患者自身因素和环境因素相互作用所致。运动神经元病的神经变性可能是遗传、免疫、中毒、慢病毒感染、兴奋性氨基酸毒性作用、氧化应激及环境等多种因素相互作用的结果。

运动神经元病选择性侵犯运动皮质第 5 层的 Betz 细胞、脑干下部运动神经元、脊髓前角细胞,主要改变是神经细胞变性,数目减少。支配眼外肌运动神经核和支配骨盆肌肉的 Onuf 核一般不受影响,故患者眼球运动和膀胱直肠控制常保留。颈髓前角细胞变性最显著,是最常并早期受累的部位。镜下见变性神经元的突出特征是胞浆内透明的 Lewy 样或 skein 样包涵体。颈髓前角和第Ⅹ、Ⅺ、Ⅻ对脑神经核神经元消失常伴有胶质细胞增生。受累骨骼肌表现为脂肪浸润和失神经支配后萎缩,残存肌肉间神经纤维发芽,运动终板体积增加。运动神经元病临床进展速度不仅取决于神经元变性的速度,还取决于神经再支配的作用效果。皮质脊髓束和皮质延髓束弥漫性变性;锥体束变性最先发生在脊髓下部,并逐渐向上发展。

本病临床通常分为四型。

(一)肌萎缩性侧索硬化症(ALS)

ALS 累及脊髓前角细胞、脑干运动神经核和锥体束,表现为上、下运动神经元损害并存的特点。①多在40 岁以后发病,男性多于女性。②起病时多出现单个肢体局部无力,远端肢体受累比近端重。首发症状常为上肢无力,尤其是手部肌肉无力、不灵活,以后出现手部小肌肉如大、小鱼际肌或蚓状肌萎缩,渐向近端上臂、肩胛带发展,多数患者疾病早期都有肌肉痛性痉挛或肌束颤动,对侧肢体可同时或先后出现类似症状;下肢痉挛性瘫痪,呈"剪刀步态",肌张力增高,腱反射亢进,病理征阳性;少数患者发病时先出现下肢无力,走路易跌倒,行走困难。③大多数 ALS 患者感觉系统不受影响,少数患者有麻木和感觉异常。④患者眼球运动和膀胱直肠控制常保留。⑤延髓麻痹常晚期出现。⑥病程持续进展,快慢不一,生存期平均3~5年,最终因呼吸肌麻痹或并发呼吸道感染死亡。

典型 ALS 患者认知功能不受影响,有报道 4%~6%的患者伴有痴呆,主要是注意障碍。PET 扫描提示除运动皮质 ALS 患者大脑其他部位也有葡萄糖代谢下降,提示 ALS 患者额叶和皮质下组织功能异常。抑郁是 ALS 患者常见症状之一,据报道约 75%的患者有中重度抑郁症状。

(二)进行性脊肌萎缩症

进行性脊肌萎缩症主要累及脊髓前角细胞,也可累及脑神经运动核。①多在30岁左右发病,男性多见。②表现为肌无力、肌萎缩和肌束颤动等下级神经元损害表现;首发症状常为手部小肌肉萎缩、无力,渐向近端上臂、肩胛带发展;远端萎缩明显,肌张力降低,腱反射减弱,无感觉障碍和括约肌功能障碍。③累及延髓可以出现延髓麻痹,常死于肺感染。

(三)进行性延髓麻痹

进行性延髓麻痹累及脑桥和延髓的运动神经核。①多在 40 岁以后起病。②常以舌肌最早受侵,出现舌肌萎缩,伴有颤动,以后腭、咽、喉肌、咀嚼肌等亦逐渐萎缩无力,以致患者构音不清、吞咽困难、饮水呛咳、咀嚼无力等。咽喉和呼吸肌无力使咳嗽反射减弱。软腭上举无力、咽反射消失、舌肌萎缩,有肌束颤动。双侧皮质脑干束受累可出现假性延髓性麻痹,患者有强哭、强笑,下颌反射亢进,真性和假性延髓性麻痹症状体征可以并存。③本病进展迅速,预后差;患者多在发病后 1~3 年死于呼吸肌麻痹、肺部感染等。

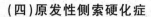

(四)原发性侧索硬化症

选择性损害锥体束。①少见,多在 40 岁以后发病。②病变常首先累及下胸段皮质脊髓束,出现进行性强直性双下肢瘫痪,渐及双上肢,表现为四肢瘫,肌张力增高,病理征阳性。③病程进行性加重,皮质延髓束变性可出现假性延髓性麻痹。④一般不伴感觉障碍,也不影响膀胱功能。

根据发病缓慢隐袭,逐渐进展加重,具有双侧基本对称的上或下、或上下运动神经元混合损害症状,而无客观感觉障碍等临床特征,并排除了有关疾病后,一般诊断并不困难。

脑脊液、血清酶学检查(磷酸肌酸激酶、乳酸脱氢酶等)、脑电图、CT、诱发电位(SEP、BAEP)多为正常。MRI 可显示脊髓萎缩。

肌电图可见纤颤、正尖和束颤等自发电位,运动单位电位的时限宽、波幅高、可见巨大电位,重收缩时运动单位电位的募集明显减少。做肌电图检查时应多选择几块肌肉包括肌萎缩不明显的肌肉进行检测,有助于发现临床上的肌肉损伤。运动神经传导速度可正常或减慢,感觉神经传导速度正常。

目前尚无治疗运动神经元病的特效治疗方法。一般以对症支持治疗为主。

近年来获美国食品药品监督管理局批准的利鲁唑,既是谷氨酸拮抗剂,也是钠离子通道阻滞剂,据报道能延长 ALS 患者存活期,改善功能退化评分比率,推迟其机械换气时间。利鲁唑大规模临床研究证实利鲁唑能显著提高 ALS 患者生存率,但不能改善患者的运动功能。推荐最初使用剂量是 50 mg,每天 2 次。常见不良反应有恶心、无力、肝脏谷丙转氨酶增高。建议用药后前 3 个月每个月复查肝功能,以后每 3 个月复查 1 次。应用神经营养因子治疗本病尚处于研究之中。未来运动神经元病的治疗可能将致力于联合应用上述多种治疗方法,结合抗氧化、抗凋亡和基因治疗等,最终将延缓或终止疾病的进展。

大约 50% 的患者起病后 3~4 年死亡,5 年存活率是 20%,10 年存活率是 10%,少数患者起病后可存活长达 20 年。年长者和以延髓性麻痹、呼吸肌无力起病者寿命明显缩短,而年轻患者和病变只累及上运动神经元或下运动神经元者预后较好。运动神经元病患者通常死于肺部感染、呼吸衰竭,少数死于摔伤。

二、康复

(一)诊断及相关问题

大约 80% 的病例诊断相对较为容易,有经验的神经内科医师甚至可在接诊后几分钟内即可做出诊断。约 10% 的病例诊断相对困难,还有 10% 的病例可能在发病后几个月才能被诊断。当发病时症状和体征相对较为局限或病变仅累及上或下运动神经元时较难立即做出诊断。

在等待寻找进行性肌肉无力的病因过程中,患者和其家庭可能非常焦虑。当被告知运动神经元病的诊断时,多数患者和其家庭将很难完全理解这一疾病对其意味着什么。故医师必须要考虑到患者及其家庭对该诊断的情感反应。患者及其家庭要认识到:症状将会随时间逐渐进展,目前没有方法治愈该病,没有治疗方法使已经出现的症状得到恢复。同时还要让患者和其家庭了解以下的信息:①强调还有许多神经功能仍然保留,包括视力、听力、智力、感觉及膀胱直肠功能等。②病情进展速度变化较大,部分患者疾病进展缓慢,可存活若干年。③一些治疗、辅助器具和矫形器等可有助于缓解某些症状。④许多研究正在探索运动神经元病的发病机制,已发现某些治疗可延缓疾病进程等。

(二)物理治疗和作业治疗

疾病早期患者仍能行走,生活可自理,治疗主要是维持功能独立性和生活自理能力,预防并发症如跌倒、痉挛、疼痛等,维持肌肉力量,对患者和其家庭开展疾病宣传教育。肌力训练和耐力训练要注意训练强度,以肌肉不疲劳为原则,训练过量会导致肌肉疲劳,加重肌肉无力和肌纤维变性。推荐进行等长肌力训练,训练的运动量以不影响每天的日常生活能力为标准。治疗师可指导患者和其家庭护理人员进行关节主动或被动活动及安全有效的移动,关节活动度训练可在家中作为常规治疗每天进行。

疾病后期主要是指导患者转移,床和轮椅上体位摆放,抬高瘫痪肢体减少远端肢体水肿。肌肉无力可改变关节的生物力学,易发生扭伤和肌腱炎,可应用各种支具改善功能。肩带肌肉无力可使用肩部吊带减少对局部韧带、神经和血管的牵拉。远端肢体无力影响手功能者,使用腕部支具使腕背伸 30°～35°可提高抓握功能。万能袖带能帮助不能抓握的患者完成打字或自己进食等任务。颈部及脊柱伸肌无力常导致头部下垂和躯干屈曲,需佩戴颈托或头部支持器。下肢无力常发生跌倒,上肢同时无力跌倒时更为危险,可佩戴下肢支具减少跌倒发生。疾病逐渐进展,可使用步行拐杖、手拐、步行器,最终需使用轮椅。即使患者仍能行走,亦推荐间断使用轮椅以减少能量消耗。设计良好的轮椅有助于预防肌肉痉挛和皮肤破损,增强患者的独立生活能力和社会参与能力。电动轮椅可帮助部分患者在没有护理情况下独立生活,甚至有些患者可以参加工作。

(三)构音障碍

大多数运动神经元病患者有构音障碍,言语交流困难。早期主要是软腭无力、闭唇不能、舌运动困难。疾病后期出现声带麻痹和呼吸困难。可训练患者减慢讲话速度,增加停顿,仅说关键词,提高讲话清晰度,通过讲话提高呼吸功能。进行舌肌、唇肌和膈肌肌力训练,但应注意训练强度,避免过度疲劳加重肌肉无力。上颚抬举训练有助于减少鼻音。严重者可借助纸、笔或简单的写字板、高科技的计算机等装置进行交流。

(四)吞咽障碍和营养不良

吞咽障碍是运动神经元病患者常见症状,可发生于口腔前期和吞咽的 4 个阶段即口腔预备期、口腔期、口咽期和食管期。异常姿势和上肢无力可致口腔前期进食困难,闭唇无力使口腔内容物漏出,舌肌无力致食团从口腔进入咽部缓慢和不协调,软腭上举无力易使口腔内容物反流进鼻腔等。患者常担心进食缓慢,易漏掉食物及发生哽咽,更易发生吞咽障碍。治疗师应鼓励患者尽可能在轻松舒适的环境中进食,指导其保持正确的进食姿势和改变食物形状如半流状或糊状食物,食物的形状应利于患者吞咽。进食前吸吮冰块或冰饮料降低痉挛肌肉的张力,改善吞咽反射。

几乎所有的患者都有水和营养摄入不足的问题。常见原因有:吞咽障碍;患者常避免进食某种食物;进食时间明显长于其他人,伴流涎、鼻腔反流、呛咳或窒息发生等;上肢无力;患者害怕吞咽或抑郁等心理因素也干扰进食等。研究认为营养不良与严重呼吸肌无力和肺功能下降密切相关。因此应定期记录患者的热量供给、体重情况。严重者可选择鼻饲或间歇口腔食道管进食法、胃造瘘术、肠造瘘术或经皮内镜胃造瘘术(PEG)。对于晚期终末患者多采取鼻饲营养,部分患者有鼻和口咽部不适感,如长期进行肠道营养可选用 PEG。PEG 可避免肠造瘘术带来的痛性痉挛和腹泻等并发症,但易进入空气和发生反流,少数患者合并局部或腹膜感染,患者一般不愿接受 PEG,但放置后多数患者反应良好,据报道放置 PEG 者存活时间显著延长。

(五)流涎

流涎是严重困扰运动神经元病患者的症状之一。正常人每天分泌唾液 1 500~2 000 mL,每天自主吞咽 600 余次。流涎主要是由于唇闭合无力和吞咽能力下降所致。流涎的治疗除训练患者唇闭合和吞咽能力外,可使用抗胆碱能药物控制唾液分泌。常用药物有阿密曲替林、阿托品、东莨菪碱等,也可服用苯海索。如唾液较多可使用便携式吸引器吸出口腔内积存的唾液。如上述方法均无效,可考虑阶段性小剂量腮腺照射疗法。

(六)呼吸衰竭

多数运动神经元病患者由于呼吸肌无力,易合并肺炎,最终死于呼吸衰竭。少数患者早期膈肌受累可出现呼吸无力或呼吸衰竭。膈肌和肋间外肌无力导致吸气压和吸气量下降;肋间内肌和腹肌无力导致呼气压力和呼气量下降。患者常出现呼吸肌疲劳。呼吸肌无力常导致出现以下症状:平卧时呼吸困难、咳嗽和说话无力、白天困倦、入睡困难、多梦、清晨头痛、神经过敏、多汗、心动过速及食欲减退等。治疗上注意预防肺部感染的发生,如发现肺部感染的征象,应使用抗生素。指导护理人员进行肺部物理治疗和体位排痰引流。患者反复严重呼吸困难,出现焦虑和恐惧症状可予小剂量劳拉西泮(0.5～1.0 mg)改善症状。

定期评价呼吸功能,监测肺活量、最大通气量、潮气量、血氧饱和度和血气分析等。仰卧位肺活量多首先下降,夜间肺通气不足通常比白天严重。当呼吸道分泌物较多,排出不畅,气体交换量不足,用力肺活量(FVC)降至正常值的50%以下,或 FVC 下降迅速,出现呼吸困难时,应及时进行人工辅助呼吸以延长生命。无创间歇正压通气(NIPPV)是常用的辅助通气方法,通气装置方便携带,价格相对便宜。NIPPV 能减少呼吸肌负担,改善气体交换,减轻晨起头痛症状,提高训练耐力,延缓肺功能下降,提高生活质量,延长患者存活时间。

(七)疼痛

运动神经元病早期通常无疼痛症状,而疾病晚期常出现疼痛。有研究报道45%～64%的运动神经元病患者有疼痛症状。疼痛可能与关节僵硬、肌肉痛性痉挛、皮肤压疮、严重痉挛及便秘等有关。疾病晚期患者交流困难,很难寻找疼痛原因。物理治疗和非甾体抗炎药可控制关节僵硬导致的疼痛。护理上应注意无论白天或夜间都要使患者处于舒服的体位。如为痛性痉挛、痉挛或便秘等原因可选择相应药物对症治疗。

(八)痛性痉挛

运动神经元病早期常出现肌肉痛性痉挛,可应用硫酸奎宁治疗,剂量为200～400 mg/d。苯妥英钠、巴氯芬和地西泮等药物也有助于缓解痛性痉挛。

(九)痉挛

上运动神经元受累可出现痉挛,肌肉松弛药物可治疗痉挛。部分患者由于肌张力下降后自觉肌无力加重,而不能耐受药物治疗。常用药物有巴氯芬、苯二氮䓬类药物,如地西泮等。

(十)便秘

便秘是困扰运动神经元病患者的常见症状。可能与腹肌无力、盆底肌肉痉挛、卧床、脱水、饮食结构改变纤维食物减少和使用抗胆碱能药等有关。严重便秘和腹胀可加重呼吸功能恶化。应指导患者增加液体和纤维食物摄入,调整药物。适当使用缓泻剂如番泻叶、甲基纤维素和乳果糖等,必要时可使用开塞露协助排便。

(十一)情感心理问题

几乎所有运动神经元病患者得知诊断后会出现焦虑和抑郁等反应。因此有必要对患者提供帮助和建议。在运动神经元病患者整个病程中焦虑和抑郁可能持续存在,部分患者需服用抗抑郁药物。严重抑郁症状发病率并不是非常高,大约为 2.5%。但患者因担心疾病会给家庭带来沉重的负担,常有自杀的念头。病变累及双侧皮质脊髓束,患者可出现情绪不稳定、强哭和强笑等情感异常。可应用阿米替林或丙咪嗪等抗抑郁药物治疗,有报道左旋多巴对部分情感异常患者有效。

(十二)终末治疗

如没有人工辅助通气,大多数患者将死于呼吸衰竭。疾病晚期药物治疗的唯一目的是减轻患者的痛苦。吗啡可减轻患者的不适感和呼吸困难等症状,可经 PEG、皮下注射或静脉注射给药。地西泮和氯丙嗪有助于缓解焦虑症状。许多患者希望在家中死去,社区卫生部门应提供必需的医疗和护理。如在医院接受终末治疗,应允许患者家人和其熟悉的医护人员陪伴患者。

第五节 帕金森病

帕金森病(Parkinson's disease,PD)又称震颤麻痹,是一种常见的神经系统变性疾病。临床上以静止性震颤、运动迟缓、肌强直和姿势平衡障碍为主要特征。近年来,人们越来越多地注意到嗅觉减退、抑郁、便秘、疼痛、视幻觉和睡眠障碍等非运动症状,对患者生活质量的影响甚至超过运动症状。PD 多见于中老年人,我国 65 岁以上人群总体患病率约为 1.7%,男性稍高于女性,患病率随年龄增加而升高。

一、康复评定

(一)功能评定

1.感觉功能评定

部分 PD 患者后期会出现疼痛,一般采用视觉模拟评分法评定。

2.运动功能评定

对受累关节的活动度、肌力及肌张力等进行评定。

3.平衡与协调功能评定

同脑卒中。

4.步态分析

临床上的步态检查方法分为定性分析法、半定量分析法和定量分析法。

(1)定性分析法:目测法是定性分析最常用的方法,是指医务人员通过肉眼观察患者的行走过程,然后根据其所得印象或按照一定的观察项目逐项评价,得出步态分析的结论。

(2)半定量分析法:Holden 功能行走分级和 Tinetti 步态量表是相对精细、半定量的评定手段,通过对患者的步行能力分级可以大致了解其步行能力。①Holden功能性行走分级是由 Holden 等人于1986 年发表的功能性步行分级(functional ambulation classification,FAC),适用于所有疾病的患者,通过分析了解患者是否可以步行及确定是哪一种行走形式。FAC 共 6 个等级,级别越高,行走能力越好。②Tinetti步态量表发表于 1986 年,是 Tinetti 任务导向的活动评定(Tinetti performance oriented mobility assessment,POMA)中的一部分,满分 12 分,分数越高,提示步态越好,适用于老年患者。

(3)定量分析法:步态的定量分析是通过机械或专门的设备获得客观数据对步态进行分析的方法。所用的设备或器械可以非常简单,如秒表、卷尺、量角器等测量工具及能留下足印的设备;也可以较为复杂,如电子角度计、肌电图、录像、高速摄影甚至三维步态分析等设备,通过获得运动学参数、动力学参数、肌电活动参数和能量参数分析步态特征。

5.吞咽功能障碍评定

同脑卒中。

6.构音障碍评定

同脑卒中。

7.认知功能评定

同脑卒中。

8.心理功能评定

由于 PD 患者存在明显的运动障碍及非运动症状,易产生焦虑、抑郁情绪,应积极进行心理功能评定。

(二)结构评定

目前提出 PD 两大病理特征为:一是黑质多巴胺能神经元及其他含色素的神经元大量丢失,尤其是黑质致密区多巴胺能神经元丢失最严重;二是在残留的神经元胞质内出现嗜酸性包涵体,即路易小体。一般的辅助检查多无异常改变。可选择头颅 MRI 检查等方法明确结构异常的具体情况。

(三)活动评定

同脑卒中。

(四)参与评定

主要评定 PD 患者近 1～3 个月的社会活动现状、职业、学习能力、社会交往、休闲娱乐及生存质量等。

(五)其他综合评定

统一 PD 评定量表(unified Parkinson's disease rating scale, UPDRS),内容包括:Ⅰ是精神行为和情绪,Ⅱ是日程生活活动,Ⅲ是运动检查,Ⅳ是治疗的并发症,Ⅴ是改良 Hoehn-Yahr 分级量表,Ⅵ是 Schwab& 英格兰日常生活活动量表。评分越高说明功能障碍程度越重,反之较轻。

二、康复诊断

本病临床主要功能障碍表现为以下 4 个方面。

(一)功能障碍

1.运动功能障碍

主要表现为强直、少动、震颤、姿势反应障碍。

2.平衡功能障碍

主要表现为慌张步态、易跌倒。

3.吞咽功能障碍

在口腔准备期、口腔期、咽期、食管期均可出现障碍。

4.构音功能障碍

属于运动过弱型构音障碍。

5.脑高级功能障碍

主要表现为记忆力、注意力、知觉不同程度降低,信息处理过程能力低下。

6.心理功能障碍

主要表现为焦虑、抑郁情绪,后期可出现精神病性症状如幻觉。

(二)结构异常

血、脑脊液常规检查均无异常,脑脊液中的高香草酸含量可降低。头颅 CT 一般正常,MRI 可见黑质变薄或消失,1/3 病例 T_1 加权像可见脑室周围室管膜 T_1 区帽状影像。嗅觉测试可发现早期患者的嗅觉减退。以 ^{18}F-多巴作示踪剂行多巴摄取功能 PET 显像可显示多巴胺递质合成减少。

(三)活动受限

1.基础性日常生活活动能力受限

主要表现为吃饭、如厕、穿衣、洗澡、家务及修饰等活动受到不同程度的限制。

2.工具性日常生活活动能力受限

准备食物、购物、使用交通工具等不同程度受限。

(四)参与受限

(1)生存质量下降。

(2)社会交往受限。

(3)休闲娱乐受限。

(4)职业受限:随病情进展程度不同,对其所在职业产生影响,使其不得不换岗或离岗。

三、康复治疗

近期目标:保持主、被动关节活动度,加强重心转移和平衡反应能力,增强姿势稳定性和运动灵活性,促进运动协调功能,提高运动耐力,改善基础性和工具性日常生活活动能力,提高生活质量。

远期目标:预防和减少继发性损伤,维持日常生活活动能力,改善社会参与能力,提高生命质量。

(一)物理治疗

1.物理因子治疗

物理治疗具有缓解肌强直,改善局部血液循环,促进肢体肌力和功能恢复的作用,包括水疗、热疗、冷疗、离子导入治疗、神经肌肉电刺激治疗、肌电生物反馈治疗等。

2.非侵入性脑刺激治疗

高频重复经颅磁刺激 PD 患者 M_1 区或前额叶背外侧区可促进多巴胺释放,改善运动症状。

3.运动治疗

主要针对四大运动障碍即震颤、肌强直、运动迟缓和姿势与平衡障碍的康复,以及对肌萎缩、骨质疏松、心肺功能下降、驼背、周围循环障碍、压疮、直立性低血压等继发性功能障碍的预防。

(1)训练原则:抑制异常运动模式,主动地参与治疗,充分利用视、听反馈,避免疲劳、抗阻运动。

(2)训练内容:包括松弛训练、关节活动度训练、平衡训练、姿势训练、往复训练、步态训练、面肌训练、呼吸功能训练等。

(3)维持治疗:医疗体操是有益的,包括面肌体操、头颈部体操、肩部体操、躯干体操、上肢体操、手指体操、下肢体操、步伐体操、床上体操、呼吸体操等。

(二)作业治疗

1.日常生活活动能力训练

早期可以实施：①进食穿衣；②如厕；③脱衣服；④修饰；⑤移动和转移(包括坐-起转移、床上转移、上下楼梯)。后期随病情发展，应最大限度地维持原有的功能和活动能力，加强日常活动的监督和安全性防护，提供简单、容易操作、省力的方法完成各种活动。

2.认知功能训练

以提高记忆力、注意力、知觉能力为主。

3.环境改造

对居住场所进行相应的无障碍设计和改造，防止跌倒。

(三)吞咽功能障碍训练

治疗方法包括吞咽协调性的训练、舌控训练、K点刺激、Mendelsohn训练、低频电刺激、经颅直流电刺激(tDCS)治疗等。

(四)构音障碍训练

PD患者属于运动过弱型构音障碍，主要表现为音量降低、语调衰减、单音调、音质变化、语速慢、难以控制的重复、模糊发音。治疗方法包括面肌训练、呼吸功能训练、舌控训练等。

(五)中医治疗

本病的针刺治疗多以震颤熄风为主。体针常用穴位为四神聪、风池、曲池、合谷、阳陵泉、太冲、太溪等，可随证加减穴位；头皮针多以舞蹈震颤控制区为主要的刺激区域；对于肌强直可以予以肢体推拿以缓解放松肌肉；运动迟缓、姿势平衡障碍可以行传统运动疗法治疗。

(六)康复护理

保持安静，避免精神刺激。饮食应少量多餐，缓慢进食半流质少渣食物，防止误吸。做好大小便管理，预防便秘。指导康复体操及手法按摩。

(七)心理治疗

通过访谈及问卷筛查，对有一般心理问题患者，要进行心理疏导与心理支持治疗。对具有明显焦虑、抑郁情绪的严重心理问题及出现幻觉等精神病性症状患者,要及时请心理卫生中心会诊,协助诊疗。

(八)西药治疗

药物治疗是 PD 最主要的治疗手段,主要包括保护性治疗延缓疾病的发展和症状性治疗改善患者症状,前者可以选择 B 型单胺氧化酶抑制剂,如司来吉兰,后者可以选择非麦角类 DR 激动剂,如普拉克索、复方左旋多巴、金刚烷胺、苯海索等联合用药。对于严重精神障碍患者,经调整抗 PD 药物无效者,可酌情加用非经典抗精神病药如氯氮平、奥氮平等。

第六节　老年性痴呆

痴呆是一种以认知功能缺损为核心症状的获得性智能损害综合征,可涉及记忆、学习、定向、理解、判断、计算、语言、时间、空间等功能,其智能损害的程度足以干扰日常生活能力或社会职业能力。在病程某一阶段常伴有精神、行为和人格异常。通常具有慢性或进行性的特点。一般发生于生命后期,故痴呆一般指老年性痴呆,分为阿尔茨海默病(Alzheimer's disease, AD)、血管性痴呆(vascular dementia, VD)、混合性痴呆(AD 和 VD 同时存在)和其他类型痴呆。其中最常见的是 AD 和 VD。

一、康复评定

AD 临床表现主要以认知功能损害为主,在系统询问病史及体格检查的基础上,根据相关影像学检查结果,对患者的认知功能、运动功能、日常生活活动能力及社会参与能力进行康复评定。

(一)功能评定

1.痴呆程度筛查评定

评估方法包括简易精神状态检查、画钟测验、长谷川痴呆量表、

AD评定量表、认知分量表。

2.脑高级功能评定

包括记忆功能评定、注意力评定、知觉障碍评定,临床常采用的评定量表包括韦氏记忆量表、听觉注意测试、视觉注意测试、失认症及失用症的评定。

3.运动功能评定

对部分具有运动障碍的AD患者,需要对关节活动度、肌力、肌张力、平衡等功能进行评估。

4.言语和吞咽功能评定

包括言语功能评定、反复唾液吞咽测试及洼田饮水试验等。

5.心理功能评定

由于痴呆患者记忆力减退、失用、失认及性格行为改变,常常导致患者出现焦虑、抑郁情绪。

(二)结构异常

AD的大体病理表现为脑的体积缩小和重量减轻,脑沟加深、变宽,脑回萎缩,颞叶特别是海马区萎缩。VD包括梗死性痴呆和出血性痴呆,所以可选择头颅MRI等影像学检查方法明确结构异常的具体情况。

(三)活动评定

同脑卒中。

(四)参与评定

同脑卒中。

(五)综合评定

对痴呆患者认知、精神行为、日常生活能力、睡眠等障碍进行整体综合评定,常用量表包括临床痴呆评定量表(CDR)、总体衰退量表(GDS)、蒙特利尔认知评估(MoCA)、神经精神问卷(NPI)、汉密尔顿焦虑/抑郁量表(HAMA/HAMD)及匹兹堡睡眠质量指数(PSQI)。

二、康复诊断

(一)功能障碍

1.脑高级功能障碍

主要表现为记忆力和注意力功能障碍、失认症、失用症。

2.言语功能障碍

最早的言语异常有自发言语空洞、找词困难、赘述、不能列出同类物品的名称,继而命名不能,同时出现言语障碍和理解困难,之后出现感觉性失语,可有重复言语,模仿言语,刻板言语,最后仅能发出不理解的声音或者缄默不语。

3.吞咽功能障碍

严重痴呆患者的吞咽障碍可见于吞咽各期,表现为口腔期和/或咽期吞咽功能障碍。

4.心理功能障碍

患者痴呆阶段认知功能损害导致其日常生活能力下降,常发生遗忘、走丢、失用,以及面对陌生事物容易出现焦虑、抑郁、淡漠等消极自卑情绪。

(二)结构异常

AD患者头颅 MRI 结构影像学检查主要针对脑萎缩进行测量,其中 MRI 内颞叶结构测量可有效区分轻度 AD 和认知正常的老年人,且以海马和内嗅皮质最为重要,海马萎缩被认为是 AD 患者早期特异性标志。血、尿常规及生化检查均正常,脑脊液检查可发现 $A\beta_{42}$ 水平降低,总 tau 蛋白和磷酸化 tau 蛋白增高。

脑影像学改变是诊断 VD 的一个必需条件,包括脑血管病变及相关的脑萎缩,其中与认知功能领域相关的脑血管病主要有大血管及小血管损害,大血管病变主要累及优势半球的大血管病变/双侧半球的大血管病变,小血管病变主要包括腔隙状态、双侧丘脑小梗死灶及广泛脑白质病变。

(三)活动受限

(1)基础性日常生活能力受限。

(2)工具性日常生活能力受限。

(四)参与受限

(1)生存质量下降。

(2)社会交往受限。

(3)休闲娱乐受限。

(4)职业受限:大多为退休老年人,故对职业影响不大。

三、康复治疗

近期目标:改善言语功能和吞咽功能,改善认知功能,改善基础性和工具性日常生活能力、提高生活质量。

远期目标:预防和减少继发性损伤,维持日常生活活动能力,改善社会参与能力,提高生命质量。

(一)作业治疗

痴呆患者的训练以提高生存质量为目标,充分发挥患者剩余的功能,重点改善生活自理和参加休闲活动能力。主要康复治疗如下。

1.认知和知觉障碍训练

注意力、记忆力、推理及解决问题能力训练、定向能力训练、失认症训练、失用症训练等。

2.日常生活活动能力训练

包括:①早期可以进行进食、穿脱衣服、如厕、个人卫生等生活能力训练;②后期随患者病情发展,应最大限度地维持原有的功能和活动能力,加强日常活动的监督和安全性防护,提供简单、容易操作的方法完成各种活动。

3.动作简化和环境改造

以提高生活质量为目的,通过日常生活活动动作分析及活动步骤简化以降低活动难度。配合环境改造,按其日常生活时间表进行提醒与指导。

其中认知功能治疗是作业治疗的核心,认知功能的改善利于提高患者日常生活活动能力。

(二)吞咽和言语功能障碍训练

对出现吞咽和言语障碍的痴呆患者,需进行相应的吞咽和言语治疗。

(三)心理治疗

对痴呆早期具有焦虑、抑郁、自卑情绪的患者,要积极进行心理疏导与心理支持治疗。对后期出现精神行为异常患者,要及时请心理卫生中心医师会诊。

(四)中医治疗

中医治疗以针灸为主,针灸疗法选穴以百会穴、风池穴、四神聪、肾俞为主,配穴一般按证型选用,取穴多以在肝、肾、督 3 条经脉为主。

(五)康复护理

患者大多存在明显的认知功能障碍,在常规临床护理的基础上,协助加强日常生活能力训练、认知功能训练、益智及语言功能训练,同时帮助患者及家属做好安全护理,如随身携带身份识别卡片,避免单独外出。加强服药管理,避免错服、漏服。对肢体功能障碍及后期卧床患者,根据病情做好肢体功能训练,以防肌肉萎缩、肢体畸形及压疮的发生。

(六)西药治疗

药物治疗主要用于改善认知功能和控制精神行为异常,前者主要包括胆碱能制剂和脑代谢赋活剂;后者主要指患者在疾病的某一阶段出现精神行为异常,如幻觉、激越、抑郁及睡眠障碍时,可给予抗抑郁药和抗精神病药物,前者常用选择性 5-羟色胺再摄取抑制剂,如帕罗西汀,后者常用不典型抗精神病药,如奥氮平等。使用原则:①低剂量起始;②缓慢增量;③增量间隔时间稍长;④尽量使用最小有效剂量;⑤个体化治疗;⑥注意药物间相互作用。

第七节　多发性肌炎

多发性肌炎是一组由多种病因引起的弥漫性骨骼肌炎症性疾病,临床上以急性或亚急性起病,对称性四肢近端和颈肌及咽肌无力、肌肉压痛、血清酶增高和骨骼肌坏死及淋巴细胞浸润为特征,同时伴有红细胞沉降率增快及肌电图呈肌源性损害,用糖皮质激素治疗效果好等特点。发病与细胞和体液免疫异常有关。少数病例合并有皮疹、蝶形红斑、关节炎等其他自身免疫性疾病。本病的发病率为2/10万～5/10万。

一、康复评定

(一)功能评定

应当进行感觉功能、运动功能、平衡协调功能、吞咽功能、心肺功能及心理功能等评定。

(二)结构评定

起病症状通常为四肢近端无力,表现为上楼梯、从蹲位和坐位到起立、双臂不能高举、伸臂高过头部(梳头)困难等,常从盆带肌开始逐渐累及肩带肌肉。晚期患者出现肌肉萎缩和痉挛。

(三)活动评定

1.Barthel 指数

Barthel 指数于 1965 年由美国的 Mahoney 和 Barthel 首次发布,是国际上使用最为广泛的日常生活活动评定量表,具有评定简单、可信度高、灵敏度高的特点。Barthel 指数不仅可以用来评定患者治疗前后的功能状态,也可以预测治疗效果、住院时间及预后。

2.功能综合评定量表

功能综合评定量表是在吸收了国外功能独立性量表先进经验的基础上,设计的一种适合中国国情的、便于在临床上操作应用的、具有较好信度和效度的综合功能评定量表。

(四)参与评定

参与是指投入一种生活情景中。在 ICF 框架中,参与包括学习和应用知识、家庭生活、人际交往和人际关系、社区社会和公民生活等内容。

二、康复诊断

(一)功能障碍

1.感觉功能

患者的浅感觉一般无异常。

2.运动功能

患者存在肌无力,上肢、下肢均受累,行动受限,依据肌肉功能评定的分级,分别列出上肢、下肢、颈肌的肌力级别。

3.平衡功能

患者坐位平衡、站立平衡及步态功能呈不同程度的障碍,分别列出其程度。

4.言语功能

患者构音功能障碍,对口唇、下颌功能、软腭功能、舌功能、喉功能、咳嗽反射分别进行评估,记录其障碍的程度。

5.吞咽功能

患者吞咽肌肉无力,进食过程中咀嚼、下咽缓慢,记录障碍的程度。在电视透视摄像检查时,碘水造影试验可以明确观察吞咽过程的动态改变。

6.呼吸功能

吸气肌、呼气肌无力,出现胸闷、血氧饱和度下降等呼吸功能障碍,记录其程度。

7.心理功能

由于患者有上述功能障碍,日常生活活动受限,常导致患者出现焦虑、抑郁情绪。

(二)结构异常

患者皮肤出现皮疹、蝶形红斑等改变。一般无影像学异常。晚

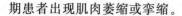

期患者出现肌肉萎缩或挛缩。

（三）活动受限

因患者肌无力，行动受限，表现为日常生活能力、独立生活能力及工具性日常生活能力均受限。

（四）参与受限

患者的职业、生存质量、社会交往、休闲娱乐等参与活动均受累。

三、康复治疗

康复治疗的近期目标是改善肢体活动功能，远期目标是提高生存质量。以往的观点是药物治疗，不重视非药物治疗。近年来，康复治疗对肢体活动功能的改善作用越来越受到重视。根据康复诊断确定康复目标，根据目标确定康复治疗方法。

（一）物理治疗

1.物理因子治疗

（1）中频和低频电疗法：起止痛、兴奋神经肌肉的作用，预防和延缓肌肉萎缩。电极放置在受累的肢体肌肉，每天 1～2 次。

（2）肢体气压治疗：根据患者肌肉无力的状况，以及循环功能和血栓的风险情况，每天 1 次至数次。注意气压压力不要太大，以免引起肌肉的缺血。

2.运动疗法

肢体关节活动度和肌肉的被动及主动训练，每天 1～2 次；器械辅助的运动治疗，每天 1 次。

（二）作业治疗

对累及的肢体进行各类治疗性作业、功能性作业训练。对受累肢体的功能活动，进行环境改造。日常生活活动训练中，穿脱衣物和鞋子，梳头、洗脸、刷牙、漱口、洗澡等修饰及个人卫生活动，是重要的训练内容。

（三）语言治疗

构音障碍者，使用言语交流治疗系统提高患者参与的兴趣，进行积极的治疗。对造成构音障碍的舌运动力量、运动协调性、感觉障碍进行治疗。采用感觉刺激和运动训练,对造成构音障碍的软腭上抬困难进行治疗。采用多种呼吸运动方式,对造成构音障碍的呼吸运动力量和运动协调性障碍进行语调音量训练。

(四)康复辅具

受累严重者,佩戴自助辅具。

(五)中医康复

推拿、练气功等有助于改善肢体的运动功能,都可进行。

(六)康复护理

患者皮肤改变需要重视,因盆带肌肉无力,蹲位/坐位起立困难,患者二便卫生的处理需仔细协助。上肢无力,患者抬头、梳头活动受累,饮水、漱口、洗澡等个人卫生活动均需要协助完成。

给予患者高蛋白、高维生素饮食。

(七)药物治疗

因患者疾病的特殊性,药物治疗必不可少。

1.糖皮质激素

糖皮质激素为多发性肌炎之首选药物。常用方法:地塞米松10~20 mg/d静脉滴注或泼尼松100~200 mg隔天顿服。一般在6周后临床症状改善,然后持续12周后逐渐减量,每2~4周减少1次,每次减少5~10 mg,逐步减至30 mg隔天顿服,整个疗程需1年左右。糖皮质激素量不足时肌炎症状不易控制,减量太快则症状易波动,应特别注意。急性或重症患者可首选大剂量甲泼尼龙1 000 mg在2小时内静脉滴注,每天1次,连用3~5天,然后逐步减量。长期使用糖皮质激素治疗应预防其不良反应,给予低糖、低盐和高蛋白饮食,用抗酸剂保护胃黏膜,注意补充钾和维生素D,对结核病患者进行相应的治疗。

2.免疫抑制剂

当糖皮质激素治疗不满意时加用。首选甲氨蝶呤,其次为硫唑嘌呤、环磷酰胺、环孢素,用药期间注意白细胞计数是否减少并定期进行肝肾功能的检查。

3.中药治疗

雷公藤糖浆或昆明山海棠片,每次 4 片,每天 3～4 次。服药期间应注意肝肾功能是否有损害,如有需要及时停药。

4.血浆置换治疗

泼尼松和免疫抑制剂治疗无效并伴有明显吞咽困难、构音障碍者可用血浆置换治疗,用以去除血液中的淋巴因子和循环抗体,可改善肌无力的症状。

5.免疫球蛋白

急性期使用,效果较好。免疫球蛋白 1 g/(kg·d)静脉滴注,连续 2 天;或0.4 g/(kg·d)静脉滴注,每月连续 5 天,4 个月为 1 个疗程,不良反应为恶心、呕吐、头晕,但能自行缓解。

第八节 脊 髓 损 伤

一、概述

脊髓损伤(spinal cord injury,SCI)是由于外伤、疾病和先天性因素,导致神经损伤平面以下的感觉和运动功能部分或全部障碍,伴有大小便功能障碍,使患者丧失部分或全部活动能力、生活自理能力和工作能力的神经损伤,是康复治疗的主要对象之一。

国外外伤性脊髓损伤的发病率＞60/百万,患病率为 900/百万。北京地区发病率为 68/百万。脊髓损伤的年龄分布存在双峰特点,即 20～50 岁出现高峰及 70～80 岁出现高峰,其中老年人跌倒是造成老年高峰的主要原因。男性比女性多 3～4 倍。国外脊髓损伤的主要原因是车祸、运动损伤等,我国则为交通事故、高处坠落、砸伤等。其他非创伤性原因有血管性、感染性、退行性及占位性病变。

临床症状主要为肌肉运动控制障碍和行动困难、大小便控制障碍、感觉障碍。部分患者有异常疼痛和幻觉痛。高位损伤患者可伴呼吸困难。有并发症的患者,如骨折、脱位、压疮等可出现相应的症状。

脊髓损伤体征包括肌力减弱或消失、肌肉张力异常(低张力、高张力、痉挛)、腱反射异常(无反射、弱反射、反射亢进)、出现病理反射(Hoffman 征和 Babinski 征阳性)、皮肤感觉异常(无感觉、感觉减退、感觉过敏)、皮肤破损或压疮等。高位脊髓损伤可导致呼吸运动障碍和自主神经过反射现象。

横贯性损伤表现为损伤平面以下感觉和运动功能障碍。但一些不完全性损伤具有特殊的表现。

(1)中央束综合征:常见于颈脊髓血管损伤。上肢神经受累和功能障碍重于下肢,患者有可能步行,但上肢部分或完全麻痹。

(2)半切综合征:常见于刀伤或枪伤。损伤同侧肢体本体感觉和运动丧失,对侧温痛觉丧失。

(3)前束综合征:脊髓前部损伤,损伤平面以下运动和温痛觉丧失,而本体感觉存在。

(4)后束综合征:脊髓后部损伤,损伤平面以下本体感觉丧失,而运动和温痛觉存在。

(5)脊髓圆锥综合征:主要为脊髓圆锥损伤,可引起膀胱、肠道和下肢反射消失。高位圆锥损伤偶尔可以保留骶段反射,运动正常。

(6)马尾综合征:椎管内腰骶神经根损伤,可引起膀胱、肠道及下肢反射消失,表现为外周神经损伤的特征(弛缓性瘫痪)。感觉功能可以消失或部分保留,骶反射消失。

(7)脊髓震荡:指暂时性和可逆性脊髓或马尾神经生理功能丧失,可见于只有单纯性压缩性骨折,甚至放射线检查阴性的患者。脊髓并没有机械性压迫,也没有解剖上的损害。另一种假设认为脊髓功能丧失是由于短时间压力波所致,缓慢的恢复过程提示反应性脊髓水肿的消退。此型患者可有反射亢进但没有肌肉痉挛。

二、康复问题

(一)肌肉瘫痪

肌肉瘫痪可以来源于失神经支配的肌肉失能,也可以由于长期不活动导致失用性萎缩。肌肉瘫痪是运动功能障碍的主要原因。患者可以通过功能训练、矫形器应用、步行辅助器、功能性电刺激等得到不同程度的康复。

(二)关节挛缩畸形

长期缺乏活动后由于肌肉纵向萎缩和肌腱弹力纤维的缩短,常导致关节挛缩,甚至骨关节畸形,从而影响患者的步行和活动。纠正挛缩畸形是应用矫形器的必要前提。牵张训练、理疗、手法治疗等都是纠正挛缩的有效方法。

(三)肌肉痉挛

上运动神经元病变往往合并脊髓中枢兴奋性失控,导致肌肉张力过高、活动过度活跃或痉挛。

(1)痉挛的缺点:①导致较强的皮肤剪力,从而造成皮肤损伤或压疮;②关节活动限制而影响日常生活活动;③股内收肌痉挛影响大小便及会阴部卫生;④诱发疼痛或不适。

(2)痉挛的优点:①股四头肌痉挛有助于患者的站立和行走;②膀胱和腹部肌肉痉挛有助于排尿;③下肢肌肉痉挛有助于防止直立性低血压;④预防深静脉血栓形成。

由于痉挛作用的双重性,因此痉挛处理是康复治疗艺术性的体现。

(四)压疮

压疮是最常见的并发症,与脊髓损伤患者的感觉障碍、身体活动障碍、血液循环障碍、营养障碍等有密切关系。压疮的皮肤损害往往是感染的来源,同时也使患者比较难以保持必要的训练姿势,甚至影响卧位。康复治疗可以使大多数压疮问题得以解决。

(五)膀胱和肠障碍

失神经支配性膀胱功能障碍严重影响患者日常生活护理,大小便失禁给患者沉重的心理压力,影响社交和日常活动。膀胱训练、清洁导尿、功能性电刺激是膀胱障碍的有效方法。而肠功能障碍也可以通过饮食结构调整、各类通便药物使用得到解决。

(六)疼痛

脊髓损伤后的疼痛很常见,原因复杂,主要为中枢性和躯体性疼痛,影响患者生活质量。除了药物外,理疗、运动、作业治疗、心理治疗也十分常用。

(七)自主神经调节障碍

自主神经调节障碍包括自主神经功能丧失和过度反射,导致突发性严重高血压。控制自主神经障碍往往是进行康复治疗的必要前提。

(八)性生活/生育

脊髓损伤患者多数有不同程度的性功能和生育功能障碍,影响患者的心理和生活质量,是康复治疗的重要内容之一。

三、康复评定

(一)神经损伤水平

神经平面指脊髓保留双侧正常感觉、运动功能的最低节段。感觉和运动平面可以不一致,左右两侧也可能不同。可以分别用右侧感觉平面、左侧感觉平面、右侧运动平面、左侧运动平面来表示。$T_2 \sim L_1$损伤无法评定运动平面时可以用感觉平面来确定神经平面。神经平面采用关键肌和关键点的方式评定。采用积分方式使不同平面及损伤分类的患者严重程度可以横向比较。

1.感觉平面

关键点指标志感觉平面的皮肤标志性部位。感觉检查包括身体两侧28对皮区关键点(表4-1)。每个关键点要检查针刺觉和轻触觉,并按3个等级分别评定打分。0=缺失;1=障碍(部分障碍或感觉改变,包括感觉过敏);2=正常;NT=无法检查。正常者两侧针刺觉和轻触觉的感觉总积分各为112分。

表 4-1 感觉关键点

平面	部位
C_2	枕骨粗隆
C_3	锁骨上窝
C_4	肩锁关节的顶部
C_5	肘前窝的外侧面
C_6	拇指
C_7	中指
C_8	小指
T_1	肘前窝的尺侧面
T_2	腋窝
T_3	第三肋间
T_4	第四肋间(乳线)
T_5	第五肋间(T_4 与 T_6 之间)
T_6	第六肋间(剑突水平)
T_7	第七肋间
T_8	第八肋间(T_7 与 T_9 之间)
T_9	第九肋间(T_8 与 T_{10} 之间)
T_{10}	第十肋间(脐水平)
T_{11}	第十一肋间(T_{10} 与 T_{12} 之间)
T_{12}	腹股沟韧带中部
L_1	T_{12} 与 L_2 之间上 1/3 处
L_2	大腿前中部
L_3	股骨内上髁
L_4	内踝
L_5	足背第三跖趾关节
S_1	足跟外侧
S_2	腘窝中点
S_3	坐骨结节
$S_{4\sim5}$	会阴部

2.运动平面

关键肌指确定运动平面的标志性肌肉(表4-2)。肌力3级的关键肌为运动神经平面,但该平面以上的关键肌的肌力必须为5级。运动积分是将肌力(0~5级)作为分值,把各关键肌的分值相加。正常者两侧运动平面总积分为100分。

表4-2　运动关键肌

平面	关键肌
C_5	曲肘肌(肱二头肌,旋前圆肌)
C_6	伸腕肌(桡侧伸腕长肌和短肌)
C_7	伸肘肌(肱三头肌)
C_8	中指屈指肌(指深屈肌)
T_1	小指外展肌(小指外展肌)
L_2	屈髋肌(髂腰肌)
L_3	伸膝肌(股四头肌)
L_4	踝背伸肌(胫前肌)
L_5	长伸趾肌(趾长伸肌)
S_1	踝跖屈肌(腓肠肌、比目鱼肌)

(二)脊髓损伤预后

(1)损伤程度与预后损伤程度越重,预后越差。完全性脊髓损伤患者约1%可以在损伤平面之下恢复功能肌力。而皮肤感觉保留的不完全性损伤患者,皮肤感觉保留区的肌力有50%的可能性恢复功能肌力。

(2)损伤平面与预后损伤平面越高,预后越差(表4-3)。

(三)尿动力学评定

尿动力学是依据流体力学和电生理学的基本原理和方法,检测尿路各部压力、流率及生物电活动,从而了解尿路排尿功能及机制,以及排尿功能障碍性疾病的病理生理学变化。检查的主要内容有尿流率、膀胱压力容积、尿道压力分布、括约肌肌电图、尿动力学和B超或X线同步联合检查等。在社区内无法进行尿流动力学检测时,可进行简易的膀胱容量与残余尿测定,以粗略地评估膀胱功能。残余尿测定:患者自行排尿后,立即插入导尿管所导出的尿液容积即为残余尿量。膀胱容量测定方法:排空膀胱后,缓慢注入生理盐水(温度 37 ℃),直到生理盐水不再滴入时,所灌入盐水体积即为膀胱容积;然后开通膀胱与水柱的通路,所得水柱即为膀胱压力。

表 4-3　脊髓损伤平面与功能预后的关系

神经平面	最低功能肌肉	活动能力	生活能力
$C_{1 \sim 4}$	颈肌	依赖膈肌起搏维持呼吸,可用声控方式操纵某些活动	完全依赖
C_4	膈肌、斜方肌	使用电动高靠背轮椅,有时需要辅助呼吸	高度依赖
C_5	三角肌、肱二头肌	可用手在平坦路面上驱动高靠背轮椅,需要上肢辅助具及特殊推轮	大部依赖
C_6	胸大肌、桡侧伸腕肌	可用手驱动轮椅,独立穿上衣,可以基本独立完成转移,可驾驶特殊改装汽车	中度依赖
$C_{7 \sim 8}$	肱三头肌、桡侧屈腕肌、指深屈肌、手内部肌	轮椅实用,可独立完成床-轮椅/厕所/浴室转移	大部自理
$T_{1 \sim 6}$	上部肋间肌/背肌	轮椅独立,用长腿矫形器扶拐短距离步行	大部自理
$T_{6 \sim 12}$	腹肌、胸肌、背肌	长腿矫形器扶拐步行,长距离行动需要轮椅	基本自理
L_4	股四头肌	短腿矫形器扶手杖步行,不需要轮椅	基本自理

(四)常用术语

1.四肢瘫

四肢瘫指脊髓颈段损伤,导致四肢的运动与感觉功能的损害和丧失。四肢瘫涉及上肢、躯干、大腿及盆腔脏器的功能损害,但不包括臂丛病变或椎管外周围神经的损伤。

2.截瘫

截瘫指脊髓胸、腰或骶段的损伤,导致躯干、盆腔脏器和下肢运动和感觉功能损害或丧失。截瘫包括马尾和圆锥的损伤,但不包括腰骶丛病变或椎管外周围神经的损伤。

3.完全性损伤

损伤神经平面以下感觉与运动完全消失。

4.不完全性损伤

损伤神经平面以下包括最低位的骶段保留部分感觉或运动功能。不完全性损伤指神经平面以下包括最低段 $S_{4\sim5}$ 有任何的感觉和/或运动功能保留(即存在"鞍区保留")。鞍区感觉保留指身体两侧肛门皮肤黏膜交界处($S_{4\sim5}$ 皮节)感觉,包括轻触觉或针刺觉,或肛门深部压觉(DAP)保留(完整或受损)。鞍区运动功能保留是肛门指诊检查发现肛门括约肌存在自主收缩。

5.骶段保留

脊髓损伤时最低的保留区域为会阴部的组织边缘,感觉由最低的骶段神经支配。因此没有鞍区感觉和/或肛门外括约肌的自主收缩者均为完全性脊髓损伤。

6.部分保留区

部分保留区(zone of partial preservation,ZPP)指完全性脊髓损伤的患者,在损伤平面以下保留部分神经支配的区域,一般不超过 2～3 个神经节段。ZPP 应分两侧记录,不包括关键肌。

7.脊髓休克

脊髓休克指脊髓受到外力作用后短时间内脊髓功能完全消失。持续的时间一般为数小时至数周,偶有数月之久。在脊髓休克期所有神经反射全部消失,但并不意味着完全性损伤。在此期间无法对损害程度作出正确的评估,必须等待脊髓休克解除后,才可真实评测神经损伤平面及程度。

8.神经根逃逸

神经根逃逸指脊髓损伤平面上一节段的神经根受到损伤,表现为神经平面上移。而神经根功能有可能通过外周神经纤维生长的机制得到恢复,从而造成完全性脊髓损伤患者神经平面"下移"的假象,这种情况称为神经根逃逸。

四、脊髓损伤急救处理

(一)院前急救

主要是认识潜在的脊髓损伤,稳定脊柱以免进一步损伤,维持脊髓有效的血液灌注和氧供。在确诊之前必须维持固定脊柱,转运到医院的过程中必须强调保持脊柱稳定。损伤现场处理强调保持气道、呼吸和循环功能,并注意损伤平面。对意识障碍的脊髓损伤幸存者诊断可能比较困难,但必须考虑到脑外伤和脊髓损伤。要注意患者的膈肌呼吸。腱反射和肛门括约肌张力消失提示脊髓损伤。

(二)制动稳定

脊柱受伤的患者怀疑脊髓损伤时应立即制动稳定,制动体位有两种:①保持受伤时的姿势制动、搬运;②使患者保持平卧位制动、搬运,前者可防止因体位变动而导致脊髓二次损伤。制动固定后立即转运至医院尽早开始救治工作。

(三)院内急救

到达医院后,急诊室医务人员必须协助转移,在生命体征基本稳定基础上,进行全面的体格检查与神经系统检查,记录检查结果。对不同部位的损伤进行 X 线检查。对怀疑腹腔问题,进行 B 超探查。颈椎不稳定考虑安置 Halo 架。实验室检查包括血尿常规、生化化验、出凝血时间、血型、碱性磷酸酶与尿培养。呼吸困难患者进行气管切开,合并脑、腹部损伤请专科医师会诊。

五、并发症的干预

(一)疼痛处理

脊髓损伤患者的疼痛既可以是躯体性,也可以是中枢性。疼痛的治疗包括预防性措施、心理治疗、运动和理疗、药物治疗、神经干注射(神经干注射 50%～100%乙醇或 2%～5%苯乙醇 2～5 mL,以解痉止痛),糖皮质激素注射也有一定效果。

(二)肌肉痉挛

肌肉痉挛一般在损伤后 3～6 周开始发生,6～12 个月达到高峰。常见诱因是膀胱充盈或感染、结石、尿路阻塞、压疮及机体的其他感染或损伤,因此患者反复发生痉挛时要注意是否有并发症,以及时去除诱发因素是缓解痉挛最有效的治疗方法之一。康复治疗包括去除诱发因素,如结石、感染等;牵张运动及放松训练;抗痉挛药物应用;神经阻滞治疗;手术治疗;水疗及直肠电刺激治疗等均有一定效果。

(三)泌尿系统并发症

脊髓损伤非常常见,处理不当导致肾衰竭。①尿路感染:患者由于感觉障碍,发生尿路感染时尿道刺激症状不明显,只能通过对尿液混浊、尿中有无红细胞与白细胞、尿培养阳性、血常规白细胞计数增多和体温升高等感染现象来观察判断。没有全身症状时一般不必采用药物治疗,增加饮水量是有效的方法。出现全身症状时,最好进行尿培养和药敏试验,以选择恰当的抗菌药物。超短波等理疗有明确的效果。②泌尿系统结石:脊髓损伤患者饮水一般偏少,加上长期卧床,使尿液浓缩,长期不活动造成高钙血症和高磷酸血症,容易发生泌尿系统结石,也容易继发泌尿系统感染。防治方法:适当增加体力活动,减少骨钙进入血液,多饮水,增加尿量和尿钙排泄,根据结石的性质适当改变尿液的酸碱度。必要时可以采用超声振波碎石、中药排石等。

(四)性功能障碍及康复

神经平面与性功能障碍关系密切(表 4-4)。

(1)恢复勃起的技术:血管活性物质阴茎海绵体内注射(罂粟碱和酒精妥拉明联合使用最为常见,一般注射于阴茎根部外后侧)、真空技术(采用产生负压的装置将阴茎置于其中,利用负压使阴茎胀大,再使用收缩带置于阴茎根部阻断血流,使阴茎保持勃起状态)、阴茎假体(阴茎假体包括半硬式和充盈式两大类)。骶前神经刺激器可以作为治疗尿失禁的方法,也可以造成阴茎勃起。

表 4-4　神经平面与性功能的关系(完全性损伤)

神经平面	性功能
$T_{10} \sim L_2$ 以上	生殖器感觉全部丧失。但直接刺激可以使阴茎反射性勃起或阴唇反射性充血,阴道润滑,阴蒂肿胀
$T_{10 \sim 12}$	交感神经活动丧失,有心理性阴茎勃起和阴道充血反应。如果损伤平面以下的脊髓骶段未受影响,直接刺激生殖器有可能产生反射现象
T_{12} 以下	心理性阴茎勃起存在,但勃起时间较短,通常不能满足性交 女性可有生殖器反应和较弱的快感,但骶段或马尾损伤时消失
$L_2 \sim S_1$	男性可以有生殖器触摸和心理性勃起,但不能协调一致 男女均不能通过生殖器刺激获得性高潮
$S_{2 \sim 4}$	男性丧失勃起和射精能力,不可能通过生殖器刺激获得性高潮

(2)女性性功能障碍。①生育:脊髓损伤对女性患者的生育无影响,月经一般在 1 年内恢复正常;②性反应:女性患者在生殖器感觉丧失后,性敏感区趋向于转移到其他部位,仍然足以刺激产生性高潮。外生殖器在 T_{12} 以上水平可以有反射性分泌,L_1 以下可以有心理性分泌。尽管分泌量可有所减少,但性交活动一般没有重大影响。

(五)心血管问题及康复

T_6 平面以上损伤导致交感神经完全失去高级控制,机体的应激能力和血管舒缩能力异常。T_6 平面以下胸髓损伤导致部分交感神经失控,腰骶平面损伤不影响交感神经系统,但可以损害下肢血管控制能力。高位截瘫或四肢瘫的患者最常见的异常是低血压和心动过缓,与心排血量下降平行,与心脏的交感神经张力下降及血管收缩机制障碍有关。脊髓休克恢复后,节段性交感神经功能逐步恢复,心血管功能也逐步得到恢复,最终达到稳定平衡状态。老年性心脏功能减退在脊髓损伤后将进一步加剧。容易发生冠心病、高血压病及心力衰竭。自主神经过反射是较严重的心血管问题,表现为发作性高血压、头痛、面部潮红等,常见的诱因是膀胱充盈、直肠刺激、便秘、感染、痉挛、结石、器械操作、性冲动等。处理为:取坐位,口服钙通道阻滞剂、静脉注射交感神经阻滞剂或硝酸甘油类药物。如果血压持续超过 26.7/17.3 kPa(200/130 mmHg),而药物效果不佳时,可以考虑采用硬膜外麻醉的方法阻断交感神经节,以控制血压。

(六)体温调节障碍与康复

脊髓损伤可以出现变温血症,即体温随环境温度而变化。因此要特别注意气温变化时采取适当的衣着。

(七)异位骨化的康复

脊髓损伤后异位骨化发生率为 16%～53%,最常见于髋关节,其次为膝、肩、肘关节及脊柱,一般发生于伤后 1～4 个月,但可以早在伤后 2 周左右、晚至伤后数年。病理改变先发生在肌肉周围,以后逐渐与肌肉分开,可包裹部分萎缩的肌肉纤维,一般不累及关节囊。发展过程分为 4 期。

(1)Ⅰ期:软组织炎性反应,肢体肿胀、发热、局部触及较硬的肿块、疼痛、关节活动受限,碱性磷酸酶增高。出现症状的最初 7～10 天常规 X 线检查阴性,骨扫描有助于早期诊断。

(2)Ⅱ期:临床表现与Ⅰ期相似,但 X 线检查为阳性。

(3)Ⅲ期:疼痛逐步减轻,但关节活动仍然明显受限。

(4)Ⅳ期:疼痛基本消失,病变组织硬化,骨扫描可为阴性,X 线可见病变部位骨性改变。

治疗包括药物、手术、理疗早期(Ⅰ～Ⅱ期)常用局部冷疗,Ⅲ～Ⅳ期时可以采用温热疗法。异位骨化后运动训练不可以造成明显疼痛,否则可加重病情。为了预防异位骨化的发生,进行关节被动活动时要注意动作轻柔,不可采用暴力,以免损伤肌肉或关节,促使异位骨化发生。

(八)迟发性神经功能恶化

神经功能状态的恶化可以在损伤数年后出现(3～5 年占 12.1%),对患者的独立生活能力有明显的影响。迟发性神经功能恶

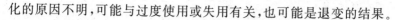

化的原因不明,可能与过度使用或失用有关,也可能是退变的结果。

六、康复治疗

(一)康复目标

脊髓损伤与康复目标:对于完全性脊髓损伤,脊髓损伤神经平面确定后康复目标基本确定,见神经平面损伤与功能预后的关系。对于不完全性脊髓损伤来说,需根据残存肌力功能状况确定康复目标。脊髓损伤康复的目的:首先要重获独立能力,而独立能力不仅包括自理能力,还应包含独立做出决定和解决问题的能力即自决能力。最终,患者不仅能回归社会,还能进行创造性地生活。康复治疗不能简单局限于物理治疗、作业治疗,患者的社会适应能力及潜在的就业能力应加以重视。

(二)早期康复

1.关节保护和训练

生命体征稳定之后就应立即开始全身各关节的被动运动,1～2次/天,每一关节在各轴向运动若干次即可,以避免关节挛缩。进行被动运动时要注意动作轻柔、缓慢,有节奏,活动范围应达到最大生理范围,但不可超过,以免拉伤肌肉或韧带。髋关节外展要限制在45°以内,以免损伤内收肌群。下胸段或腰椎骨折时,进行屈髋屈膝运动时要注意控制在无痛范围之内,不可造成腰椎活动。禁止同时屈曲腕关节和指关节,以免拉伤伸肌肌腱。腰椎平面以上的患者需要特别强调髋关节屈曲及腘绳肌牵张运动,因为只有髋关节直腿屈曲超过90°时才有可能用长腿姿势独立坐在床上,这是各种转移训练和床上活动的基础。高位脊髓损伤患者为了防止肩关节半脱位,可以使用肩矫形器。肩胛骨和肩带肌的被动运动与训练对于恢复上肢功能意义重大,不可忽视。

2.直立适应性训练

逐步从卧位转向半卧位或坐位,倾斜的高度每天逐渐增加,以无头晕等低血压不适症状为度,循序渐进。下肢可使用弹力绷带,同时可使用腹带,以减少静脉血液淤滞。从平卧位到直立位需1～

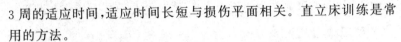

3周的适应时间,适应时间长短与损伤平面相关。直立床训练是常用的方法。

3.膀胱和肠功能训练

脊髓损伤后早期常有尿潴留。在有大量输液的情况下可采用留置导尿管的方式。留置导尿管时要注意卧位时男性导尿管的方向必须朝向腹部,以免导尿管压迫尿道壁,造成尿道内压疮。留置导尿管时还要注意夹放导尿管的时机。膀胱储尿400 mL左右有利于膀胱自主收缩功能的恢复。要记录水的出入量,以判断放尿时机。留置导尿管时每天进水量必须达到2 500~3 000 mL,以避免膀胱尿液细菌的繁殖增长。留置导尿管者发生泌尿系统感染可以没有症状,抗菌药物往往无效,最好的办法是拔除导尿管。一旦出现全身性菌血症可以采用敏感的抗生素治疗。留置导尿管要尽早结束,改为间断导尿或者清洁导尿的方式,即采用较细的导尿管,导尿管插入时要将外阴部局部清洗干净,导尿管用后用清水冲洗,然后放入生理盐水或消毒液中保存。

脊髓损伤后的直肠问题主要是便秘。首先要强调保证足量粗纤维的饮食(例如素菜等)和规律的排便习惯(一般以原先的习惯为准)。肛门-直肠润滑剂和缓泻剂都可以采用。手指肛门牵张法也很有效,方法是将中指戴指套,粘润滑剂后插入肛门,缓慢将手指向肛门一侧牵拉,或者进行环形牵拉,刺激结肠蠕动,缓解肛门括约肌的痉挛,从而促进排便。腹泻少见,多半为合并肠道感染。可以采用抗菌药物及肠道收敛剂治疗。

4.压疮处理

要点是保持皮肤清洁、干燥;保持良好的营养状态;避免长时间皮肤受压。对已形成压疮者,采用生理盐水敷料创面覆盖(湿到半湿法)是有效和便宜的治疗方法。湿到半湿法是指将湿的生理盐水敷料覆盖在疮面,通过水分蒸发的作用将疮面的分泌物吸附在敷料上,并在敷料达到半湿程度的时候去除敷料,更换新的敷料。这样就可以把分泌物去除,而不损伤疮面新生的上皮组织。不主张在疮面直接使用抗菌药物,以免导致耐药菌株。

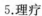

5.理疗

超短波、短波、直流电、神经肌肉电刺激等理疗对减轻炎性反应、促进创面愈合和神经功能恢复有一定的帮助。

6.心理治疗

几乎所有脊髓损伤患者在伤后均有严重心理障碍,包括极度压抑或忧郁、烦躁、甚至发生精神分裂症。因此康复治疗时必须向患者进行耐心细致的心理工作,对于患者的问题给予鼓励性的回答,帮助患者建立信心,积极参加康复训练。

(三)恢复期康复

一旦患者生命体征稳定、骨折部位稳定、神经损害或压迫症状稳定、呼吸平稳后即可进入恢复期治疗。

1.肌力训练

肌力训练的重点是肌力2~3级的肌肉,可以采用渐进抗阻训练;肌力2级时可以采用滑板运动或助力运动;肌力1级时只有采用功能性电刺激的方式进行训练。肌力训练的目标是使肌力达到3级以上,以恢复实用肌肉功能。脊髓损伤者为了应用轮椅、拐或助行器,在卧位、坐位时均要重视锻炼肩带肌力,包括上肢支撑力训练、肱三头肌和肱二头肌训练和握力训练。对于采用低靠背轮椅者,还需要进行腰背肌的训练。步行训练的基础是腹肌、髂腰肌、腰背肌、股四头肌、内收肌、臀肌等训练。卧位时可采用举重、支撑,坐位时利用倒立架、支撑架等。

2.肌肉与关节牵张

肌肉与关节牵张包括腘绳肌牵张、内收肌牵张和跟腱牵张。腘绳肌牵张是为了使患者直腿抬高>90°,以实现独立坐。内收肌牵张是为了避免患者因内收肌痉挛而造成会阴部清洁困难。跟腱牵张是为了保证跟腱不发生挛缩以进行步行训练。牵张训练是康复治疗过程中必须始终进行的项目。牵张训练还可以帮助降低肌肉张力,从而对痉挛有一定的治疗作用。

3.坐位训练

正确的独立坐位是进行转移、轮椅和步行训练的前提。床上坐位可分为长坐位(膝关节伸直)和短坐位(膝关节屈曲)。实现长坐位才能进行床上转移训练和穿裤、袜和鞋的训练,其前提是腘绳肌必须牵张度良好,髋关节屈曲活动范围超过90°。坐位训练还应包括平衡训练,以及躯干向前、后、左、右侧平衡及旋转活动时的平衡。这种平衡训练与脑卒中和脑外伤患者的平衡训练相似。

4.转移训练

转移训练包括独立转移和帮助转移。帮助转移指患者在他人的帮助下转移体位。可有两人帮助和一人帮助。独立转移指患者独立完成转移动作,包括从卧位到坐位转移、床上或垫上横向和纵向转移、床至轮椅和轮椅至床的转移、轮椅到凳或凳到轮椅的转移及轮椅到地和地到轮椅的转移等。在转移时可以借助一些辅助具,例如滑板。

5.步行训练

先要进行步态分析,以确定髂腰肌、臀肌、股四头肌、腘绳肌等肌肉的功能状况。完全性脊髓损伤患者步行的基本条件是上肢有足够的支撑力和控制力。如果要有具有实用步行能力,则神经平面一般在腰或以下水平。对于不完全性损伤者,则要根据残留肌力的情况确定步行的预后。步行训练的基础是坐位和站位平衡训练,重心转移训练和髋、膝、踝关节控制能力训练。关节控制肌的肌力经过训练仍然不能达到3级以上水平者,需要考虑使用适当的矫形器以代偿肌肉的功能。患者可以开始平行杠内练习站立及行走,包括三点步和四点步、二点步,并逐步过渡到助走器或双杖行走。行走训练时要求上体正直、步伐稳定、步态均匀。耐力增强之后可以练习跨越障碍,上下台阶、摔倒及摔倒后起立等。步行训练的目标如下。①社区功能性行走:终日穿戴矫形器并能耐受,能上下楼,能独立进行日常生活活动,能连续行走900 m。②家庭功能性行走:能完成上述活动,但行走距离不能达到900 m。③治疗性步行:上述要求均不能达到,但可借助矫形器进行短暂步行。

6.轮椅训练

(1)患者选择合适的姿式:可采用身体重心落在坐骨结节上方

或后方(后倾坐姿)或相反的前倾坐姿。前倾坐姿的稳定性和平衡性更好,而后倾姿势较省力和灵活。要注意防止骨盆倾斜和脊柱侧弯。

(2)轮椅操纵:上肢力量及耐力是良好轮椅操纵的前提。在技术上包括前后轮操纵、左右转进退操纵、前轮跷起行走及旋转操纵,上一级楼梯训练及下楼梯训练。注意每坐 30 分钟,必须用上肢撑起躯干,或前倾/侧倾躯干,使臀部的压力转移,以免坐骨结节处发生压疮。

(四)康复护理与教育

1.基本护理

(1)床和床垫:对脊柱不稳定者,伤后 24 小时以内选用动力床;对脊椎稳定者可使用减压床、皮垫床或一般床上加气垫或水垫。

(2)翻身:强调每 2 小时翻身 1 次,防止皮肤压疮。翻身时必须稳妥托住患者后再移动。上下沿身体轴线滚翻时防止出现脊柱的扭转。

(3)体位:患者可以采用平卧或侧卧,但要求身体与床接触的部位全部均匀地与床接触,避免局部压力过重,以免发生压疮。在病情许可的前提下,逐步让患者由平卧位向半卧位和坐位过渡。为了减轻直立性低血压,除了采用逐步抬高床头的方式外,还可以采用下肢弹力绷带的方式。踝关节要保持在 90°,可以在脚底和床架之间增加软垫,保持踝关节的角度。

(4)个人卫生活动:协助患者梳洗,注意采用中性肥皂。大小便及会阴护理,注意避免局部潮湿,以减少发生压疮的可能性。大小便后软纸擦拭,避免皮肤擦伤。

2.康复教育

脊髓损伤可导致终身残疾。在康复机构中,护士应在患者的教育方面投入更多努力,而康复教育则是康复成功的关键。首先,护士不仅是康复教育的组织者,同时也是康复护理基本技术的传授者。家属与患者可在护士指导下自己进行 ADL 训练、清洁导尿、PT、OT 训练等。家属在此过程中,逐步掌握脊髓损伤的基本知识与康复基本原则,掌握间歇导尿、ROM训练、翻身转移等基本技术,成为患者日后长期陪伴的"康复治疗师或护士",为出院后社区康复或家庭康复奠定基础。

第九节　痉挛的康复

一、痉挛的处理

肢体痉挛可以影响患者肢体功能的恢复,影响关节活动范围,进而引起肌腱挛缩,还可以引起疼痛,自主神经过反射,降低日常生活活动能力,加重看护者的负担。因此,缓解痉挛是肢体运动功能康复的一个重要的方面。

但是,仅仅去除了痉挛这一因素,运动功能并不一定就能够得到很明显的提高。因此,在治疗痉挛前,医务人员应当考虑缓解痉挛是否能改善功能障碍,是否改善夜间睡眠,是否减轻疼痛,患者的要求是否现实,等等。最好确定缓解痉挛对于患者来说利大于弊时,再开始进行治疗,尤其是药物和外科治疗。

(一)去除引起痉挛的因素

有些因素可以引起和/或加重痉挛,如疼痛、炎症、皮肤破溃、膀胱和直肠充盈、心理因素(兴奋、焦虑、喜悦和愤怒等)、机械因素(衣服、鞋子过紧)等。因此在患者出现肢体痉挛或者痉挛突然加重的时候,应当积极查找引起痉挛的原因。去除这些因素可以减轻痉挛,也可以使抗痉挛治疗获得更好的效果。

(二)保持良肢位

脑卒中后,患者常常表现出相同的痉挛模式。上肢表现为屈肌痉挛模式:肩关节内收内旋,肘关节屈曲,前臂旋前,腕关节和手指屈曲。下肢表现为伸肌痉挛模式:髋关节内收内旋,膝关节伸展,踝关节跖屈、内翻,足趾屈曲。所谓保持良肢位,就是将患者肢体摆放

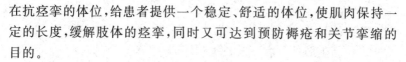

在抗痉挛的体位,给患者提供一个稳定、舒适的体位,使肌肉保持一定的长度,缓解肢体的痉挛,同时又可达到预防褥疮和关节挛缩的目的。

1.仰卧位

患者面部朝上,头部放在枕头上。枕头高度要适当,使胸椎不要出现屈曲。患侧肩关节及上肢下垫一个枕头,使肩胛骨略向前突,肩关节稍外展,肘关节伸展,前臂旋后,腕关节稍背伸,手指伸展。患侧臀部外下方垫一个小枕头,防止髋关节屈曲、外旋。膝关节下方放一个小枕头,使膝关节微屈,防止股四头肌短缩。踝关节保持中立位。

2.患侧卧位

患侧肢体在下,头微屈,下颌内收,躯干尽量与床面保持90°。患侧肩胛带向前伸,肩关节屈曲,肘关节伸展,掌心朝上,腕关节稍背伸,手指伸展。患侧下肢伸展,膝关节微屈。健侧下肢取放松体位。

3.健侧卧位

患侧肢体在上方,患侧上肢尽量向前方伸出,肩关节屈曲约90°,上肢下用枕头支持,肘关节伸展,手心朝下,拇指外展,四指伸展位。健侧上肢可以自由摆放。患侧下肢髋、膝关节屈曲,置于枕头上,避免踝关节跖屈内翻。健侧下肢放松摆放。

4.床上坐位

髋关节尽量保持90°屈曲位,背部用枕头垫好,保持躯干伸展,双侧上肢伸展位放在床前桌子上,患侧前臂中立位,腕关节稍背屈,手功能位。双膝微屈,踝关节背屈或中立位。

(三)运动疗法

1.被动牵拉

可以暂时缓解痉挛,维持痉挛肌群肌纤维长度,维持关节活动的范围,防止关节挛缩变形。

2.关节负重

患者的躯干或肢体关节在外力或自身肢体的重力下,关节间隙

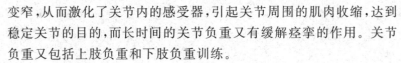

变窄,从而激化了关节内的感受器,引起关节周围的肌肉收缩,达到稳定关节的目的,而长时间的关节负重又有缓解痉挛的作用。关节负重又包括上肢负重和下肢负重训练。

3.局部缓解痉挛的手法

(1)肌腱挤压法:由于 Golgi 腱器是位于肌肉和肌腱结合处,所以当外力缓慢地、长时间地挤压肌腱,可通过皮肤、肌梭等感受器的作用,引起 Golgi 腱器的兴奋,激发抑制反应,从而使痉挛的肌肉张力降低,肌肉松弛。

(2)轻刷法:刺激拮抗肌的收缩,交互抑制主动肌痉挛。其机制:当刺激作用于人体的皮肤时,感觉刺激的冲动传送至大脑皮质运动区,引起锥体束始端的细胞兴奋,兴奋传至脊髓,由 α 纤维传到肌肉,引起相应肌肉的收缩。

(3)振动法:是一种连续的、快速的刺激。一般作用于肌腹或肌腱的部位,引起拮抗肌的收缩,从而相应地缓解了主动肌痉挛的程度。

(四)口服抗痉挛药物

1.巴氯芬

巴氯芬是一种 γ-氨基丁酸(GABA)激动剂,主要与脊髓 GABA2B 受体结合,减少兴奋性神经递质和 P 物质释放,改善阵挛、减少屈肌痉挛发作频率和增加 ROM,从而改善功能。巴氯芬口服被胃肠道迅速吸收,半衰期3~4小时,在脑卒中患者可能为 3~7 小时。口服后仅小部分代谢为活化物质,72 小时内药物以原形由尿(80%)、大便(5%)排出,15%在肝内代谢。临床上用于脊髓损伤,多发性硬化等(例如屈肌、伸肌、僵直、疼痛),少用于脑性痉挛状态。在应用过程中,剂量应个体化,成人 5 mg×3/d,3~5 天调整 1 次剂量,每次增加 5 mg,直至起作用,保持此剂量(不良反应应最小)。老年人剂量宜从 2.5 mg×3/d 开始。剂量不应超过 60 mg/d。用药过程中,有消化性溃疡、精神病、呼吸、肝、肾功能障碍或癫痫时应慎用,后者应同时服用抗癫痫性药物。本药能增强抗高血压药物作用与钙离子拮抗剂应用可出现直立性低血压。本药可影响反应性,故

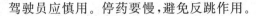

驾驶员应慎用。停药要慢,避免反跳作用。

2.替扎尼定

替扎尼定是咪唑啉、可乐定的衍生物,是中枢 α_2 去甲肾上腺素的激动剂,能防止从脊髓中间神经元的突触后末端释放兴奋性氨基酸,并可易化甘氨酸的抑制作用。替扎尼定的短期作用不能显著减少患者痉挛和阵挛,但其长期作用能改善痉挛和阵挛。有研究报道替扎尼定引起的肌无力比巴氯芬和地西泮少,其减少肌张力的作用与巴氯芬相似,并优于地西泮。替扎尼定对阵挛、疼痛与夜间痉挛作用较好。巴氯芬和替扎尼定有协同作用。替扎尼定盐酸盐是一种口服短效药物,首关清除快,血浆浓度在 1 小时后达峰,半衰期为2.5 小时,3 小时后疗效和不良反应消失。开始服用时先从 4 mg/d起,逐渐加量,每天平均维持剂量为 18~24 mg,建议最大剂量为每天 24 mg。潜在不良反应,镇静、疲乏、昏睡,直立性低血压,嘴干、头昏,可产生肝中毒,定期测肝功。

3.地西泮

GABAA 的协同剂,主要作用于脑干和脊髓水平,增加 GABA和 GABA2A 受体复合体亲和性,导致突触前抑制,减小单突触和多突触反射,从而增加 ROM,减少反射亢进、痛性痉挛和焦虑。地西泮半衰期为 20~80 小时且形成延长功效的活性代谢产物。在脊髓损伤和多发性硬化时用于症状缓解,如屈、伸肌痉挛,僵直,疼痛。不良反应:嗜睡、呼吸抑制、成瘾、撤药综合征。巴氯芬或替扎尼定能增加其镇静和中枢抑制作用,合用时应严密监控。

4.丹曲林

它影响骨骼肌肌浆网钙的释放,从而减少肌肉收缩,降低肌张力、减少肌阵挛和肌肉痉挛。用于症状性缓解,特别是阵挛,在所有病因的上运动神经元综合征时。对脑瘫和脑外伤引起的痉挛尤为有效。对心肌和平滑肌无明显作用,原因不明。潜在的不良反应有肌无力;肝中毒($<1\%$),肝病时要注意,妇女 >30 岁,剂量>300 mg/d,服用过 60 天时易发生,要用前,用后定期检查肝功能;中枢神经系统不良反应少,可有昏睡。

5.乙哌立松

乙哌立松为中枢性骨骼肌松弛剂,作用于单突触与多突触反射,对 α、γ 神经元均有抑制作用,可使肌梭兴奋性降低。治疗剂量 150～300 mg/d。不良反应有肌肉过度松弛、胃病、恶心、厌食、嗜睡。

(五)局部神经阻滞治疗

1.酚、乙醇注射疗法

主要目的是降低肌张力,预防挛缩,便于完成康复,并进行功能性训练。

(1)注射方法:确定运动点。用 22～27 号,聚四氟乙烯包裹的单极针刺入,先以低输出脉冲电流刺激,直到用最小电流<1 mA 刺激仍有肌肉收缩。缓慢注入酚或乙醇 2～5 mL,一般数分钟即可见效。

(2)临床应用:包括诊断性治疗和感觉运动周围神经的松解术。

诊断性神经阻滞包括:评估痉挛严重度;测定残缺或功能丧失的责任肌肉;鉴别是挛缩还是痉挛;预测对神经松解术或肉毒毒素 A 注射的效果,设计治疗。

作为感觉运动周围神经的松解术包括:可用腘窝部胫神经阻滞治疗马蹄内翻足(踝跖屈肌与内翻肌痉挛);对仅有踝跖屈肌痉挛者,则可对腓肠肌-比目鱼肌复合运动支阻滞。

(3)注意事项及不良反应:所用药物剂量应用小于 20 mL,否则系统性吸收可出现虚脱、心律失常。注射处常有疼痛烧灼感,对应用抗凝血剂患者要注意出血。混合感觉运动神经阻滞时感觉异常的发生率可达 32%,数天或数周即好,可用阿米替林、卡马西平、加巴喷丁治疗。

2.肉毒毒素(botulinumtoxin,BTX)注射疗法

肉毒毒素是由革兰阳性厌氧细菌,肉毒梭菌产生的细菌外毒素。按血清型分类,可分为 A～G 7 型。其中 A 型肉毒毒素(BTXA)最稳定,所以目前临床应用最多。在美国 20 世纪 70 年代,BTXA 即用于临床,1980 年美国食品药品监督管理局批准上市。我国兰州生物

制品研究所研制成功 CBTX-A(Chinese botulinum toxin type A)，1997 年已上市。

(1)作用机制：肉毒毒素是一种合成的单一多肽链，分子量 150 000，经蛋白水解成为活化的双链结构即重链(H)与轻链(L)链，分子量分别为 50 000～100 000。首先 H 链以高亲和力与轴束终末特殊受体结束，随后毒素经由受体介导的内摄作用进入细胞，L 链经由锌-依赖 SNAP-25(一种突触前膜蛋白)水解作用而阻止囊泡释放 Ach，从而达到缓解痉挛的作用。

(2)注射方法：用生理盐水将肉毒毒素粉剂稀释为浓度是 25～50U/mL 的药液。确定注射位点，注射部位常规消毒，然后将药液缓慢注射入肌肉内。

(3)确定注射位点的方法。①体表标志：有一些肌肉如肱二头肌体积比较大，位置表浅，从体表就可以很容易地分辨出来。这样的肌肉无须特殊仪器，可以根据解剖学标志进行定位。②肌电定位：需要使用专门的肉毒毒素注射针头，这种针头既可以作为注射针头，又可以作为刺激电极。通过肌电图仪，以最小的电流刺激，仍能看到靶肌肉收缩，就可以在此点进行注射。③超声定位：利用B超仪显示肢体局部图像，被动牵拉靶肌肉，可在 B 超显示器上看到靶肌肉活动最明显，然后在 B 超引导下进行注射。

(4)临床应用：肉毒毒素注射的剂量应个体化，它取决于肌肉的大小、痉挛的程度，由医师的经验决定。一般情况下，每次注射总剂量可达 400 U，国外有一次注射 1 200 U 的报道(半数致死量为 3 000 U)。儿童使用时一般按 6～8 U/kg 体重给药。肉毒毒素注射后可向周围扩散(低浓度)影响邻近肌肉功能，故药量不宜太大。另外药液不要太稀释，便于毒素与 N-M 接头结合。药物一般注射后 72 小时起效，疗效一般维持 3～6 个月。

(5)注射后续治疗：注射肉毒毒素后，可以给予靶肌肉电刺激或按摩，促进药物吸收，增强药物疗效。肉毒毒素注射后如果没有反应应考虑肉毒毒素抵抗现象。如果第一次注射治疗有效，第二次注射没有反应，可以考虑改用 B 型肉毒毒素。为了减少肉毒毒素抗体的产生,建议一次注射剂量不要超过 400 U,两次注射间隔不要少于 3 个月。

(6)不良反应:可有出血、碰伤、肌肉疼痛、局部萎缩、流感样全身不适。发生率较低,一般为可逆性。妊娠、喂乳、肌病、重症肌无力、服用氨基糖苷类药、感染、发炎或对该药过敏者为禁忌证。

3.神经松解术与肉毒毒素注射的比较(表 4-5)

表 4-5   神经松解术与肉毒毒素注射的比较

参数	神经松解(酚、乙醇)	BTXA 注射
注射点	神经(混合型或运动分支)	肌肉(优先运动终板)
技术	由电刺激严格定位	注射点由 EMG 或 ES 确定
异常感觉	达 32%	无报道
开始作用时间	立即	24~72 小时
治疗持续时间	6~12 个月或更长	3~4 个月
治疗间隔	可在 24 小时内或更短时间内	需等 3 个月
患者感觉	差些	好些
治疗阶段费用	不贵	贵

(六)鞘内注射巴氯芬

口服巴氯芬,脂溶性差,不易通过血-脑屏障。在 20 世纪 80 年代开始应用鞘内注射巴氯芬治疗难治性痉挛。经鞘内注射后,脑脊液中药物浓度提高。鞘内注射巴氯芬,使在 Ⅰa 纤维终末模拟突触前抑制,巴氯芬是 GABAB 受体的协同剂,GABA 与此受体结合减少钙流至突触前终末而降低递质量的释放。这种方法适用于严重痉挛;对口服药物反应差,对创伤性治疗疗效差,如神经阻滞等;体积大,腹部可装泵。不良反应有嗜睡、眩晕、无力、脑脊液漏、血肿感染、软组织糜烂、疾病发展、并发内科病、药物过量或不足、导管扭曲、脱开、位置改变、阻塞等。

(七)物理治疗

1.神经肌肉电刺激

神经肌肉电刺激是指任何利用低频脉冲电流刺激神经或肌肉

引起肌肉收缩,达到提高肌肉功能或治疗神经肌肉疾病的一种治疗方法,国外用于瘫痪的治疗已有 40 多年的历史。功能性电刺激和经皮电神经刺激均属于神经肌肉电刺激疗法。

(1)神经肌肉电刺激作用于拮抗肌抑制痉挛:其机制目前认为,刺激支配拮抗肌的神经后,拮抗肌粗纤维Ⅰa肌梭的传入纤维被兴奋,神经细胞的动作电位传入脊髓,兴奋脊髓中间神经元,后者抑制了支配痉挛肌的运动神经元(α运动神经元)。但是,也有研究认为,刺激拮抗肌的运动神经元降低痉挛是通过激活脊髓与屈曲反射活动有关的多突触通道而起作用的。

(2)神经肌肉电刺激作用痉挛肌群控制痉挛:早期的研究者认为,可能是大强度的电刺激引起痉挛肌群疲劳,而疲劳的痉挛肌降低了对异常的自发性运动神经元冲动的反应所致。20 世纪 80 年代后期,有研究者认为可能是由于支配痉挛肌的运动神经元轴突动作电位扩散的效应。动作电位沿着运动神经元扩散到脊髓不仅影响运动神经元的细胞体,而且通过轴突的侧支循环,后者被认为是脊髓中间抑制神经元的突触,即电刺激激活了支配痉挛肌群的神经元,由于突触前抑制的作用,兴奋传入脊髓激活了中间抑制神经元,后者抑制了痉挛肌群和协同肌群的兴奋性。

(3)感觉水平的刺激抑制痉挛:到目前为止,电刺激抑制痉挛主要是通过直接刺激痉挛肌、拮抗肌或其支配神经,或者将这些方法结合起来应用。大多数情况,刺激的强度足以诱发肌肉的收缩。实际上,仅仅激活外周感觉神经的低水平电刺激也可以用于抑制痉挛。国外有学者治疗下肢踝屈肌群痉挛的脑卒中患者,电极放在支配胫前肌(瘫痪肌群)的腓总神经处。刺激频率99 Hz,波宽 0.125 毫秒,电流形态为双向不对称连续方波,强度为感觉阈值的 2 倍。结果发现痉挛降低,踝最大自主等长背伸增加,H 反射被抑制。提示感觉水平的刺激是通过激活支配痉挛肌传入神经的突触前抑制来发挥作用,此外,踝背伸的改善,也可能是由于刺激释放了胫前肌运动神经元的抑制。

2.肌电生物反馈疗法

生物反馈疗法是 20 世纪 60 年代开始兴起的一种康复治疗技术。该方法是通过肌电生物反馈将骨骼肌兴奋收缩时产生的肌电活动及时加以检出,并转换成大脑所熟悉的感觉刺激方式加以显示,同时通过示波器和扬声器的反馈,训练受试者对肌肉内不同运动单位的放电进行控制,进行松弛和加强肌肉收缩运动的训练,达到全身松弛和神经肌肉功能重建的目的。用生物反馈可以确定某一受累肌肉是否存在痉挛及痉挛程度。患者对肌肉痉挛的原因和机制了解后,较容易按照肌电生物反馈进行训练。采用肌电生物反馈疗法可以降低肌张力及痉挛,减轻异常的协同运动。但是肌电生物反馈对肌痉挛的治疗作用存在疑问。多数研究者认为,选择患者时至少须注意两点:①患者应有随意控制的潜在能力,严重的本体感觉丧失、明显挛缩和主动运动能力丧失均不利于功能恢复(本体感觉缺失者,上肢功能恢复的可能性很小);②患者应有一定的理解力。如患者的理解能力差,或缺乏遵从指令的能力(如感觉性失语的患者),则无法应用肌电生物反馈疗法。

3.温度疗法

(1)热疗法:温热疗法有温水浴、热敷、微波、超声波、红外线等,温热疗法的解痉机制一般认为是:①活化 Golgi 腱器,使传入冲动增加,通过Ⅰb类纤维抑制牵张反射;②抑制 γ 纤维的活性;③增加软组织及关节的弹性。

(2)冷疗法:冷疗法有冷水浴、冰袋、冰块按摩等,其抑制痉挛的作用机制如下。①抑制肌梭的活动;②降低神经传导及传导速度;③增加软组织及关节的黏弹性。在开始肢体运动之前,为使痉挛肌肉放松和缓解关节及肌肉的疼痛,可让患者先行冷疗和热疗。

(3)水疗:患者在 38~42 ℃水中可以通过温度,水的静压力,涡流对身体的按摩作用放松全身肌肉,特别适合全身肌张力高的患者。治疗师可以借助水的作用,在水中进行扩大关节活动范围的训练。在游泳圈的保护下进行游泳训练,可以训练患者四肢的协调能力。此外,患者还可以依靠水的浮力减轻站立时下肢的负担,在水中进行步行训练。最后,还可以在水中放入药液进行药浴治疗。

(八)矫形器的使用

矫形器也常被用来治疗痉挛,降低张力,改善活动范围,预防挛缩和缓解疼痛。矫形器还常用来控制不稳定关节,改变肢体负重来预防拮抗肌的牵张反射活动。其抑制张力的潜在机制可能是长时间牵拉可以改变痉挛肌肉的力学特性,也许是通过降低肌梭对牵拉的反应来实行的。

1.上肢矫形器

(1)肘伸展夹板:带有可调式铰链,用于矫正肘关节屈曲挛缩(图 4-2)。

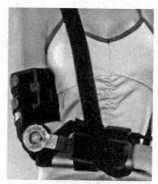

图 4-2　肘伸展夹板

(2)腕伸展夹板:将关节固定于中立位或背屈位,用于矫正腕屈曲挛缩(图 4-3)。

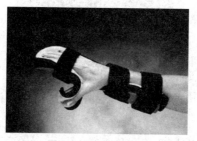

图 4-3　腕伸展夹板

（3）分指板：将手指保持伸展位，用于校正手指屈曲挛缩（图 4-4）。

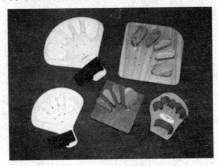

图 4-4　分指板

2.下肢矫形器

偏瘫患者下肢最常见是踝关节跖屈内翻痉挛，所以最常用的是踝足矫形器（AFO），也称短下肢支具。用于矫正马蹄内翻足，纠正行走的姿势（图 4-5）。

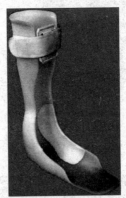

图 4-5　踝足矫形器

（九）手术治疗

用于痉挛造成的关节挛缩，或者不能耐受肌肉痉挛所致疼痛的患者。

1.关节功能重建术

关节功能重建术就是用现代医学技术，修复肢体的创伤与残

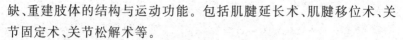

缺、重建肢体的结构与运动功能。包括肌腱延长术、肌腱移位术、关节固定术、关节松解术等。

2.选择性脊神经后根切断术

选择性脊神经后根切断术即通过电刺激鉴别、切断电刺激阈值低、肌肉收缩强烈而弥散的Ⅰa类纤维,阻断脊髓牵张反射的γ环路,选择性保留肢体的感觉纤维。主要用于脑瘫儿童,适用于单纯痉挛和肌张力增高、有一定的肌力基础,挛缩很轻或无挛缩者、躯干及四肢有一定功能、智力接近正常者和严重痉挛、僵直,影响日常生活、护理等,会阴卫生不易保持的患者。由于创伤较大,选择这种治疗时一定要权衡利弊。

二、痉挛与肌力训练

以往大多数人认为,患者出现肢体痉挛后,就不能对痉挛的肌肉进行力量性训练。其实这是一个误区。患者脑损伤后,肢体出现上运动神经元综合征的表现,它不仅出现痉挛、反射活跃、病理反射等阳性体征,同时还伴有肌肉无力,动作笨拙等阴性体征。所以,痉挛不能仅靠外科、物理或药物的方法进行治疗。

Bobath认为在"痉挛和运动之间存在一种密切的关系……痉挛必须对多数患者的运动缺损负责"。但是已经有大量发表的研究否定了这些假设。

国外一些专家对正常人和偏瘫痉挛患者的反射亢进和瘫痪对上肢随意运动的重要性进行了研究,发现痉挛患者的最大运动峰速明显降低。无力越明显,最大速度的下降也越大。拮抗肌被动肌张力增高水平与随意运动损害之间没有相关性。结论认为是原动肌无力,而不是拮抗肌肌张力增高对随意运动受损的影响最明显。

还有一些专家研究了正常人和上运动神经元综合征的患者。通过表面肌电图研究肘关节的交替屈伸运动。肌电图数据分析表明运动受损的主要原因不是拮抗肌牵张反射亢进,而是原动肌收缩募集受限和延迟,即原动肌不能募集足够的肌纤维产生肌肉收缩和募集肌纤维产生肌肉收缩的时间延长,以及在运动结束后原动肌放

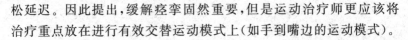

松延迟。因此提出,缓解痉挛固然重要,但是运动治疗师更应该将治疗重点放在进行有效交替运动模式上(如手到嘴边的运动模式)。

三、痉挛与运动功能

国内外还有一些包括药物或肉毒毒素注射治疗痉挛的研究发现,有效地减轻肌肉痉挛后,肢体运动功能并没有获得相应的改善。一些肉毒毒素注射治疗偏瘫患者上肢痉挛的研究中,通过神经电生理检查将患者分为两组,一组为运动功能保留较好者,另一组为运动功能保留较差者。结果显示,治疗后两组患者肌痉挛均有明显缓解,其中运动功能保留较好者的运动功能明显提高,而另一组却没有显著性变化。这些结果提示只有当运动中枢到肌肉的传导通路保留相对完好时,缓解痉挛才能明显改善运动功能。

综上所述,脑损伤后肢体痉挛会影响患者肢体功能的恢复,带来一些并发症。同时还会给家人、看护者带来照顾上的不便,但是痉挛也不是一无是处。痉挛可以使瘫痪的肌肉保持收缩,减少肌肉萎缩;痉挛可以促进血液回流,减少深静脉血栓发生的概率;轻度痉挛还可以帮助力弱的肢体完成一些功能活动。因此在治疗痉挛时,医师要全面评价患者的情况,充分考虑患者的需求,选择适当的治疗方法。同时,也应当配合进行肌肉力量的训练,将缓解痉挛和增强肌力的训练进行有机的结合,使患者获得最大的功能性改善。

第十节 肌力降低与肌萎缩的康复

一、概述

人体的主动运动是由骨骼肌完成的。骨骼肌在神经的支配下进行收缩,肌肉收缩牵动骨骼而产生运动。骨骼肌纤维(肌细胞)有其巧妙的生理构造,在神经冲动的作用下,释放的 Ca^{2+} 与肌原蛋白结合,激活 ATP 酶分解 ATP 释放能量,拉动细肌丝产生肌肉的形变,完成人体需要的生理运动。

骨骼肌纤维有两种类型。Ⅰ型纤维又称慢纤维或红肌,是慢氧化型肌纤维。Ⅱ型纤维又称快纤维或白肌。Ⅱ型纤维又分为Ⅱ$_a$型纤维和Ⅱ$_b$型纤维,Ⅱ$_a$型纤维是糖原酵解—氧化型纤维;Ⅱ$_b$型纤维是糖原酵解型肌纤维。

肌萎缩是肌细胞的减少和/或死亡而表现出的肌肉体积的缩小。肌萎缩的结果是肌力降低,运动功能受限,既而日常生活活动能力和生活质量均受到不同程度的影响。

肌肉的长期废用、肌肉本身的病理变化及所有影响肌肉的血液供应和/或神经营养的疾病均可能引起肌萎缩。肌肉的长期废用多源于骨折或关节脱位后的制动,也可能因为各种疾病造成的长期卧床;肌源性肌萎缩的病变是指多发性肌炎、进行性肌营养不良等疾病;神经源性的肌萎缩可由脊髓灰质炎、周围神经损伤等引起;严重的关节病变如膝骨关节炎等也可引起病变关节周围的肌肉萎缩。上述各种引起肌萎缩的原发疾病应由相应专科诊断及治疗,康复医师的任务是评价肌肉功能,制订肌肉功能康复的计划并组织实施。

在学习肌肉功能评定的方法和提高肌力的詹害复训练方法之前,首先需要了解各种肌肉收缩方式和运动的基本概念。

等长收缩是肌肉的静态收缩,在肌肉收缩时肌纤维长度不变,不产生关节活动,仅产生肌肉张力的变化。可将其视为角速度为0°/s的等速运动。

等张收缩是肌肉的动态收缩,在肌肉收缩时肌纤维长度改变,产生相应的关节活动,运动中肌肉的张力不变,运动的角速度不恒定。

等速运动是在肌肉的动态收缩引起相应关节活动的同时,专用设备提供与肌肉收缩力相匹配的顺应性阻力,保证该关节的活动是以设定的角速度在设定的关节活动范围内进行,运动中肌肉的张力发生变化、肌纤维长度改变。

向心性收缩是肌肉的动态收缩,在肌肉收缩时肌纤维长度缩短,产生相应的关节运动。

离心性收缩是肌肉的动态收缩,在肌肉收缩时肌纤维长度增加,产生相应的关节运动。

二、康复评定

肌肉功能的评定包括肌肉的形态学评定,如肌肉的长度、肌肉的体积,甚至肌肉的肌纤维类型等,肌肉功能的评定更重要的是肌肉的生理学评定,如肌力、肌张力、肌肉的电生理等。本节重点介绍肌力的评定。

肌力评定的方法有许多,临床应用最多的是徒手肌力评定,在康复医学中还经常应用等长肌力评定、等张肌力评定和等速肌力评定。无论用何种方法进行肌力评定,为了达到准确的结果,都需要注意以下几点:①评定前对患者进行充分的解释,解释包括评定的目的和具体的评定方法,取得患者理解配合。②评定前指导患者进行全身或评定部位简单的准备活动,既能避免可能的伤害,又使患者能发挥出最大的肌力。③指导患者使用规范化动作进行评定。④在评定中给予适当口令引导和鼓励,达到最佳评定效果。⑤若运动中患者出现局部肢体疼痛症状,评定以不引起明显疼痛为度,并在评定结果中注明出现疼痛。⑥如果需要使用仪器评定时,一定先校准仪器各项参数。⑦应避免在剧烈运动后、疲劳时或饱餐后等时间进行评定。⑧各种疾病在病情不允许患者用力时,不宜测试肌力。

肌力评定是制订肌肉康复方案的前提,一般先对全身可能受累的多个肌群进行徒手肌力评定,再根据具体问题及可能应用的康复方法选择其他更精确的评定方法。

(一)徒手肌力评定

1916 年 Lovett 提出徒手肌力评定(manual muscle testing,MMT)的方法后,被各科临床医师广为接受,由于这种方法简便易行,成为应用最广泛的肌力评定方法。

徒手肌力评定方法分级的原则如下。

(1)依据施加阻力的大小,并与健侧比较,判断肌力级别 4 级或

5级。

(2)依据能否抗重力判断肌力级别2级和3级(除手指、足趾)。

(3)依据能否在全关节活动范围内运动,判断相应级别的亚组。

(4)依据目测肌肉收缩或触诊肌肉收缩判断肌力级别0级和1级。

徒手肌力评定的优点是使用方便,无仪器设备,对全身各个肌群都可以进行评定,无论各组肌群的功能在何种水平都可以进行评定。它的缺点是定量粗糙,测试者主观误差不易消除。如果需要定量准确的肌力评定,就需要采取以下的肌力评定方法。

(二)等长肌力评定

等长肌力评定是对肌肉静力性收缩的强度的评测方法,它测定关节活动范围中的某一角度下的最大肌力或耐力。常用的方法如下。

(1)握力:使用握力计测试,将握力计指针放置零点,嘱测试者上肢垂于体侧,用最大力握住握力计,读取握力计上的指针所指示的公斤数,重复2～3次,取最大值。正常值为测试者体重的50%。

(2)背拉力:使用背力计,将背力计指针调零,嘱测试者双膝伸直站立,将背力计手把调节至测试者膝高度,测试者双手握住背力计用最大力抬上身,读取指针刻度。正常值男性为体重的1.5～2.0倍,女性为体重的1.0～1.5倍。

(3)腹肌:使用秒表,测试者仰卧位,嘱其双下肢伸直并拢抬高至与床面45°角度时尽量保持该姿势,计算时间,正常值60秒。

(4)背肌:使用秒表,测试者俯卧位,双手抱头,将测试者脐以上身体悬空,嘱其保持上身与地面水平位置,计算时间,正常值60秒。

(三)等张肌力评定

等张肌力评定是对肌力的动态评测方法。在全关节活动范围中,各个角度的最大肌力各不相同。在一般情况下,在全关节活动范围的两端肌力弱,在全关节活动范围中段肌力强。全关节活动范围内最弱的肌力的大小决定了人体可完成的功能活动的最高限度。等张肌力评定即是测定关节活动范围中肌力最弱角度时的最大肌力。

对于能够对抗肢体重力和阻力的肌群,需要测定最大阻力数值。常测定该肌群能完成 10 次全范围关节活动的最大阻力,即 10 RM。

对于不能对抗肢体重力的肌群,测定在辅助下该肌群能完成 10 次全范围关节的最小辅助力,以10 RM_0 表示。

(四)等速肌力评定

等速肌力评定是应用等速运动装置,测定某一关节以选定的角速度运动时,相应肌群在全关节活动范围内的每一角度的最大肌力。在测定过程中,无论肌肉如何增加用力程度,关节活动的角速度只能按照预先设定的角速度不变,只是仪器自动瞬时变化对运动的阻力。该阻力为顺应性阻力,是随着被测试者的肌力大小而变化的。临床常应用的测试角速度是慢速测试 $60°/s$、快速测试 $180°/s$。等速肌力评定的方法是研究肌肉功能及肌肉力学特性的最佳方法,它可提供多种数据,包括峰力矩、峰力矩体重比、屈伸肌力矩比、总做功量、平均功率、最大关节活动范围、峰力矩角度、指定角度力矩、耐力比等,它可分别测定向心收缩、离心收缩、等长收缩的数据,也可同时完成主动肌和拮抗肌测试。但是等速肌力评定应用范围有限制,它不能用于徒手肌力评定 3 级及 3 级以下的肌肉的肌力评定,也不能用于手部肌肉肌力的评定。等速运动装置价格昂贵,操作复杂费时,不同型号仪器不能比较,这些因素限制了它在临床的广泛应用。

三、康复治疗

(一)增强肌力的机制

肌肉在反复收缩的过程中逐渐消耗内源性能量、蛋白质和酶等物质,使肌肉的物质水平和功能水平逐渐降低,产生疲劳。肌肉收缩活动完成以后,通过血液循环等各种人体机制的自身调整,逐渐重新补充能量、蛋白质和酶等物质,使肌肉的功能逐渐恢复至原有水平,疲劳感消除。但是这种恢复过程在达到原有水平后不立即停止,而是出现一个超量恢复的阶段,在超量恢复阶段,无论肌肉的物质水平还是功能水平都较产生疲劳之前有所提高。但是超量恢复阶段不持续存在,随着时间的推移,肌肉的的物质形态功能都将回到原有水平(图4-6)。

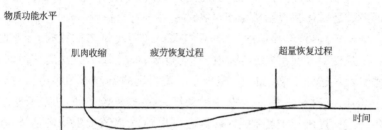

图 4-6　肌肉反复收缩后物质功能水平随时间变化的示意图

如果在超量恢复阶段再次进行肌肉反复收缩训练,肌肉的物质水平和功能水平都将在一个新的较原来略高的水平上重复上述消耗、疲劳、疲劳恢复和超量恢复的过程。如此反复叠加,肌肉体积增大,肌纤维增粗,收缩蛋白、肌蛋白、酶蛋白增加,ATP、热能含量和糖原储备增加,毛细血管密度增加,肌肉功能逐渐得到提高,肌力得到增强。

(二)增强肌力训练的原则

根据肌力增强的机制,增强肌力的训练必须达到一定运动量。训练必须产生肌肉疲劳,无肌肉疲劳,就无超量恢复,也不可能使肌力增强。在肌力训练中,还应注意训练频度,理论上应使每一次训练在前一次训练的超量恢复阶段。如果训练太频繁,恢复时间太短,就加重了肌肉的疲劳,易引起损伤;如果训练间隔时间太长,超量恢复阶段已过,又从原有水平开始,训练结果无从积累叠加。

增强肌力训练的运动量与阻力大小和重复次数相关。当训练中应用的阻力为肌肉能对抗的最大阻力的 40% 以下时,主要募集Ⅰ型肌纤维,肌肉不易产生疲劳,重复较多次数或维持较长时间才能达到应有的运动量。当训练中应用的阻力为肌肉能对抗的最大阻力的 40% 以上时,主要募集Ⅱ$_a$型和Ⅱ$_b$型肌纤维,肌肉容易疲劳,只能重复很少次数或持续很短时间即达到应有的运动量。应根据训练目标决定训练时的阻力。

(三)增强肌力训练的具体方法

增强肌力的方法很多,本文仅介绍最常用的方法,在临床应根据患者的具体情况和临床所具备的条件进行选择。

(1)传递神经冲动的练习:在对肌肉实行电刺激的同时,让患者在主观意识方面进行该肌肉收缩的指令;或在被动活动的同时,让患者对该被动活动的主动肌进行主观意识的肌肉收缩指令。这种主观意识的指令,是大脑皮质运动区发放的神经冲动,通过脊髓前角细胞向周围传递至特定肌肉,它可以活跃神经轴生物电活动,增强神经营养作用,促进神经的再生。

(2)肌电生物反馈:将肌肉收缩的肌电信号采集后放大,放大的信号转变为可视或可听的信号,使患者能对肌肉收缩的程度有量化的认识,并进一步通过主观努力增强肌肉收缩程度。

(3)助力运动:在患者进行肌肉主动收缩时,施加外力帮助,完成整体运动。注意施加外力最好给予最低可完成运动的助力。助力的来源可以是患者自身的健肢、他人、滑轮和砂带等配套器械。

(4)免负荷运动:除重力的主动运动。除重力的方法可为利用水的浮力、利用悬吊装置、利用光滑支撑面等。

(5)主动运动:患者主动进行某关节的抗自身肢体重力的无外力帮助的运动。

(6)等长练习:肌肉的静力性收缩练习,练习参数可为最大负荷,持续收缩 6 秒,休息 6 秒,重复 20 次,每天一次;也可为最大负荷,持续收缩 10 秒,休息 10 秒,重复 10 次为一组,共 10 组。等长练习为静力性训练,可用于关节活动疼痛或肢体固定时,可在关节活动明显受限或存在关节损伤或炎症时应用。它无须特殊仪器,操作简单,可在家庭训练,费用低。但是,等长练习无关节活动,无改善运动控制作用。肌力的增加局限于训练的特定角度,有角度特异性,一般认为有效的生理溢流范围为 ±10 度,训练负荷和结果难用客观标准衡量。为了克服等长练习的角度特异性的不足,可每间隔

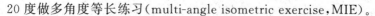

20 度做多角度等长练习(multi-angle isometric exercise,MIE)。

(7)徒手抗阻练习:患者主动进行某一关节活动,治疗师用手在该肢体远端施加与运动相反的阻力,阻力大小应与肌力相匹配。重复 8～10 次或根据患者练习中的反应决定练习参数。

(8)等张练习:利用哑铃、砂带、肌力训练器械等作为阻力进行抗阻训练。阻力根据等张肌力评定结 10 RM 确定。渐进抗阻练习的阻力第 1 组为 10 RM 的 50%,第 2 组为 10 RM 的 75%,第 3 组为 10 RM 的 100%,每组练习 10 次,组间休息 1 分钟。渐减抗阻练习的阻力分别为 10 RM 的 100%、75% 和 50%,其余参数同前。等张练习可每隔天 1 次或每周 4～5 次。等张练习方法简单,无须特殊设备,可进行许多关节的训练,该方法可增加全关节活动范围内的肌力,可改善肌肉的神经控制,可改善血液淋巴循环和关节软骨营养,可进行向心、离心训练。但是,等张练习不适于关节挛缩、关节内损伤、运动时疼痛的患者,不易进行不同速度的训练,在训练中只能选择全关节活动范围中负荷的最小阻力,阻力矩与最大力矩不一致,影响训练效果。

(9)等速肌力训练:利用等速运动装置。对某一关节进行主动肌与拮抗肌的肌力训练。常用的训练方案为速度谱练习方案(VS-RP),即选用 $60°/s$、$90°/s$、$120°/s$、$150°/s$、$180°/s$、$180°/s$、$150°/s$、$120°/s$、$90°/s$、$60°/s$ 10 种角速度,每组重复 10 次,间隙 30 秒,一个 VSRP 后休息 3 分钟,酌情进行 1～3 个 VSRP,至第 10 组峰力矩比第一组下降 50% 为止。每周 3 次。等速肌力训练可达最大关节活动幅度,关节运动角速度恒定不变,仪器提供的阻力为顺应性阻力,肌肉在整个活动范围内始终承受最大阻力,保证全过程每时每刻适宜的阻力,既保证训练阻力,又不会过度负荷,训练安全,可用于早期康复,可同时训练主动肌和拮抗肌,可提供不同的训练角速度,适应功能速度的需要,可提供反馈信息,可进行向心、离心训练,也可根据需要进行限定训练角度的短弧等速练习。但是由于等速运动装置价格昂贵,操作费时,技术要求高,不易普及应用。

(10)短暂最大收缩练习:是等张练习和等长练习的组合训练,

肌肉先进行等张收缩,再持续最大等长收缩 5～10 秒,然后放松,重复 5 次。

(四)增强肌力的康复方案的制订

肌力评定是制订增强肌力的康复方案的基础。最简易最普遍应用的肌力评定方法是徒手肌力检查。因此本文介绍在徒手肌力检查的结果的指导下,如何选择增强肌力的训练方法。

1.肌力 0 级

可使用电刺激延缓肌萎缩,可进行传递神经冲动的练习。在进行传递神经冲动的练习的同时,进行被动运动则效果更佳。

2.肌力 1 级

可应用电刺激方法,可选用肌电生物反馈进行训练。

3.肌力 2 级

可应用电刺激方法和肌电生物反馈训练,也可选用助力运动或免负荷运动。

4.肌力 3 级

进行抗自身重力的主动运动训练。

5.肌力 4 级

进行抗阻训练,根据患者具体情况和所具备的器械条件,可选择徒手抗阻练习、等张练习、等速肌力训练或短暂最大收缩练习,可单独应用上述某项训练,也可相互组合。根据患者个体的病理及功能,变换训练时的阻力强度、训练角度等参数,使得增强肌力的训练既有针对性,又达到可引起超量恢复的运动量,循序渐进。

(五)增强肌力练习的注意事项

1.运动量与练习频度

遵循引起疲劳,但不过度疲劳,能达到超量恢复的原则。当患者再次练习时应表现为肌力增加,练习者主观感觉疲劳消除,对训练表现出较高的积极性和信心。

2.无痛

疼痛为损伤信号,在肌力训练中应该避免。让患者在无痛范围内进行用力。如果出现疼痛,疼痛感觉可反射性地抑制脊髓前角细

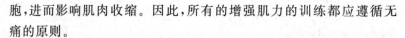

胞,进而影响肌肉收缩。因此,所有的增强肌力的训练都应遵循无痛的原则。

3.适当动员

增强肌力的练习需要患者的主观努力,因此,在训练开始之前,应该向患者解释清楚训练的目的和方法,取得患者的配合。在训练过程中应有适当的语言鼓励,并向患者显示训练的效果,以提高患者的信心,并支持患者能够坚持训练。应向患者介绍增强肌力的原理,使患者能够掌握科学的方法,避免过度训练的损伤。

4.注意心血管反应

肌肉的用力收缩,会引起心率血压升高,应予以重视,避免由于不恰当的用力造成不良后果。在开始进行增强肌力的训练之前,应了解患者心血管情况,在此基础上制订训练方案。

第五章

心血管科疾病康复

第一节　冠　心　病

一、概述

冠心病是冠状动脉粥样硬化性心脏病的简称,是指冠状动脉粥样硬化使管腔发生狭窄、堵塞及冠状动脉功能性的改变,导致心肌缺血、缺氧而引起的心脏病,亦称为缺血性心脏病。冠心病是一个多因素致病的疾病,其危险因素主要包括:年龄与性别,高脂血症,高血压,吸烟,糖尿病,肥胖及超重,久坐生活方式及遗传、饮酒、环境因素等。除遗传、年龄和性别这些不可控的危险因素外,其他危险因素是可以控制和改善的。冠状动脉粥样硬化斑块的形成发展和斑块的稳定性均受危险因素的综合影响;减少这些危险因素,可以减轻和延缓冠状动脉硬化斑块的发展过程,减少阻塞的发生和心肌梗死的发生。冠心病是全球死亡率最高的疾病之一,根据世界卫生组织 2011 年的报告,中国的冠心病死亡人数已列世界第二位。每年新发病例多,带病长期存活患者多,心脏康复是较好的将二级预防和康复结合在一起的疾病管理方式,因此开展冠心病的心脏康复具有重要的意义。

二、康复问题

冠心病患者除了直接由于心肌供血不足导致心脏功能障碍之

外,还由于心脏功能障碍、心绞痛症状,特别是缺乏体力活动和不良生活习惯等,导致一系列的躯体和心理问题,需要进行康复治疗。这些问题包括以下几项。

(一)心血管功能障碍

缺乏运动本身可以导致心血管功能减退,例如文职工作人员比体力劳动者的心血管功能差。同样,在冠心病发病后,患者往往减少体力活动,其结果会降低心血管系统的适应性,导致循环功能降低。这种缺乏运动导致心血管功能衰退只有通过恢复适当的活动才能够解决。

(二)呼吸功能障碍

冠心病直接的全身表现是缺氧的症状,即胸闷,与循环功能不良有关。而长期的心血管功能障碍均会伴随不同程度的肺循环功能障碍,使肺血管和肺泡气体交换的效率降低,吸氧能力下降,减少机体吸氧能力储备,进一步加重缺氧症状。呼吸功能训练是需要引起重视的环节。

(三)全身运动耐力减退

全身运动耐力是指持续进行全身体力活动的能力。全身的耐力减退与年龄增长有关,而冠心病加重了年龄相关的全身运动耐力减退。其主要机制是机体吸氧能力减退和骨骼氧化代谢能力障碍。缺乏运动可导致肌肉萎缩、氧化酶活性降低、骨骼肌毛细血管密度降低,是导致骨骼肌氧化代谢能力障碍的常见诱因。

(四)代谢功能障碍

冠心病的代谢障碍主要是脂质代谢和糖代谢障碍。脂质代谢障碍主要是血胆固醇和甘油三酯增高,高密度脂蛋白胆固醇降低。脂肪和能量物质摄入过多而消耗不足(缺乏运动)是基本原因。缺乏运动可导致胰岛素抵抗,除了引起糖代谢障碍外,还可促使形成高胰岛素血症和血脂升高。血脂代谢障碍不仅加重疾病症状,更重要的是促进冠状动脉粥样硬化发展。单纯采用降脂药物治疗不能彻底纠正脂质代谢异常,同时由于长期使用药物的不良反应和经济负担,采用适当运动锻炼的方式纠正脂质代谢十分重要。

(五)其他

冠心病患者往往伴有不良生活习惯、心理障碍等,也是影响患者日常生活和治疗的重要因素。

三、康复措施

冠心病康复是通过综合的干预手段,包括药物、运动、营养、教育、心理和社会支持。改变患者的不良生活方式,帮助患者培养并保持健康的行为,促进活跃的生活方式,控制冠心病的各种危险因素,抑制和逆转冠状动脉粥样硬化发展;在改善患者症状、提高患者的功能能力使其生理和心理达到最佳水平,减少残疾并促使其回归社会的同时,最终使得再发心脏事件风险和心血管死亡风险减少,延长患者的寿命同时提高患者的生存质量。

(一)冠心病康复分期

冠心病康复分期通常分为3期。①Ⅰ期为住院期康复,主要对象为急性冠脉综合征经积极临床治疗病情稳定的患者,冠脉成形术后及冠脉搭桥术后的患者,通常为3～7天。②Ⅱ期为院外早期康复,为急性心血管事件后早期开始(事件发生后1～2周)、持续6～8周的门诊康复期,也有人认为需持续3～6个月,在该期主要在门诊为患者提供康复服务。③Ⅲ期为院外长期康复期或社区康复期,为心血管事件发生后2～3个月开始,长期为院外患者提供预防和康复服务,可在社区医院、门诊、家庭或有训练设施的社区场所进行。

(二)适应证与禁忌证

1.适应证

(1)Ⅰ期心脏康复:所有的住院冠心病患者,包括急性心肌梗死、不稳定性心绞痛、稳定性心绞痛、猝死存活者、冠心病慢性心力衰竭、冠状动脉成形术后、冠脉搭桥术后、心脏移植术后等均是心脏康复的适应证,所谓禁忌指的是运动的禁忌,但是对于心脏康复的其他内容如健康教育、危险因素控制等均非禁忌。

(2)Ⅱ期及Ⅲ期心脏康复:所有稳定的冠心病患者,如无运动禁忌证均可参与以运动训练为核心的心脏康复方案。如患者存在运动禁忌证,可在积极处理禁忌证之后经再次评估后参与。同样不存在健康教育和危险因素控制的禁忌。

2.禁忌证

凡是可能因为运动训练诱发新的不稳定情况出现,或者加重原有疾病的情况都是运动禁忌,如果患者不能配合或不同意参加也属于禁忌。

(三)康复治疗

1.Ⅰ期康复(住院期心脏康复)

(1)目的:在于减少患者绝对卧床以避免并发症的发生,并帮助患者恢复日常生活活动。住院期间的心脏康复程序必须包括以下内容:早期的评估和活动,确定并了解心血管危险因素及自我照顾的能力;全面的出院计划,必须包括关于后续治疗选择的讨论、家庭康复程序和正式的院外康复程序。

(2)活动方式:为日常生活活动、床边坐位、站位上肢活动、下肢体操活动、步行和爬楼梯等。在头两天内,活动通常限制为呼吸运动、简单的上肢和下肢关节活动和部分自我照顾活动。接下来的2~3天,根据心血管状态,逐步开始离床坐、短距离步行和其他的日常活动包括沐浴和着装等。这些活动所达到的代谢当量水平及心率反应情况见表5-1,早期活动计划见表5-2。

表5-1 早期心脏康复常见活动类型

活动	活动方式	代谢当量(METs)	平均心率反应
如厕	床上便盆	1~2	增加5~15次
	便桶	1~2	
	床上排尿	1~2	
	站立排尿	1~2	
沐浴	床上沐浴	2~3	增加10~20次
	浴缸沐浴	2~3	
	淋浴	2~3	

活动	活动方式	代谢当量(METs)	平均心率反应
	3.2 km/h	2～2.5	
步行	4 km/h	2.5～2.9	增加 5～15 次
	4.8 km/h	3～3.3	
上躯干运动	上肢	2.6～3.1	增加 10～20 次
(站立位)	躯干	2～2.2	
下肢体操		2.5～4.5	增加 15～25 次
爬楼梯	下 1 层	2.5	增加 10 次
1 层=12 级	上 1～2 层	4.0	增加 10～25 次

表 5-2 早期心脏康复 4 天渐进性活动计划

时间	代谢当量水平(METs)	活动
第 1 天	1～2	(1)卧床休息至病情稳定 (2)离床至床边椅子 (3)床边便桶
第 2 天	2～3	(1)自我照顾 (2)坐位热身活动 (3)室内步行
第 3 天	2～3	(1)尽量离床 (2)站立位热身活动 (3)大厅内步行 5～10 分钟,每天 2～3 次,第 1 次在监护下进行
第 4 天	3～4	(1)坐位沐浴 (2)站立位热身活动 (3)大厅内步行 5～10 分钟,每天 3～4 次,上 1 层楼梯,或在活动平板上步行

(3)危险因素控制。需要控制的危险因素包括:吸烟、血脂异

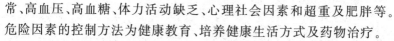

常、高血压、高血糖、体力活动缺乏、心理社会因素和超重及肥胖等。危险因素的控制方法为健康教育、培养健康生活方式及药物治疗。

2.Ⅱ期康复(院外早期康复)

Ⅱ期康复是冠心病心脏康复的重要阶段,在该阶段的康复过程中,患者应能够改变不良的生活方式,建立并维持有益于心血管健康的生活方式;能够控制好各种危险因素;能够得到冠心病症状的缓解,能够避免急性心血管事件的发生,同时生存质量得以提高并能够回归工作、家庭和社会角色。

(1)实施二级预防:冠心病患者出院后的心脏康复的过程与二级预防的实施是分不开的,其主要内容为:评估和管理心血管疾病发展的危险因素;对运动中出现心血管事件的危险性进行分析并给予适当的监护;实施二级预防计划。二级预防必须达到以下目的:完全停止吸烟;改善血脂情况;控制高血压;认识并治疗心理社会功能障碍,营养改善及形成体力活动的习惯。患者的血压控制在<18.7/12.0 kPa(140/90 mmHg)。如果患有糖尿病或慢性肾脏疾病,则血压控制在<17.3/10.7 kPa(130/80 mmHg),患者 LDL-C 控制在<2.6 mmol/L。控制体质指数为 $18.5\sim24.9$ kg/m²。控制糖尿病,糖化血红蛋白(HbA1c)应<7%。

(2)Ⅱ期康复运动方案的制订和实施:运动训练应被视为综合的治疗方案中单独的能降低心血管危险和全面改善预后的一部分。耐力训练是心脏康复运动训练中最重要的组成成分,但如让患者达到最佳的功能状态需要进行全面的运动训练方案包括耐力训练、柔韧性练习和抗阻训练。此外,还应包括健康教育:对疾病和药物的认识;对心血管危险因素的认识;对心血管急症的认识;生活方式的调整和保持;戒烟;对运动的有效性和危险性的认识等。健康教育的方法可根据患者的需要、偏好和特殊情况,选择采用个别教育、小组教育、家庭教育方式,选用小册子、录音带、视频、CD、电脑和网络等途径进行教育,如以家庭教育为主的,可采用电话和定期就诊来管理健康教育。

3.Ⅲ期康复(院外长期康复期)

Ⅲ期康复为院外长期康复期,该阶段的心脏康复内容和Ⅱ期康复相似,康复训练的地点可为社区或家庭。Ⅲ期康复的目的为减少心血管事件发生风险、降低心血管死亡风险、提高心脏病患者的生活质量并回归社会。为达到该目的,强调健康生活方式的长期维持、二级预防药物的长期服用、规律运动的长期坚持、危险因素的长期良好控制。心脏康复组的医务人员可通过电话和网络的途径继续指导患者康复,也可让患者定期在门诊复诊以便医务人员了解患者康复状况并进行相应的调整。

第二节　原发性高血压

一、概述

高血压病是指由于动脉血管硬化及血管运动中枢调节异常所产生的动脉血压持续性增高的一种疾病,又称为原发性高血压,是心血管疾病最为重要的危险因素之一。按照未使用降压药物的情况下就诊时收缩压≥18.7 kPa(140 mmHg)和/或舒张压≥12.0 kPa(90 mmHg),或者血压虽然低于 18.7/12.0 kPa(140/90 mmHg)但目前已经开始服用降压药的皆定义为高血压。

我国采用的血压分类和标准见表 5-3。

表 5-3　血压水平分类和定义(单位:mmHg)

分类	收缩压	舒张压
正常血压	<120	<80
正常高值血压	120～139	80～89
高血压	≥140	≥90
1 级高血压(轻度)	140～159	90～99

续表

分类	收缩压	舒张压
2级高血压(中度)	160～179	100～109
3级高血压(重度)	≥180	≥110
单纯收缩期高血压	≥140	<90

注:1 mmHg=0.13 kPa。

高血压的治疗主要包括降压药物治疗和非药物治疗,其中非药物治疗主要包括运动疗法、饮食疗法、纠正危险因素等。这些治疗措施通过干预高血压发病机制中的不同环节,可有效控制血压,并对减少心脑血管并发症有利。

二、康复问题

高血压病的临床治疗效果一般很好,但是也有一定的康复问题,这是发展高血压病康复治疗的基础。

(一)身体活动能力下降

高血压病患者由于活动时过分忧虑,往往限制活动,导致心肺失健和骨骼肌失健,使运动耐力下降。这一问题不能用药物治疗解决。

(二)心血管疾病发作危险性增大

高血压病是脑血管意外、心肌梗死、肾功能障碍等严重并发症的常见诱因或病理基础,这些并发症往往导致严重残疾。从康复一级预防的角度应该控制高血压。缺乏运动是这些并发症的共性问题。

(三)长期药物治疗的困难

尽管高血压病一般都可以用药物有效地控制,但脉压很小的舒张期高血压,药物治疗效果不佳;药物长期使用难免有不良反应,也有经济压力;同时单纯药物治疗不能主动纠正由于缺乏运动导致的身体失健。

三、康复治疗

高血压康复是指在进行临床药物治疗管理的同时,综合采用积极的身体、心理、行为和社会活动的训练与再训练等非药物治疗,帮助患者控制血压。缓解症状,改善心血管功能,在生理、心理、社会、职业和娱乐等方面达到理想状态,提高生活质量,同时强调积极干预高血压危险因素,减轻残疾及再次发作的危险。

(一)运动疗法

1.适应证

正常高值血压,1~2级高血压病及部分病情稳定的3级高血压患者。对于目前血压属于正常高值者,也有助于预防高血压的发生,达到一级预防的目的。

2.禁忌证

任何临床情况不稳定均应属于禁忌证,包括急进性高血压、重症高血压或高血压危象,病情不稳定的3级高血压,合并其他严重并发症,如严重心律失常、心动过速、脑血管痉挛、心力衰竭、不稳定性心绞痛、出现明显降压药的不良反应而未能控制、运动中血压过度增高等。高血压合并心力衰竭时血压可以下降,这要与治疗所造成的血压下降鉴别,以免发生心血管意外。年龄一般不列为禁忌证的范畴。

3.注意事项

在实施运动疗法的时候一定要注意以下几方面:①高血压患者无论年龄大小,在进行运动锻炼前,应进行一次全面的体格检查;对于合并严重的心、肺、脑、肾等并发症者,应禁止运动锻炼。②运动中运动量的选择要适当,应量力而行,过度劳累会使病情加重。运动锻炼应循序渐进,从小运动量开始逐步增加,同时密切观察血压的变化,以及时调整运动方案。高血压合并冠心病时活动强度应偏小。③锻炼要持之以恒,如果停止锻炼,训练效果可以在2周内完全消失。④不要轻易撤除药物治疗,特别是2级以上的患者;不排斥药物治疗,但在运动时应该考虑药物对血管反应的影响。

4.运动方式

(1)有氧训练:侧重于降低外周血管阻力。一般以步行、慢跑、自行车、游泳和体操等运动方式为主,还可以包括各类放松性活动,比如气功、太极拳、放松疗法等,主要强调中小强度、较长时间、大肌群的动力性运动(中-低强度有氧训练)。高血压前期和轻症患者多以运动治疗为主,2级以上的患者则应在降压药物的基础上进行康复治疗。适当的康复治疗可以减少药物用量,降低药物不良反应,稳定血压。

(2)抗阻训练:虽然单独的抗阻训练的降压效果还存在一定的争议,但是高血压康复中的抗阻训练主要指循环抗阻训练,即采用中等负荷、持续、缓慢、大肌群、多次重复的力量训练,以增加肌肉力量和心血管素质。运动强度一般掌握在一次$40\%\sim50\%$最大抗阻负荷收缩,每节在$10\sim30$秒重复$8\sim15$次,各节运动间休息$15\sim30$秒,$10\sim15$节为一循环,每次训练$2\sim3$个循环,每周训练3次。逐步适应后可按5%的增量逐渐增加运动量。训练应以大肌群为主,如腿、躯干、上臂等。在指导患者进行抗阻训练的时候,除了要注意强度以外,运动的速度和节奏及过程中的呼吸调节,也是需要注意的。避免在发力的同时憋气,从而产生Valsalva效应,对心血管造成额外负荷,使高血压病患者在运动中容易诱发心肌缺血等危险症状。

5.运动强度

目前为止,不同强度(尤其是高强度)运动的降压效果仍存有争议。比较不同运动强度降压的效果,低、中等强度的运动(即达到年龄相关的预计最大心率为$60\%\sim85\%$或$40\%\sim60\%$ $VO_2\max$),相对更高强度运动可以更有效地降低血压。超过$65\%VO_2\max$以后,运动强度的增加对降压似乎没有明显的效果,甚至可能会消除已有的降压效果。

6.运动时间

对非勺型高血压患者来说,利用晚上($17\sim19$点)的时间段进行运动锻炼可能会得到更佳的降低夜间高血压的效果;而对于那些只是白天收缩压高的患者来说,推荐利用早上($6\sim8$点)的时间段进行运动锻炼,可能对于白天收缩压的降压效果会更佳;早晚都运动的降压效果可能会优于单独时间段的运动。此外,进行运动训练的时间段,应选在尽量避免一天中血压高峰的同时,还要注意最好在用餐后1小时后进行运动训练。患者每天的运动训练时间最好要保证在 30 分钟以上,如果一次不能连续完成,每次运动至少要在坚持 10 分钟以上,每天合计 30 分钟以上也可以得到基本相同的治疗效果。

7.运动频率

高血压患者进行有氧运动时每周至少运动 3 次,因为一次运动所产生的良好效应持续时间是 2～3 天,持续运动 1 周后,出现降压效果,4～6 周可以出现较明显的效果。运动训练的频率越高,持续周期越长,会得到更好的降压效果。

(二)饮食疗法

减少钠盐摄入,减少膳食脂肪,补充适量蛋白质,注意补充钾和钙,多吃蔬菜和水果。

(三)纠正危险因素

纠正危险因素包括减重、限制饮酒、禁烟、减轻精神压力,保持平衡心理,适应环境变化。

第三节　慢性充血性心力衰竭

慢性充血性心力衰竭(简称慢性心力衰竭)是心脏疾病的终末阶段,是各种心脏结构和功能疾病导致心室舒张和/或收缩能力明显受损的一种复杂的临床综合征,常表现为劳力性呼吸困难、运动耐受能力下降、肢体水肿等。一般根据其发病机制分为左侧心力衰竭、右侧心力衰竭和舒张性心力衰竭。而随着人口老龄化及代谢性疾病发病率的持续升高,慢性心力衰竭的发病率仍持续上升。

一、康复评定

(一)功能评定

1.呼吸困难评定

慢性心力衰竭患者呼吸困难症状与心脏前后负荷相关,常常在体力活动或夜间平卧位时出现。与肺源性呼吸困难患者所采用的测量工具不同的是,心源性呼吸困难患者测量时一般采用6～20制式的伯格呼吸困难量表,该量表在患者运动中监测心率变化上更具优势。

2.心电运动试验评定

心电运动试验或心肺运动测试是目前无创性心肺功能测试的金标准。通过这项测试,可以了解患者的运动耐受程度,并观察其在运动过程中可能出现的不适反应,是运动处方制订的客观依据。

3.呼吸方式评定

慢性心力衰竭尤其是左侧和部分舒张性心力衰竭患者,由于肺血管淤血水肿、气道阻力增加、肺泡弹性下降等因素,常合并呼吸方式异常,严重患者可出现潮式呼吸(cheyne-stokes respiration,CSR)。后者是呼吸由浅慢逐渐加快加深,达顶峰后又逐渐变浅变慢,暂停数秒之后,再重复上述周期的病态呼吸方式。Brack等发现严重心力衰竭患者出现日间和夜间潮式呼吸的比例约为16%和62%,且其患者死亡率出现明显升高。

(二)结构评定

慢性心力衰竭患者心脏结构改变主要包括:①心脏本身基础病变,如风湿性心脏瓣膜病变、心肌梗死后室壁瘤等;②心脏代偿性改变,如心肌肥厚、心腔扩大等;③心脏继发性病变,如附壁血栓等。此外,慢性心力衰竭必将引起心外继发性改变,如肺血管淤血水肿、肺门静脉增宽、下肢静脉扩张及静脉瓣功能不全等。

(三)活动评定

在活动评定时,可以记录患者在完成日常生活活动项目中的呼吸困难程度,如本田厚瑞提出的日常生活能力-呼吸困难感觉评价表。

(四)参与评定

慢性心力衰竭患者均合并不同程度的体能下降,这必将限制其职业活动、社交生活和休闲娱乐功能的受限,也造成生存质量下降。

二、康复诊断

(一)功能障碍

1.运动功能障碍

运动功能障碍表现为运动耐受性降低、劳力性呼吸困难、下肢肿胀。

2.心理功能障碍

心理功能障碍表现为与疾病相伴随的焦虑、抑郁。

(二)结构异常

结构异常主要表现为心腔增大,肺组织淤血水肿,肺静脉增宽,部分患者还合并心脏瓣膜狭窄或关闭不全、心肌室壁瘤形成及下肢凹陷性水肿。

(三)活动受限

慢性心力衰竭导致日常生活活动不同程度受限,涉及患者的基础和工具性日常生活能力。

(四)参与受限

1.职业受限

职业受限程度与疾病严重程度、劳动强度有关,轻症患者可以完成部分简单工作。

2.社会交往受限

症状的反复发作对患者的社交活动造成困扰。

3.休闲娱乐受限

以上肢活动为主的娱乐项目对患者心脏负荷较低,影响相对较小。

4.生存质量下降

由于症状的反复出现、渐行加重,对患者生理与心理造成不良影响,其生存质量下降显著。

三、康复治疗

近期目标:缓解患者劳力性呼吸困难症状,减轻下肢水肿,提高其运动耐受性。远期目标:纠正其不良生活方式及营养状态,减少诱发加重因素,提高社会活动参与度,改善异常心理情绪,延长寿命,提高生存质量。

(一)物理治疗

1.低频神经肌肉电刺激疗法

慢性心力衰竭患者容易出现肢体肌肉失用性萎缩和静脉血流减缓、淤积。通过神经肌肉电刺激疗法,一方面可在不增加心脏负荷的情况下诱导骨骼肌收缩,避免肌肉萎缩,另一方面,肌肉的周期性收缩有助于增加对静脉系统的挤压,模拟肌泵活动,避免下肢深静脉血栓形成,减少制动并发症。治疗时一般根据目标肌群的形态大小选择合适的电极片,固定于肌肉的运动点处,以患者可耐受的刺激强度,给予通电 $1 \sim 2$ 秒,休息 $1.5 \sim 2$ 秒,以 $20 \sim 30$ 次收缩为 1 个周期,循环进行 3 个周期,每天 $1 \sim 2$ 次,直至病情好转。

2.有氧运动疗法

运动训练提高心力衰竭患者的运动耐量和生存质量,不会对左心室重塑带来不利影响,并且可能降低轻至中度心力衰竭患者的死亡率及住院率。训练时宜根据患者的个人喜好、体能水平与环境条件等因素,选择合适的运动项目,如慢走、快走等,采用中低强度(如运动时心率较平静时增加不超过 20 次/分,或伯格呼吸困难指数低于 13),持续 30 分钟,每周间断进行 $3 \sim 4$ 次。

3.肌力训练

以往认为力量训练增加心脏负荷,加重心力衰竭症状,但目前研究认为科学的力量训练可提高患者肌肉力量,改善运动耐力,并增强心肺功能。在实施时可采用一次最大抗阻重量的 $40\% \sim 50\%$ 作为训练强度,重复 $8 \sim 10$ 次为 1 个循环,每天重复 2 个循环,每周训练 3 天。

4.呼吸训练

慢性心力衰竭患者存在一定程度的呼吸肌萎缩和疲劳耐受性下降,而对其进行呼吸肌肌力训练则可以改善其呼吸困难症状,并提高运动耐受性,特别适合在病情严重患者中实施。训练时可采用激励式肺量计或阻力可调型呼吸肌训练器,阻力阈值应不低于最大吸气压或呼气压 30％,连续进行 5～10 次,间隔休息 5～10 分钟,重复 2～3 周期,每天 1 次。

(二)作业治疗

在各种运动训练中加入文娱因素,有利于增加运动的趣味性和娱乐性,提高患者的参与积极性,同时通过音乐等调节因素调节负性情绪,改善心理情绪状况,有利于患者的全面康复。患者可根据自身情况选择一些慢节奏娱乐活动,如棋类、慢舞等。

(三)康复辅具

患者可根据个人体能水平的高低与家庭、社区环境情况,选择助行器、助行车或轮椅等作为步行辅助工具,减少能量消耗,减轻呼吸困难症状。

(四)中医康复

气功是中华医疗文化中的瑰宝,其糅合了呼吸功能、柔韧性及耐力训练等多种元素,非常适合老年人,也同样适合慢性心力衰竭患者。

(五)康复护理

慢性心力衰竭患者的康复护理重点在于健康宣教,内容包括疾病的危险因素与诱导因素、戒烟、营养膳食指导、居家保健基本知识等。

(六)药物治疗

主要为交感神经系统受体阻滞剂、利尿剂等。

第六章

骨科疾病康复

第一节 肩 周 炎

一、概述

（一）定义

肩关节周围炎简称肩周炎，临床表现以疼痛与功能障碍为主要特征，多见于中年人和老年人，50 岁左右易患，因而有"五十肩"之称。如肩关节疼痛持续 3 个月以上仍无肩关节功能障碍，可排除肩周炎。本病有自愈趋势，但病程较长，一般可达 2 年。

（二）病因

肩周炎的确切病因至今尚不十分清楚，部分患者可有局部外伤史或某些诱因如慢性劳损、局部受湿受寒等，或继发于肩部软组织及全身性疾病。肩周炎的发病可能与某些代谢障碍或局部循环障碍有关，临床表现可分为 3 个阶段。了解发病过程，对于防治肩周炎有重要意义。

（三）临床分期

1.第 I 期

第 I 期是肩周炎的急性发病阶段，是由于炎症、疼痛而引起反射性肌肉痉挛等为主要病理变化，而无软组织粘连等不可逆转的病理改变。临床表现以疼痛和肩关节的功能障碍为主要特征，是肩周炎的初期阶段。

2.第Ⅱ期

第Ⅱ期是肩周炎的急性发病过程迁延至慢性的发病阶段,此时肩疼痛的症状减轻。但由于关节周围软组织在炎症反应以后发生挛缩、增生、肥厚和粘连等,严重限制了肩关节活动,所以此期为软组织发生器质性病理改变的阶段。

3.第Ⅲ期

第Ⅲ期炎症过程自行消退(如果自然发展的话),病理停止发展。所有的症状得到缓解,如果能坚持锻炼,功能可逐渐得到一定恢复,否则功能往往不会自行恢复。

(四)临床表现

1.一般表现

多见于中老年人,女性多于男性,左侧多于右侧,亦可两侧先后发病。

2.肩关节疼痛

逐渐出现肩部某一处痛,与动作、姿势有明显关系。随病程延长,疼痛范围扩大,并牵涉到上臂中段;同时伴肩关节活动受限。如欲增大活动范围,则有剧烈锐痛发生。患者初期尚能指出疼痛点,后期范围扩大,感觉疼痛来自肱骨。

3.关节活动受限

体检可见三角肌有轻度萎缩,斜方肌痉挛。冈上肌腱,肱二头肌长、短头肌腱及三角肌前、后缘均可有明显压痛。肩关节以外展、外旋、后伸受限最明显,少数人内收、内旋亦受限,但前屈受限较小。

4.X线表现

年龄较大或病程较长者,X线平片可见到肩部骨质疏松,或冈上肌腱、肩峰下滑囊钙化征。

二、康复问题

(一)功能障碍

1.感觉功能障碍

感觉功能障碍表现为患侧肩关节及关节周围的软组织疼痛。

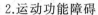

2.运动功能障碍

运动功能障碍表现为患侧肩关节活动受限、肌力下降。

3.心理功能障碍

心理功能障碍主要表现为焦虑情绪。

(二)结构异常

(1)肩周炎患者 X 线初期无异常;后期可见肱骨大结节附近密度增高影,肩峰部骨硬化,边缘不规则等表现。

(2)MRI 可显示盂肱关节腔、三角肌下滑囊和肩胛下肌滑囊积液及冈上肌肌腱、冈下肌肌腱和肱二头肌肌腱变性改变。

(3)肩周炎超声可显示肩关节囊下壁增厚毛糙或粘连,结构不清,低回声带明显水肿或消失,内回声增强或分布不均匀,结构紊乱等。

(三)活动受限

(1)基础性日常生活能力受限。

(2)工具性日常生活能力受限。

(四)参与受限

(1)职业受限。

(2)社会交往受限。

(3)休闲娱乐受限。

(4)生存质量下降。

三、康复评定

(一)功能评定

1.感觉功能评定

疼痛是肩周炎患者就诊的主要临床症状之一,一般采用视觉模拟评分法进行评定。

2.运动功能评定

主要评定肩关节各轴位的关节活动度及肌力,评定时应注意固定肩胛骨,防止肩胛胸壁间活动,造成肩关节活动度的代偿,导致测量不准确,同时需进行双侧对比。

3.心理功能评定

由于患侧肩关节疼痛明显、持续时间较长且关节活动受限,影响睡眠及日常生活活动,常导致患者出现焦虑、抑郁情绪,严重者发展为抑郁症等心理疾病。

(二)结构评定

肩周炎可导致影像学可见的轻度结构改变,应根据病情选择X线、CT、MRI、骨密度或者超声检查等方法,排除肩关节的骨折、肿瘤等疾病。

(三)活动评定

主要评定患者的日常生活活动情况。如患者有穿脱上衣困难,应了解其受限程度;询问如厕、个人卫生及洗漱(梳头、刷牙、洗澡等)受限的程度;了解从事家务劳动如洗衣、做饭等受限情况。针对肩周炎患者的活动能力评定,常采用 Constant-Murley 法。总分为100分,共包括四个部分,即疼痛、日常生活活动、关节活动度、肌力。

(四)参与评定

肩周炎患者功能障碍及活动受限可影响其职业、社会交往及休闲娱乐,降低患者生活质量。

四、康复治疗

(一)物理疗法

1.超声波治疗

超声波治疗具有较好的松解粘连,抗炎止痛的作用。炎症急性期可以采用 1MHz,0.8 W/cm² 的治疗强度;在慢性期,可以采用 1.2~1.5 W/cm² 的强度进行治疗。

2.超短波治疗

超短波具有较好的抗炎止痛的效果,而且可以增加组织的延展性。炎症早期可用无热量进行治疗,后期可用温热量治疗。治疗疗程一般不超过 30 天。

3.中频电疗

中频电疗可以促进肌肉收缩,起到促进粘连吸收,抗炎止痛的效果。常用的中频电疗方法有立体动态干扰电疗法等。治疗时,强度以患者舒适为度,每天 1～2 次,每次 20 分钟。

4.热疗

热疗可以增加局部循环,消除炎症,同时增加软组织的延展性。热疗后进行组织的牵拉治疗,关节松动治疗或运动治疗可提高疗效。常用的热疗包括红外线治疗、蜡疗等。

(二)运动疗法

1.关节松动技术

关节松动技术是一种针对关节的治疗技术。通过一定的手法,解除关节僵硬,促进关节活动的一种特殊的手法治疗技术。在肩周炎患者中,常常出现盂肱关节侧方向、前后向的僵硬,肩锁关节、胸锁关节的僵硬,肩胛胸壁关节的受限。可以根据需要在受限的方向上运用关节松动技术进行治疗,常常可以获得较好的缓解疼痛和改善关节活动范围的效果。

在急性期、疼痛较为明显时主要采用Ⅰ、Ⅱ级手法;以粘连为主时则主要采用Ⅲ、Ⅳ级的手法。每个方向的松动每组 1～2 分钟,每次 2～3 组,每天或隔天 1 次。

2.肌力训练技术

肌力训练技术是通过肌肉收缩促进肌力增加的运动治疗技术。对于肩周炎的患者,常常出现肩袖的损伤、肌肉功能降低。此外,控制肩胛的一些肌肉也出现功能问题。因此需要对这些肌肉进行特殊的肌力训练以改善功能。常常需要注意的是肩关节的内旋和外旋的肌力训练以改善肩袖的功能。前锯肌、菱形肌也是常常需要训练的肌肉以改善肩胛胸壁关节的稳定和运动功能。

3.软组织松解技术

软组织松解技术是一种针对软组织的手法治疗。通过特殊的手法操作,实现软组织粘连松解,改善局部张力,促进软组织功能。肩周炎的患者常常出现肱二头肌长头腱炎症,附件的软组织出现粘连;此外,肩胛骨周围的肌肉也出现萎缩、短缩,也常常需要进行软组织的松解以改善延展性。

4.软组织牵拉技术

软组织牵拉是通过牵引力量使得软组织发生塑性延长,以改善软组织长度和张力的技术。

(三)作业疗法

作业疗法是以有目的、经过选择的作业活动为主要的治疗手段,用来维持、改善、补助患者的功能的康复技术。通过宣教、自我管理、特殊的训练教授等方式,促进功能的恢复。

第二节　肩　袖　损　伤

肩袖又称旋转袖,是由冈上肌、冈下肌、肩胛下肌及小圆肌组成(图 6-1)。肩袖肌群起自肩胛骨不同部位,经盂肱关节的前、后、上、下,止于肱骨近侧的大、小结节部位,形成袖套样结构,冈上肌起自肩胛骨冈上窝,经盂肱关节上方止于肱骨大结节近侧,由肩胛上神经支配。主要功能是上臂外展,并固定肱骨头于肩盂上,使肩肱关节保持稳定。冈下肌起自肩胛骨冈下窝,经盂肱关节的后方止于大结节外侧面中部,也属肩胛上神经支配,其功能是使肩关节外旋。肩胛下肌起自肩胛下窝,经盂肱关节前方止于肱骨小结节前内侧,受肩胛下神经支配,具有内旋肩关节的功能。小圆肌起自肩胛骨外侧缘后面,经盂肱关节后方止于肱骨大结节的后下方,属腋神经支配。其功能也是使臂外旋。

冈上肌和肩胛下肌由于其解剖上的特点,容易受到损伤。肩关节内收、外展、上举及后伸等活动,冈上肌、肩胛下肌的肌腱在肩喙突下往复移动,易受夹挤、冲撞而致损伤。冈上肌腱在大结节止点近侧的终末端 1 cm 范围内是多血管区,即危险区域,是退变和肌腱断裂的好发部位。

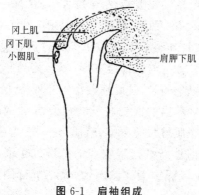

冈上肌
冈下肌
小圆肌
肩胛下肌

图 6-1　肩袖组成

一、病因和分类

(一)病因

肩袖损伤的病因除了解剖及病理上的因素以外,肩袖的损伤及肩袖本身的退变也是其主要原因。损伤包括急性创伤和慢性累积性损伤两类。前者多见于青壮年,往往在体育运动或劳动作业中发生。后者则多发生于老年患者,在肌腱退变的基础上,累积性损伤同样导致肌腱断裂。

(二)分类

1.按损伤程度分

(1)挫伤:指肩袖受到挤压、撞击、牵拉造成肩袖肌腱水肿、充血乃至纤维变性。此种损伤一般是可复性的。其表面的肩峰下滑囊可伴有相应的损伤性炎症反应,滑液囊有渗出性改变。

(2)不完全性肌腱断裂:是肩袖肌腱纤维的部分断裂。可发生于冈上肌腱的滑囊面(上面),关节面(下面)及肌腱内。不完全性肌腱断裂如处理不当将发展为完全性断裂。

(3)完全性肌腱断裂:指肌腱的全层断裂,是肌腱的贯通性破裂。可发生于冈上肌、肩胛下肌、冈下肌。小圆肌较少发生,以冈上肌最为多见,冈上肌和肩胛下肌腱同时被累及也不少见。

2.按肌腱断裂范围分

(1)广泛断裂:范围累及两个或两个以上的肌腱。

(2)大型断裂:单一肌腱断裂,长度大于肌腱横径的 1/2。

(3)小型断裂:单一肌腱,范围小于肌腱横径 1/2。

上述肩袖断裂,其裂口方向与肌纤维方向呈垂直,称作肩袖的横形断裂。若裂口方向与肌纤维方向一致,则属于纵形断裂。肩袖间隙分裂也属于纵形撕裂,是肩袖损伤的一种特殊类型。

一般认为 3 周以内的损伤属于新鲜损伤,3 周以上属于陈旧性损伤。新鲜的断裂肌腱断端不整齐,肌肉水肿,组织松脆,肩肱关节腔内有渗出。陈旧性断裂则肌腱残端已形成瘢痕,光滑圆钝,比较坚硬,关节腔有少量纤维素样渗出物,大结节近侧的关节面裸区被血管翳或肉芽组织覆盖。

二、临床表现与诊断

(一)临床表现

有急性损伤史或重复的损伤及累积性劳损史。肩前方痛,累及三角肌前方及外侧。急性期疼痛剧烈,持续性,慢性期为自发性钝痛。疼痛在肩部活动后或增加负荷后加重。屈肘 90°使患臂作被动外旋及内收动作,肩前痛加重。往往夜间症状加重。压痛位于肱骨大结节近侧或肩峰下间隙。

(二)临床检查方法

(1)上举功能障碍:有肩袖大型断裂的患者,上举及外展功能均明显受限。外展及前举范围<45°。

(2)臂坠落试验阳性。

(3)撞击试验阳性。患肩被动外展 30°,前屈 15°~20°,向肩峰方向叩击尺骨鹰嘴,使大结节与肩峰之间发生撞击,肩峰下间隙出现明显疼痛为阳性。

(4)盂肱关节内摩擦音:盂肱关节在被动或主动运动中出现摩擦或砾轧音,常由肩袖断端瘢痕引起。少数病例在运动时可触及肩袖断端。

(5)疼痛弧征:患臂上举 60°~120°范围出现疼痛为阳性,但仅对肩袖挫伤及部分撕裂的患者有一定诊断意义。

(6)肌肉萎缩:病史超过 3 周,肩周肌肉出现不同程度的萎缩,以冈上肌、冈下肌及三角肌最常见。

(7)关节继发性挛缩:病程超过 3 个月,肩关节活动范围有程度不同的受限。以外展、外旋、上举受限程度较明显。

(三)诊断要点

对肩袖损伤做出正确的临床诊断并非易事。对凡有外伤史的肩前方疼痛伴大结节近侧或肩峰下区域压痛的患者,若合并存在下述 4 项中任何一项阳性体征,都应考虑肩袖撕裂的可能性。臂坠落试验阳性;撞击试验阳性;盂肱关节内摩擦音;举臂困难或 60°~120° 阳性疼痛弧征。如同时伴有肌肉萎缩或关节挛缩,则表示病变已进入后期阶段。

(四)辅助诊断

1.X 线诊断

(1)X 线平片:对本病诊断无特异性。肩袖断裂可促使肱骨头上移,使肩峰下间隙狭窄。部分病例大结节部皮质骨硬化,表面不规则,松质骨萎缩,骨质稀疏。此外,X 线平片对是否存在肩峰位置异常,肩峰下关节面硬化、不规则,以及大结节异常等撞击征因素提供依据。在上举位摄取前后位 X 线片,可直接观察大结节与肩峰的相对关系(图 6-2)。X 线平片检查还有助于排除和鉴别肩关节骨折、脱位及其他骨与关节疾病。

(2)关节造影穿刺部位:喙突尖的外侧及下方各 1 cm 处,局部浸润麻醉后作盂肱关节腔穿刺。如针尖已进入盂肱关节间隙或注射 1 mL 造影剂,见造影剂均匀弥散于肱骨头及盂肱间隙,穿刺即告成功,把其余造影剂徐徐注入(图 6-3)。直至盂肱关节囊的腋下皱襞、肱二头肌长头腱鞘及肩胛下肌下滑液囊均已显影为止。若发现造影剂外溢,出现于肩峰下间隙或三角肌下滑囊内侧说明肩袖存在破裂,造影剂通过肩袖破裂孔从盂肱关节腔溢出,进入肩峰下滑囊或三角肌下滑囊,即可证实肩袖的完全性破裂。该方法是比较直接与可靠的诊断方法。也可采用碘造影剂和空气混合的双重对比造影方法,一般注入造影剂 5~6 mL,过滤空气 20~25 mL。双重对

比造影对肩袖的关节面侧能更清晰的显示,对肩袖关节面侧部分肌
腱断裂的诊断有一定帮助。关节造影术应严格遵循无菌操作,有碘
过敏史者禁忌使用碘剂造影。

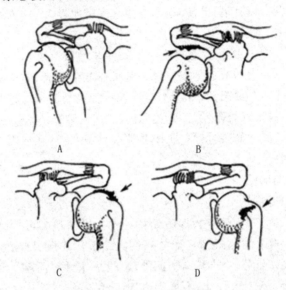

图 6-2　肩袖断裂的 X 线表现

A.肩峰下间隙狭窄;B.肩峰下骨赘;C.大结节骨赘;D.大结节骨质增生

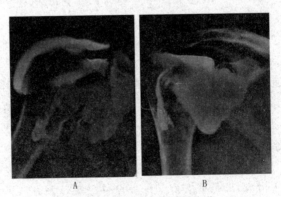

图 6-3　肩袖破裂造影剂外溢

A.进入肩峰下滑囊;B.进入三角肌下滑囊

造影摄片一般摄取臂下垂位的盂肱关节内旋及外旋位,臂外展上举位的内旋、外旋位及在轴位摄取盂肱关节内旋及外旋位,共6个位置。也可在上臂被动运动过程中发现最清晰、最典型的造影图像予以摄录。肩关节造影对确定肩袖完全性破裂,做出鉴别诊断是一种可靠、安全的方法。

2.MRI

MRI对软组织损伤有很高的敏感性,能依据受损肌腱在水肿、充血、断裂及钙盐沉积等方面不同的信号显示肌腱的病理变化。

3.超声诊断

超声诊断属于非侵入性诊断方法,简便、可靠,能重复检查。对肩袖损伤能作出清晰分辨。肩袖挫伤可见肩袖水肿、增厚。部分断裂则显示肩袖缺损或萎缩变薄。完全性断裂能显示断端及裂隙及缺损的范围。

4.关节镜检查

由后方入路能观察盂肱关节腔的前壁—肩胛下肌腱及上壁—冈上肌腱。能直接观察肩袖破裂的部位及范围,发现关节内的一些继发性病理变化,是一种直接的诊断方法。对小的损伤在关节镜下可直接进行修补。

三、康复治疗

(一)常规治疗

治疗方法的选择取决于肩袖损伤的类型及损伤时间。手法与外固定、中药治疗,可用于肩袖挫伤、部分性肩袖断裂和完全性肩袖撕裂的急性期。

1.肩袖挫伤的治疗

肩袖挫伤的治疗包括休息、三角巾悬吊、制动2～3周,同时局部给予中药敷贴或物理治疗,内服活血祛瘀,消肿止痛中药。疼痛剧烈的患者可采用1%利多卡因加激素做肩峰下间隙或盂肱关节腔内注射,有较好的止痛作用。疼痛减轻之后即开始做功能康复训练。

2.肩袖断裂的治疗

无论是部分或完全性肩袖断裂的急性期,一般应先采用严格的非手术方法治疗。

(1)手法及支具固定治疗:急性期肩袖断裂的患者,可在局部麻醉下,用手法将患肩置于外展、前屈、外旋位,使撕裂的肩袖的边缘接近,并用消瘀止痛膏药外贴患肩,以起到固定和消肿止痛的双重作用,然后按下述方法用支具将患肩固定于外展、前屈和外旋位3~4周,以期撕裂的肩袖能自行修复和愈合。后期解除固定后,可施以揉摩和搓按手法于肩前缘,并辅以肩外展及上举被动运动。

(2)持续牵引固定方法:肩袖断裂急性期采用卧位,上肢零卧位牵引持续3周。3周后,每天间断解除牵引2~3次,循序渐进地行肩、肘部功能练习,防止关节僵硬。也可在卧床零位牵引1周后,改用零位肩人字石膏或零位支具固定,便于下地活动。零位牵引有利于冈上肌腱在低张力下得到修复和愈合。一般4周后去除牵引或外固定。

(3)医疗练功:早期宜做握拳和腕部练功,解除固定后应积极练习肩、肘部功能。

(4)药物治疗。①内服药。血瘀气滞证:肩部肿胀,或有皮下淤血,刺痛不移,夜间痛剧,关节活动障碍。舌黯或瘀点,脉弦或沉涩,治以活血祛瘀,消肿止痛,方用活血止痛汤。肝肾亏损证:无明显外伤史或轻微扭伤日久,肩部酸困无力,活动受限,肌肉萎缩。舌淡,苔薄白,脉细或细数。治以补益肝肾,强壮筋骨,方用补肝肾汤加减。血不濡筋证:伤后日久未愈,肌萎筋缓,肩部活动乏力,面色苍白少华。舌淡苔少,脉细。治以补血荣筋,方用当归鸡血藤汤。②外用药:早期可用消瘀止痛药膏、双柏膏、消炎散等外敷。中后期可用外擦剂或腾洗剂。

(二)肌骨超声引导下精准注射

肌骨超声引导下精准注射的相关操作:抽吸积液、软组织活检及药物注射关节周围肌肉、韧带、关节腔等部位。肌骨超声的优势是,能够动态、实时的呈现穿刺针的位置,从而引导穿刺针准确定位病变的区域和结构,不会对周围软组织、神经等造成损伤,还规避了经血管注射药物的风险。针对特殊部位且分隔、复杂的积液,肌骨超声引导下,避免了盲目穿刺现象。

复方倍他米松属于类固醇类复方制剂,主要成分是微溶性的倍他米松酯及可溶性的倍他米松酯。前者吸收较慢,能够长时间的缓解炎症;后者吸收速度快,起效迅速。

应用 ARIETTA 70 超声诊断仪,使用宽频线阵探头,设置 $13\sim$ 6 MHz。注射药物:复方倍他米松。取坐位,充分暴露患侧肩膀,用探头寻找、明确注射部位,用长轴探查患者的冈上肌,准确定位肩峰下滑囊积液,对进针区域进行消毒,使用规模为 5 mL 的空注射器进针,进入滑囊,抽取干净滑囊内的积液。药物配置:1 mL 的复方倍他米松＋1 mL 的 2‰利多卡因注射液＋2 mL 的生理盐水,推进 4 mL 药物,出针后在进针部位贴好敷料。告知患者 24 小时内不要擦洗注射部位,24 小时后可拿掉敷料。通过肌骨超声引导下注射药物,能够精准地定位肩峰下滑囊积液,在滑囊的内部,药物充分发挥抗炎功效。

(三)关节镜治疗

关节镜辅助或关节镜修复,适合于部分或中小范围全层肩袖撕裂伤。优点是可以检查盂肱关节内病变,不损伤三角肌附着、软组织分离少和切口小。用关节镜可以判断撕裂口的大小、肌腱的质量、肌腱的移动程度。

(四)手术治疗

适应证是肩袖的大型撕裂及非手术治疗无效的肩袖撕裂。经 $4\sim6$ 周非手术治疗或卧位牵引制动,肩袖急性炎症及水肿已消退,未能愈合的肌腱断端形成了坚强的瘢痕组织,有利于进行肌腱的修复和重建。

肩袖修复的手术方法很多,较常用的方法如下。

1.Mclaughlin 修复术

在外展位使肩袖近侧断端缝合固定于大结节近侧的皮质骨上或在肩袖原止点部位的大结节近侧制成骨槽,使肩袖近侧断端埋入并缝合固定于该槽内(图 6-4)。此方法适应证广泛,适用于大型及广泛型的肩袖断裂。

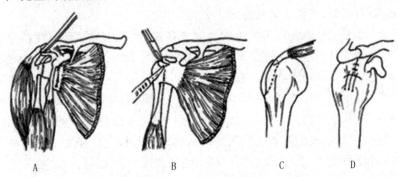

图 6-4　Mclaughlin 肩袖修补手术
A.肩袖大型撕裂;B.清除周围坏死组织;C.将断端重
新固定于大结节近侧骨槽内;D.缝合裂口

为防止术后肩关节的撞击和粘连,同时切断喙肩韧带、喙肱韧带,并作肩峰前、外侧部分切除成形术。此手术的远期效果比较满意,关节功能康复程度高。

此外对于冈上肌腱和冈下肌腱广泛撕裂造成的肩袖缺损,也可用肩胛下肌的上 2/3 自小结节附丽部游离,形成肩胛下肌肌瓣,向上转移,覆盖固定于冈上肌与冈下肌的联合缺损部位。

2.Debeyre 的冈上肌推移修复法

对冈上肌腱的巨大缺损也是一种手术选择方法。在冈上窝游离冈上肌,保留肩胛上神经的冈上肌支及血管束,使整块冈上肌向外侧推移,覆盖肌腱缺损部位,重新固定冈上肌于冈上窝内。

对大型肩袖缺损还可以利用合成织物移植进行修复。肩袖缺损修复的患者经过术后物理、康复治疗,肩关节功能也可达到大部分或部分恢复。若不进行手术修复,顺其自然发展,往往造成"肩袖性关节病",肩关节出现不稳定或关节挛缩,导致关节功能的病变。

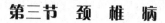

第三节 颈 椎 病

一、概述

颈椎病是由于颈椎间盘退行性变、颈椎骨质增生所引起的一系列临床症状的综合征。可发生于任何年龄,以 40 岁以上的中老年人为多。颈椎病可分为颈型、神经根型、脊髓型、椎动脉型、交感神经型和其他型,临床常表现为颈、肩臂、肩胛上背及胸前区疼痛,手臂麻木,肌肉萎缩等。

二、康复问题

(一)疼痛和麻木

颈项部及上肢均可出现疼痛、酸胀不适、麻木,程度及持续时间不尽相同,并有可能引起其他许多问题,因此解除疼痛和麻木是康复治疗的重要目的,也是患者的迫切要求。

(二)肢体活动障碍

神经根型颈椎病可因上肢活动而牵拉神经根使症状出现或加重,限制了正常的肢体活动;另外,神经根或脊髓受压迫可导致相应肢体肌力下降,而出现肢体运动功能减退,如脊髓型颈椎病患者可出现四肢无力、沉重,步态不稳,足下踩棉花感及肌肉痉挛等。

(三)日常生活

颈椎病患者因复杂多样的临床症状(包括四肢、躯干和头颈部不适等)而使日常生活和工作受到不同程度的影响,甚至穿衣、修饰、提物、个人卫生、站立行走及二便控制等基本活动受到限制。

(四)心理障碍

颈椎病是以颈椎退行性变为基础的疾病,这种组织的改变无法逆转,因此尽管临床症状可以得到缓解,但症状可能反复发作,时轻时重,部分患者可能出现悲观、恐惧和焦虑的心理;另外,严重的颈椎病所致的疼痛、活动困难和日常生活活动能力下降也会导致严重的心理障碍。

三、康复评定

(一)疼痛评定

疼痛是最常见的症状。疼痛的部位与病变的类型和部位有关,一般有颈后部和肩部的疼痛。神经根受到压迫或刺激时,疼痛可放射到患侧上肢及手部。若头半肌痉挛,可刺激枕大神经,引起偏头痛。常用视觉模拟评分法或简式麦吉尔疼痛问卷评估患者的疼痛程度。

1.视觉模拟评分法

画一条长度为 100 mm 的直线,直线左端(或上端)代表"无痛",直线右端(或下端)代表"无法忍受的痛"。测试者要求患者将自己感受的疼痛强度标记在直线上,线左端(或上端)至标记点之间的距离即为该患者的疼痛强度。

2.简式麦吉尔疼痛问卷

简式麦吉尔疼痛问卷是国际公认的描述与测定疼痛的量表。麦吉尔疼痛问卷包括 4 类20 组疼痛描述词,从感觉、情感、评价和其他相关类四个方面因素及现时疼痛强度对疼痛进行较全面的评价。简式麦吉尔疼痛问卷是在麦吉尔疼痛问卷基础上简化而来,由感觉类和情感类对疼痛的描述词及现时疼痛强度和视觉模拟评分法组成。临床实验证实,其与标准麦吉尔疼痛问卷具有良好的相关性。国内有学者应用简式麦吉尔疼痛问卷对急性痛、慢性痛和术后痛患者的疼痛性质、强度及治疗前后的变化进行了比较,表明简式麦吉尔疼痛问卷的可信度高、效度好,简便易行,是一种有实用价值的测痛工具。

(二)功能评定

应对患者的颈椎主被动关节活动度、颈肩部肌群及四肢肌群肌力、神经功能进行详细评估;应用影像学检查方法测量颈椎管狭窄及颈椎失稳程度;针对各型颈椎病的不同特点,进行针对性的颈椎特殊检查。

四、康复治疗

目的是改善或消除颈神经和血管组织受压症状,如消除炎性水肿、镇静止痛、解除肌肉痉挛等。颈椎病的康复治疗方法通常是以非手术治疗为主,包括物理因子治疗、颈椎牵引、针灸、手法治疗、运动疗法、矫形支具等。应用各种康复治疗方法可使颈椎病症状减轻、明显好转,甚至治愈,对早期颈椎病患者尤其有益。

(一)物理因子治疗

物理因子治疗的主要作用是解除神经根及周围软组织的炎症、水肿,改善脊髓、神经根及颈部的血液供应和营养状态,缓解颈部肌肉痉挛,减轻粘连,调节自主神经功能,促进神经和肌肉功能的恢复。常用治疗方法如下。

1.直流电离子导入疗法

应用直流电导入各种药物治疗颈椎病,有一定治疗效果。可用中药、B族维生素类药物、碘离子等进行导入,作用极置于颈后部,非作用极置于患侧上肢或腰骶部,电流密度为 $0.08 \sim 0.1 \ mA/cm^2$,20 分钟/次,10～15 次为 1 个疗程。

2.高频电疗法

常用超短波、短波疗法,通过其深部透热作用,改善脊髓、神经根、椎动脉等组织的血液循环,促进功能恢复。超短波及短波治疗时,颈后单极或颈后、患侧前臂斜对置,急性期应用无热量,10 分钟/次,每天 1 次;亚急性期应用微热量,12～15 分钟/次,每天 1 次,10～15 次为 1 个疗程。

3.石蜡疗法

利用加热后的石蜡敷贴于患处,使局部组织受热、血管扩张、循环加快、细胞通透性增加。由于热能持续时间较长,故有利于深部组织水肿消散、消炎、镇痛。常用颈后盘蜡法,温度为 40～45 ℃,30 分钟/次,每天 1 次,20 次为 1 个疗程。

4.超声波疗法

作用于颈后及肩背部,常用接触移动法,$0.8 \sim 1.0 \ W/cm^2$,8～

10 分钟/次,15～20 次为 1 个疗程。可加用药物导入,常用 B 族维生素、氢化可的松、双氯芬酸等。

5.红外线照射疗法

红外线灯于颈后照射,照射距离 30～40 cm,温热量,20～30 分钟/次,每天 1 次,20 次为1个疗程。

6.泥疗

泥疗是将具有医疗作用的泥类,加热至 37～43 ℃,进行全身泥疗或颈、肩、背局部泥疗。由于泥的热容量小,并有可塑性和黏滞性,可影响分子运动而不对流,所以其导热性低、散热慢,保温性好,能长时间保持恒定的温度。其次,由于泥中含有各种微小沙土颗粒及大量胶体物质,当其与皮肤密切接触时,对机体可产生一定的压力和摩擦刺激,产生类似按摩的机械作用。另外,泥土尚有一些化学作用和弱放射作用,通过神经反射、体液传导和直接作用对机体产生综合效应。每天或隔天 1 次,30 分钟/次,15～20 次为 1 个疗程。结束时要用温水冲洗。

(二)颈椎牵引治疗

颈椎牵引治疗是治疗颈椎病常用且有效的方法,有助于解除颈部肌肉痉挛,使肌肉放松,缓解疼痛;松解软组织粘连,牵伸挛缩的关节囊和韧带;改善或恢复颈椎的正常生理弯曲;使椎间孔增大,解除神经根的刺激和压迫;拉大椎间隙,减轻椎间盘内压力。调整小关节的微细异常改变,使关节嵌顿的滑膜或关节突关节的错位得到复位。

颈椎牵引治疗时必须掌握牵引力的方向(角度)、重量和牵引时间三大要素,才能取得牵引的最佳治疗效果。

1.颈椎牵引的方法

颈椎牵引常用枕颌布带牵引法。通过枕颌牵引力进行牵引,患者可以取坐位或卧位,衣领松开,自然放松。操作者将牵引带的长带托于下颌,短带托于枕部,调整牵引带的松紧,用尼龙搭扣固定,通过重锤、杠杆、滑轮、电动机等装置牵拉。轻症患者采用间断牵引,重症患者可行持续牵引。每天 1 次,15～20 次为 1 个疗程。

2.颈椎牵引的参数选择

(1)牵引时间:以连续牵引 20 分钟,间歇牵引 20～30 分钟为宜,每天 1 次,10～15 天为 1 个疗程。

(2)牵引角度:有观察表明,最大牵引力作用的位置与牵引的角度有关。颈椎前倾角度小时,牵引力作用于上颈椎,随着颈椎前倾角度加大,作用力的位置下移。因此牵引角度一般按病变部位而定,如病变主要在上颈段,牵引角度宜采用 0°～10°,如病变主要在下颈段(C_5～C_7),牵引角度应稍前倾,可在 15°～30°,同时注意结合患者舒适度来调整角度。

(3)牵引重量:牵引重量与患者的年龄、身体状况、牵引时间、牵引方式等有很大的关系。间歇牵引的重量可以其自身体重的 10％～20％确定,持续牵引则应适当减轻。一般初始重量较轻,如从 6 kg 开始,以后逐渐增加。

3.颈椎牵引禁忌证

牵引后有明显不适或症状加重,经调整牵引参数后仍无改善者;脊髓受压明显、节段不稳严重者;椎间关节退行性变严重、椎管明显狭窄、韧带及关节囊钙化骨化严重者。

4.颈椎牵引的注意事项

(1)对患者做好解释工作,嘱患者牵引过程中放松,有任何不适立即停止牵引。

(2)调整好牵引带的位置,枕部带以枕骨粗隆为中心,颌部带靠近下颌尖部,不要卡住患者喉部。调整好牵引带的松紧度,两侧牵引带等长。

(3)牵引过程观察患者的反应;牵引结束后,休息 1～2 分钟。

(三)针灸治疗

针灸治疗对颈椎病的治疗可取得明显疗效,而且设备简单,易行。针法常取绝骨穴和后溪穴,再配以大椎、风府、天脊、天目、天柱等局部穴位,一般每天 1 次,每次留针 20～30 分钟,2 周为 1 个疗程。因为绝骨穴属足少阳胆经,是足三阳络,为髓之会穴;后溪穴属手太阳小肠经,是八脉交会穴之一,通过督脉;颈后部正是督脉、足

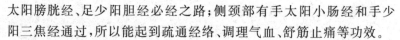

太阳膀胱经、足少阳胆经必经之路;侧颈部有手太阳小肠经和手少阳三焦经通过,所以能起到疏通经络、调理气血、舒筋止痛等功效。

(四)手法治疗

手法治疗是颈椎病治疗的重要手段之一,是以颈椎骨关节的解剖及生物力学的原理为治疗基础,针对其病理改变,对颈椎及其小关节施以推动、牵拉、旋转等手法进行被动活动治疗,以调整颈椎的解剖及生物力学关系,同时对颈椎相关肌肉、软组织进行松解、理顺,达到改善关节功能、缓解痉挛、减轻疼痛的目的。常用的方法有中式手法及西式手法。中式手法指中国传统的按摩推拿手法,一般包括软组织按摩手法和旋转复位手法。西式手法在我国常用的有关节松动手法、麦肯基疗法及脊椎矫正术等。

1.软组织按摩手法

治疗前对患者的病情应有全面的了解,手法要得当,切忌粗暴。在颈、肩及背部,施用揉、拿、捏、推等手法,对神经根型颈椎病施行推拿手法时还应包括患侧上肢,椎动脉型和交感型颈椎病应包括头部。常取的穴位有风池、太阳、印堂、肩井、内关、合谷等。每次推拿15～20分钟,每天1次。推拿治疗颈椎病对手法的要求高,不同类型的颈椎病,其方法、手法差异较大。

2.旋转复位手法

旋转复位手法应用于颈椎小关节紊乱、颈椎半脱位等疾病。以棘突向右偏歪为例:医师立于患者后方,以左手握住装有橡皮头的"T"形叩诊锤的交接部,锤柄向左后方,锤的一端斜置于患颈棘突的右侧,尖端指向右前方。医师拇指把住锤的另一端,令患者屈颈并向后靠于医师的胸腹部,放松颈部肌肉。医师右手掌置于患者左侧下颌角部,用力将其头部向右侧旋转,同时利用左手拇指及身体的力量推动叩诊锤将患颈棘突推向左侧。在旋转过程中,一般可以听到清脆的响声,此时再查看棘突偏歪现象已消失,表明棘突偏歪已得到矫正,而患者即感症状已好转。旋转完毕后,按揉两侧颈项肌,并点揉双侧风池穴。若偏歪棘突已被矫正,患者仍有部分症状,可加用左右被动旋转头颈部及行左右两侧屈颈手法,往往可获症状的

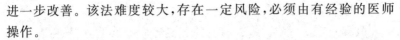

进一步改善。该法难度较大,存在一定风险,必须由有经验的医师操作。

3.关节松动术

关节松动术治疗颈椎病的手法主要有拔伸牵引、旋转、松动棘突及横突等。

(1)拔伸牵引:常用于颈部肌肉紧张或痉挛。上段颈椎和中段颈椎病变于中立位牵引,下段颈椎病变于20°～30°前屈位牵引,持续15～20秒,休息5秒,重复3～4次。

(2)旋转颈椎:患者去枕仰卧,颈部放在床沿。医师站在床头,一手四指分开放在患者健侧颈枕部,拇指放在对侧,用另一手托住其下颌,前臂放在耳前,使患者头部位于医师的手掌、前臂和肩前,操作时躯干及双手不动,双前臂向健侧缓慢地转动患者颈部。

(3)松动棘突:分垂直松动和侧方松动两种,对于颈椎因退行性变引起的活动受限和颈部肌肉紧张或痉挛特别有效。

(4)松动横突及椎间关节:医师双手拇指分别放在患侧横突背侧和棘突与横突交界处进行操作,对于颈部活动受限的患者效果较好。

(五)运动疗法

运动疗法可增强颈与肩胛带肌的肌力,保持颈椎的稳定,改善颈椎各关节功能,防止颈部僵硬,矫正不良体姿或脊柱畸形,促进机体的适应代偿能力,防止肌肉萎缩,恢复功能、巩固疗效、减少复发。故在颈椎病的防治中运动疗法起着重要的作用。

颈椎运动疗法常用的方式有徒手操、棍操、哑铃操等,有条件也可用机械训练。类型通常包括颈椎柔韧性练习、颈肌肌力训练、颈椎矫正训练等。此外,还有全身性的运动,如跑步、游泳、球类等,也是颈椎疾病常用的治疗性运动方式。

运动疗法适用于各型颈椎病症状缓解期及术后恢复期的患者。具体的方式方法因不同类型的颈椎病及不同个体体质而异,应在专科医师指导下进行。颈椎病常用颈椎保健操举例(适用于非脊髓型颈椎病)。

1.前伸探海

两脚开立,双手叉腰,头颈前伸并侧转向左前下方,眼看左前下方。还原,向右侧做同样动作,再还原。左右各1次为1组,重复4~6组。

2.双手举鼎

两脚开立,与肩同宽。两臂屈肘,双手虚握拳与肩平,平放于胸前,拳心向前。两拳逐渐松开,掌心向上,两臂向上直举,抬头向上看,停留2~3秒后,逐渐下降,掌也逐渐再变虚拳,低头看地。进行此练习时,双臂上举要用力,同时呼气;下降要放松,同时吸气。重复4~6次。

3.转腰推碑

两脚开立,与肩同宽。双手抱拳于腰部,先向左转体,右掌向前推出,左手仍握拳抽至左腰际抱肘。头向后转,眼随右掌推出,注视手掌动作。还原时缓慢吸气,然后向右侧完成同样动作。练习时,转动要缓慢,手掌推出时要用力,同时呼气,用力程度和转动幅度应循序渐进,逐步加大,不能操之过急。

4.左右开弓

两脚开立,与肩同宽。两手掌放于眼前,掌心向前,拇指与四指分开,肘部斜向前方。动作开始时,两手掌同时向左右两侧分开,手掌逐渐变成虚拳,两前臂逐渐与地面垂直,胸部尽量向外挺出。然后两拳分开再变掌,还原。还原时含胸拔背。重复4~6次。两掌分开时吸气,还原时呼气。两臂拉开时不宜下垂,向后拉开时要挺胸,夹紧肩胛骨。

5.挥臂扣球

两脚开立,与肩同宽。左脚向前跨一步,同时重心前移,右脚跟抬起,右臂高举,自肩部后上方向前挥动,形似排球扣球。然后还原,右脚向前跨一步,左臂重复上述动作。左右各1次为1组,重复4~6组。

6.凤凰展翅

两脚开立比肩宽,两手下垂。上身前弯,两膝稍屈,左手向左上

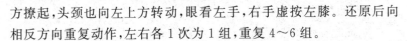

方撩起,头颈也向左上方转动,眼看左手,右手虚按左膝。还原后向相反方向重复动作,左右各1次为1组,重复4~6组。

(六)矫形支具的应用

颈椎的矫形支具主要用于固定和保护颈椎,矫正颈椎的异常力学关系,减轻颈部疼痛,防止颈椎过伸、过屈及过度转动,避免造成脊髓、神经的进一步受损,减轻脊髓水肿,减轻椎间关节创伤性反应,有助于组织的修复和症状的缓解。配合其他治疗方法同时进行,可巩固疗效,防止复发。最常用的有颈围、颈托,可应用于各型颈椎病急性期或症状严重的患者。颈托也多用于颈椎骨折、脱位,经早期治疗仍有椎间不稳定或半脱位的患者。乘坐高速汽车等交通工具时,无论有还是没有颈椎病,戴颈围保护都很有必要。但长期应用颈托和围领可以引起颈背部肌肉萎缩,关节僵硬,所以穿戴时间不宜过久,且在应用期间要经常进行医疗体育锻炼。在症状减轻时要即时除去围领和颈托,加强肌肉锻炼。

第四节 骨质疏松症

一、概述

骨质疏松症是一类伴随增龄衰老或医学原因引起的,以骨量丢失、骨组织显微结构破坏为病理改变,以骨强度下降、骨脆性增加、骨折危险频度增大为特征,以骨痛、易于发生骨折为主要临床表现的全身性骨代谢疾病。骨强度包括骨密度和骨质量。影响骨质量的因素主要有骨的有机质、骨矿化程度、骨微结构和骨的转换率。骨折是骨质疏松症最严重的后果。

(一)分类

骨质疏松症主要分为原发性骨质疏松症和继发性骨质疏松症两大类。

1.原发性骨质疏松症

原发性骨质疏松症分为绝经后骨质疏松症（Ⅰ型）、老年性骨质疏松症（Ⅱ型）和特发性骨质疏松症3类，占骨质疏松症发病总数的85％～90％。

（1）绝经后骨质疏松症（Ⅰ型）：是指自然绝经后发生的骨质疏松症，一般发生在绝经后5～10年。

（2）老年性骨质疏松症（Ⅱ型）：是单纯伴随增龄衰老发生的骨质疏松症。

（3）特发性骨质疏松症：包括青少年和成年特发性骨质疏松症，是一种全身骨代谢疾病，很轻微损伤即可引起骨折，进入青春期后病程发展逐渐停止，确切病因尚不清楚，本病临床上罕见，可能与基因缺陷和遗传因素有关。

2.继发性骨质疏松症

继发性骨质疏松症主要由疾病等医学原因和不良嗜好所致，占骨质疏松症发病总数的10％～15％。

（二）危险因素

危险因素有种族、性别、年龄、女性绝经年龄、体型、体重、家族史、骨密度峰值和个人不良生活习惯（营养、酗酒、吸烟、运动）等。

（三）发病率

我国原发性骨质疏松症的人数约占总人口的6.97％。由于人们生活水平的提高和保健事业的发展，平均预期寿命已由1945年的35岁增长到70岁，随着老年人的增多，骨质疏松症人数急剧增加。预计在我国2050年将达2.5亿，其中25％～70％患有骨质疏松症。

（四）诊断

临床诊断主要根据有无骨痛、身高变矮、骨折等临床表现，结合年龄、绝经与否、病史、骨质疏松家族史、X线片和骨密度测定等进行诊断。双能X线因其精确度较高、重复性好被认为是目前骨质疏松症诊断的金标准。

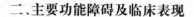

二、主要功能障碍及临床表现

(一)骨痛

原发性骨质疏松症常以骨痛为主要临床表现,其中女性患者骨痛的发生率最高,占80%,男性占20%。骨痛的发生可在不同部位,可有不同程度,以腰背疼痛最常见,占67%,腰背伴四肢酸痛占9%,伴双下肢麻木感占4%,伴四肢麻木、屈伸腰背时肋间神经痛、无力者占10%。疼痛性质多呈冷痛、酸痛、持续性疼痛,有突发性加剧,部分患者可出现腓肠肌阵发性痉挛,俗称"小腿抽筋"。男性患者部分骨痛不明显,常表现为全身乏力,双下肢行走时疲乏,体力下降,精力不足等。若腰背突发锐痛,脊柱后凸,躯干活动受限,不能站立,不能翻身、侧转,局部叩击痛,多为椎体压缩性骨折引起的骨痛。

(二)驼背

驼背多发生于胸椎下段。表现为身高缩短,背曲加重。脊柱椎体结构的95%由松质骨组成,因骨量丢失、骨小梁萎缩,使椎体疏松即脆弱,负重或体重本身的压力使椎体受压变扁,致胸椎后突畸形。

(三)骨折

因骨质疏松,骨脆性增加而致椎体压缩性骨折。股骨颈骨折及少数桡骨远端及肱骨近端骨折,常在扭转身体、肢体活动时致自发性、倒地性轻伤性骨折。椎体压缩性骨折最常见,多发生于第一胸椎至第一腰椎。表现为突然腰背锐痛、脊柱后突、不能翻身、局部叩击痛。常见有楔形、平行压缩、鱼椎样变3种类型骨折。股骨颈骨折表现为腹股沟中点附近压痛,纵轴叩痛;股骨转子间骨折在大转子处压痛,病变下肢呈内收或外旋畸形,不能站立和行走。

(四)负重能力下降

骨质疏松症患者的负重能力降低,甚至不能负担自己的体重。

(五)腰背部活动障碍

腰背部活动障碍主要表现为腰椎屈、伸、侧屈、旋转障碍和腰背肌肌力下降。

(六)日常功能障碍

日常功能障碍主要表现为坐、站、行走和个人护理等功能障碍。

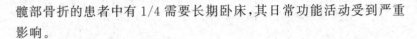

髋部骨折的患者中有 1/4 需要长期卧床,其日常功能活动受到严重影响。

三、康复评定

(一)生化指标检测

(1)骨矿代谢指标:主要检测血清钙、磷。原发性骨质疏松症的血清钙、磷一般在正常范围内。

(2)骨形成指标:骨碱性磷酸酶、骨钙素与Ⅰ型胶原羧基末端肽。

(3)骨吸收指标:主要检测抗酒石酸酸性磷酸酶、尿羟脯氨酸。但尿羟脯氨酸检测受诸多因素影响,其敏感性和特异性较低。近年来,把尿中吡啶啉和脱氧吡啶啉作为骨吸收的敏感和特异性生化标志物,有条件者可检测。

(4)钙调节激素:活性维生素 D、甲状旁腺激素、降钙素等。

原发性骨质疏松症Ⅰ型表现为骨形成和骨吸收指标均有增高,即高转换型;Ⅱ型骨形成和骨吸收生化指标多在正常范围内或降低,属低转换型,甲状旁腺激素水平升高。

(二)X 线评定

常根据骨皮质厚度、骨小梁粗细数量、骨髓腔横径与骨皮质厚度比及骨髓腔与周围软组织之间的密度差来初步判断有无骨质疏松症、骨质疏松性骨折的类型与程度及排除其他疾病。但X线估计骨密度的误差达 30%～50%。

(三)双能 X 线吸收法

双能 X 线吸收法是目前诊断骨质疏松症的金标准,能明确诊断轻、中、重度骨质疏松。双能 X 线吸收法可以测量全身任意部位的骨密度和脂肪组织的百分比,测量的速度快、精度高、空间分辨率高、散射线少。国际上对骨质疏松症的诊断、抗骨质疏松疗效的观察、不同生理和病理状况的比较、动物钙磷代谢的研究、抗骨质疏松新药的研究都要求用双能 X 线吸收法或定量 CT 法观察。

(四)平衡功能评定方法

评定方法包括仪器评定与非仪器评定,内容包括对平衡的功

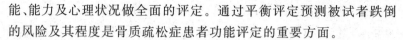

能、能力及心理状况做全面的评定。通过平衡评定预测被试者跌倒的风险及其程度是骨质疏松症患者功能评定的重要方面。

(五)日常生活能力评定

骨质疏松症会对患者的日常活动和生活质量带来严重影响,常用的量表除了巴塞尔指数外,还有 Oswestry 功能障碍指数等。

四、康复治疗

(一)康复治疗的目标

1.近期目标

缓解疼痛,增强肌力,增强平衡功能,降低跌倒风险。

2.远期目标

提高骨密度或延缓骨密度下降趋势,降低骨折风险,提高患者日常生活能力,提高患者生活质量。

(二)康复治疗的方法

1.药物治疗

骨质疏松的药物治疗主要包含 3 个部分,即钙补充剂、维生素 D 制剂及影响骨代谢药物。其中影响骨代谢药物又分为骨吸收抑制剂和骨形成促进剂。骨吸收抑制剂包括了双磷酸盐、降钙素、选择性雌激素受体调节剂及雌激素;而骨形成促进剂则为甲状旁腺激素。临床上,3 种药物联用可有效增强骨密度,延缓骨密度下降趋势,降低骨折风险。其中降钙素还具有缓解疼痛的作用。

2.物理因子治疗

物理因子治疗是治疗骨质疏松症的重要方法之一,对骨质疏松症有着良好的防治效果。物理因子治疗可以增加骨密度、缓解疼痛、维护骨骼结构、促进骨折愈合。临床上用于骨质疏松症的物理因子包括紫外线治疗、脉冲电磁场治疗、直流电钙离子导入治疗等。

3.运动治疗

运动治疗是骨质疏松症康复治疗的重要组成部分。它包含了肌力训练、有氧运动训练、平衡协调功能训练 3 个内容。肌力训练能够防治骨质疏松引起的失用性肌萎缩,改善因年龄增长所致的肌力下降,并且对于骨质疏松所致的畸形也有着较好的防治效果。有氧运动训练可以提高机体新陈代谢能力,尤其适用于伴有各种心脑血管疾病的骨质疏松患者。而平衡协调功能训练则可以显著降低跌倒的发生率,从而减少骨折的发生可能。

4.作业治疗

作业治疗的目的是使得患者能够恢复日常生活能力、工作能力及娱乐能力。这主要包括了日常生活能力的训练、职业能力恢复性训练等。此外日常起居环境的改进也是作业治疗的重要内容。例如沙发不能过软,要有坚固的扶手,床不宜过高、过窄,最好装有护栏。而日常起居活动区域也不宜堆放过多的物品,地面要平整,具有良好的防滑功能,并且照明条件要好,光线充足等。

5.康复辅具

骨质疏松症患者常伴有椎体骨折、疼痛,使用矫形器能有效地控制脊柱畸形的发生,并能起到缓解疼痛的作用。而各种拐杖、助行器也能用于平衡功能较差的骨质疏松症患者及长期卧床肌力差的骨质疏松症患者,防止其摔倒。

6.日常生活方式调整

日常生活方式的调整对骨质疏松症患者的康复来说具有至关重要的作用。它包括了体重的调整、饮食结构的调整、日常习惯的调整及日常起居的调整。体重的调整指的是不能盲目减肥,因为体重偏大者的骨密度要高于瘦小者的骨密度。而饮食结构方面则避免食用过多的膳食纤维,对含钠多的食物如酱油、咸鱼、咸肉等尽量少吃,多食用牛奶、鱼虾、牛羊肉、豆类(含豆制品)及干果等含钙较高的食物。日常习惯方面需要戒烟酒,减少喝咖啡、浓茶及碳酸饮料。而日常起居方面则需要患者多增加户外活动,增加与阳光的接触。

五、康复教育

主要进行防跌倒宣传教育与训练,要求患者戒除不良嗜好、坚持均衡饮食、多进行户外活动和家庭自我运动训练,特别是静力性

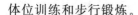

体位训练和步行锻炼。

(1)坚持多进行户外活动,多晒太阳。

(2)戒除不良嗜好,如偏食、酗酒、嗜烟及长期饮用咖啡因饮料;坚持每天食用新鲜蔬菜、水果。

(3)进行家庭自我运动训练。在医师的指导下,在家中长期坚持进行肌力、肌耐力、关节活动度和平衡功能训练,以提高运动的反应能力和对环境的适应能力,有效防止跌倒。

(4)改造环境。尽量改造和去除家庭及周边环境中的障碍,以减少跌倒的机会;采取切实有效的防跌倒措施,如穿戴髋保护器。

(5)进行步行锻炼,以每天步行>5 000 步,<10 000 步为宜,能防治下肢及脊柱的骨质疏松。适合老年骨质疏松症患者。

(6)进行静力性体位训练:坐或立位时应伸直腰背、收缩腹肌、臀肌,增加腹压,吸气时扩胸伸背,接着收颏和向前压肩,或坐直背靠椅;卧位时应平仰,低枕,尽量使背部伸直,坚持睡硬板床,对所有骨质疏松症患者无论其有无骨折都应进行本项训练,使其习惯本训练所要求的姿势,以防骨折、驼背的发生。

(7)治疗的初期应用双腋拐帮助行走,逐渐改为手杖,然后改为不用杖。老年人如不训练,则神经、肌肉的应急能力差,稍步态不稳,易于跌倒引起骨折,所以应帮助老人及骨质疏松症患者进行神经肌肉系统的训练,增加灵活性和应急能力。

第五节 骨 折

一、康复评定

骨折的康复评定旨在了解骨折所致损伤及功能障碍的程度,对制订康复治疗方案和检查康复治疗效果有重要意义。

(一)功能障碍

骨折后引起的主要功能障碍有以下几种。

（1）患肢功能丧失。

（2）肌肉、肌腱、韧带和关节囊等软组织损伤，导致瘢痕粘连和关节、肌肉挛缩。

（3）失用性肌肉萎缩、关节僵硬和骨质疏松。

（4）卧床引起的心肺功能水平下降。

（5）关节内骨折可继发创伤性关节炎。

(二)评定项目

（1）关节活动范围（ROM）测定。

（2）肌力评定。

（3）肢体周径和长度的测定。

（4）步态分析。

（5）日常生活活动能力评定。

（6）长期卧床者，特别是老年患者，应注意对心、肺等功能的检查。

二、康复治疗

(一)康复治疗的作用

1.促进肿胀消退

损伤后由于组织出血、体液渗出，加以疼痛反射造成的肌肉痉挛，静脉、淋巴回流障碍，导致局部肿胀。在骨折复位、固定的基础上，早期指导患者进行肌肉等长收缩训练，有助于血液循环，促进肿胀消退。

2.减轻肌肉萎缩

骨折后肢体长时间制动，必然引起肌肉的失用性萎缩和肌力下降。肌肉收缩训练能够改善血液循环和肌肉营养，促进肌肉的生理功能，预防失用性肌萎缩。

3.防止关节挛缩

康复治疗能促进血肿及炎症渗出物的吸收，减轻关节内外组织的粘连。适当的关节运动能牵伸关节囊及韧带，改善关节的血液循环，促进滑液分泌，从而防止失用性关节挛缩。

4.促进骨折愈合

康复治疗可促进局部血液循环,加速新生血管的成长,正确的功能锻炼可保持骨折端的良好接触,产生轴向应力刺激,促进骨折愈合。

(二)康复治疗的原则

1.早期康复

康复治疗在骨折复位、固定后即应开始。长时间制动会造成肌肉萎缩、关节挛缩、骨质疏松等失用性综合征,延迟患者的恢复时间。早期功能训练可以防止或减少并发症、后遗症,加速骨折愈合,缩短疗程,促进功能恢复。关节内骨折,通过早期的保护性的关节运动训练,可以使关节面塑形,减少创伤性关节炎的发生。

2.整体恢复

骨折后的康复治疗不应仅注重于促进骨折的愈合,而是应该着眼于患者整体功能的恢复。如肘关节、前臂或腕部骨折的患者,由于长时间不做肩关节功能训练,在原骨折部位完全治愈后,肩关节反而遗留功能障碍。因此,康复治疗应包括局部的和整体的功能训练。

3.循序渐进

骨折愈合是一个较长的过程,康复治疗应循序渐进,随着骨折愈合、修复的进程,采取重点不同的康复治疗手段。循序渐进的原则使康复治疗更有针对性,从而更加安全、有效。

(三)康复治疗方法

骨折后的康复治疗一般分为两个阶段进行。

1.第一阶段(愈合期)

由骨折的复位、固定等处理后,到骨折临床愈合。一般需要一月至数月的时间,期间肢体需要制动。该阶段康复治疗的任务主要是促进骨折愈合、预防废用综合征。

(1)伤肢未被固定的关节,应做各方向、全关节活动范围的主动运动训练,必要时可给予辅助。上肢应特别注意肩关节外展、外旋,掌指关节屈曲和拇外展的训练;下肢应注意踝关节背屈训练,防止跟腱挛缩。

(2)在骨折复位、固定后,即可开始有节奏、缓慢的肌肉等长训练,以防止失用性肌萎缩,并可使两骨折端保持良好的接触,有利于骨折愈合。

(3)对累及关节面的骨折,为减轻关节功能障碍的程度,在伤后2～3周,尽可能每天短时间取下外固定,对受损关节进行不负重的主动活动训练,并逐渐增加活动范围。对有坚固内固定的术后患者,可早期应用CPM装置,进行关节持续被动活动训练。

(4)指导卧床患者做肢体活动体操,以维持健侧肢体和躯干的正常活动。鼓励患者早期离床活动以改善全身状况,防止并发症的发生。

(5)应用物理治疗,可以起到改善局部血液循环、促进血肿及渗出液的吸收、减少瘢痕粘连、减轻疼痛、促进骨折愈合等作用。常用的方法有:①光疗法,包括红外线、白炽灯、紫外线治疗等;②直流电钙、磷离子导入法;③超短波疗法;④低频率磁场疗法;⑤超声波疗法等。

2.第二阶段(恢复期)

当骨折达到临床愈合,去除外固定物之后,骨折的康复治疗进入第二阶段。此期要求使用康复治疗的各种手段,促进关节活动和肌力充分恢复,同时加强日常生活活动能力和工作能力方面的训练。

(1)恢复关节活动范围:运动疗法是恢复关节活动范围的基本治疗方法,以主动运动为主,辅以助力运动、被动运动和物理治疗等。①主动运动和助力运动:对受累关节做各方向的运动,尽量牵伸挛缩、粘连的组织,以不引起明显疼痛为度,逐步扩大运动幅度。每一动作应多次重复,每天进行多次训练。刚去除外固定的患者,关节自主活动困难,可先采用助力运动,其后随关节活动改善而减少助力。②被动运动:对有组织挛缩或粘连严重,主动运动和助力运动困难者,可采用被动运动牵拉挛缩关节,但动作应平稳、柔和,不应引起明显疼痛,切忌使用暴力引起新的损伤。③关节功能牵引：对僵硬的关节,可进行关节功能牵引治疗。固定关节近端,在其远端施加适当力量进行牵引。牵引重量以引起患者可耐受的酸痛感觉,又不产生肌肉痉挛为宜。④间歇性固定：当关节挛缩比较严重时,为减少纤维组织的回缩,保持治疗效果,在两次功能锻炼的间歇期间,可采用夹板、石膏托或矫形器固定患肢,随着关节活动范围的增大,夹板、石膏托或矫形器等也应做相应的更换或调整。⑤物理治疗：进行功能训练之前,应用适宜的物理治疗有助于训练的进行,在做关节功能牵引时,同时做热疗,可明显提高牵引疗效。常用的物理治疗有蜡疗、水疗和电疗法等。

(2)恢复肌力：恢复肌力的有效方法是逐步增强肌肉的工作量,引起肌肉的适度疲劳。通过肌力评定,针对不同的肌力水平选择适宜的肌力训练方法：①当肌力不足 2 级时,可采用按摩、低频脉冲电刺激、被动运动、助力运动等。②当肌力为 2～3 级时,肌力训练以主动运动为主,辅以助力运动,还可采用摆动运动、水中运动等。③当肌力达到 4 级时,应进行抗阻运动,争取肌力的最大恢复。一般采用渐进抗阻训练法,肌肉训练的方式可选用等长训练、等张训练或等速训练等。

(3)作业疗法：应用作业治疗增进上肢的功能活动及提高日常生活活动能力,使患者尽早回归家庭和社会。

(四)常见骨折的康复治疗

1.上肢骨折

(1)锁骨骨折：好发于青少年,多为间接暴力引起。如跌倒时手、肘或肩部先着地,暴力沿上肢传导至锁骨,致斜形或横形骨折。直接暴力多导致粉碎性骨折,但较少见。骨折多发生于锁骨中段。由于胸锁乳突肌的牵拉,骨折近端可向上、后移位;由于上肢的重力作用及胸大肌的牵拉,骨折远端向前、下移位。儿童青枝骨折或成人无移位骨折可用三角巾悬吊;有移位的骨折需手法复位、8 字形绷带固定。

固定后即可逐步进行功能训练,开始可做腕、手部各关节的功能活动及肘屈伸、前臂内外旋等主动训练,逐渐增大活动幅度和力量。第二周可进行被动或助力的肩外展、旋转运动。第三周可在仰卧位,头与双肘支撑,做挺胸训练。

去除外固定后,患肢可用颈腕悬吊带挂胸前,先做肩关节前后、内外的摆动训练。一周后,开始做肩关节各方向的主动运动。第二周,增加肩外展和后伸的主动牵伸。第三周可进行肩前屈及内外旋的主动牵伸,逐步恢复肩关节的正常功能。

(2)肱骨外科颈骨折:可发生于任何年龄,但以中、老年人居多,为避免关节囊粘连、关节挛缩和肩关节周围肌肉萎缩,应尽早进行功能锻炼。

对无移位骨折,用三角巾悬吊后,即可开始腕手部功能活动。一周左右,开始做肘屈伸、前臂内外旋主动训练。3周后,以三角巾悬吊保护下,健肢托住患肢前臂做耸肩及肩胛骨内外旋训练。外展型和内收型骨折需经手法复位、小夹板外固定。康复治疗一般于复位固定后2~3天开始,内容同无移位骨折,但是,外展型骨折应限制肩外展活动,内收型骨折应限制肩内收活动。

4~6周去除外固定后,开始做肩关节各个方向的活动,逐渐增加肩带肌的负荷,并注意增强斜方肌、背阔肌和胸大肌等肌肉的力量。

(3)肱骨干骨折:可由直接暴力或间接暴力引起,骨折可呈横形、粉碎形或斜形、螺旋形,中下1/3处骨折容易发生桡神经损伤。无论是手法复位外固定,还是切开内固定,术后均应早期进行功能训练。

早期宜抬高患肢,多做握拳、屈伸手指及耸肩活动。2周后,患肢可在三角巾胸前悬吊带支持下做摆动训练,肘屈或伸的等长肌肉收缩训练及前臂内外旋活动。在训练过程中要随时注意检查骨折对位、对线情况,若断端出现分离现象,应及时矫正。

去除外固定后,逐渐增加主动活动的幅度,增加肩、肘关节各个方向的活动,加强恢复肩带肌力的训练。

(4)肱骨髁上骨折:多发生在10岁以下儿童,根据暴力的不同和移位的方向,可分为伸直型和屈曲型,其中90%以上属伸直型。

伸直型肱骨髁上骨折的近折端向前下移位可能损伤正中神经和肱动脉。

复位及固定后应严密观察肢体的血液循环及手的感觉、运动功能。抬高患肢,早期进行手指及腕关节的屈伸活动。一周后增加肩部主动训练并逐渐增大运动幅度,对腕、手部肌肉进行抗阻训练。

外固定去除后,开始恢复肘关节屈伸及前臂内、外旋活动范围的主动训练,注意禁止被动强力屈伸肘关节,以避免发生骨化性肌炎。

(5)前臂双骨折:多发生于青少年,可由直接、间接及扭转等暴力引起,因治疗复杂、固定时间长,容易后遗前臂旋转等功能障碍。

无论手法复位外固定或切开内固定,术后均应抬高患肢,严密观察肢体肿胀程度、感觉、运动功能及血液循环情况,警惕骨筋膜室综合征的发生。术后1周内主要进行手指及腕关节屈伸活动,在健肢帮助下活动肩关节。从第二周始,患肢可做肩关节主动活动训练及手指抗阻训练。3周后进行肱二头肌、肱三头肌等长收缩训练,做肩关节各方向运动训练。四周后可做肘关节主动运动训练。

8周后拍片证实骨折愈合,去除外固定,进行前臂内外旋主动训练、助力训练,逐渐恢复前臂旋转功能。有旋转功能障碍时,可采用前臂内旋与外旋牵引,促进前臂旋转功能的恢复。

(6)桡骨下端骨折:多为间接暴力引起,跌倒时手部着地,暴力向上传导,导致桡骨下端骨折。可分为伸直型骨折或称 Colles 骨折,以及屈曲型骨折或称 Smith 骨折(图 6-5)。二者的康复治疗原则基本相同。

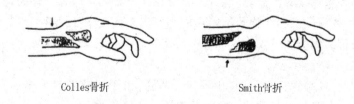

Colles骨折　　　　　　　　　　　Smith骨折

图 6-5　桡骨下端骨折

复位固定后即可进行手部主动活动训练,肩部悬吊位摆动训练。肿胀减轻后,开始做肩、肘关节主动运动。4周后去除外固定,进行腕关节及前臂旋转活动训练。

2.下肢骨折

(1)股骨颈骨折:多发生在老年人,与骨质疏松有关,当遭受轻微扭转暴力时可发生骨折。非手术治疗患者,由于长期卧床,常引发一些全身性并发症,如肺部感染、泌尿系统感染、压疮等,甚至危及患者生命。近些年来,多主张对股骨颈骨折采用手术治疗,特别是人工关节置换术,术后可早期离床活动,为老年股骨颈骨折患者的早期康复创造了条件。

(2)股骨干骨折:临床治疗常采用 Braun 架固定持续牵引,或 Thomas 架平衡持续牵引,必要时需做切开内固定。无论是内固定患者还是牵引治疗患者,均应尽早进行股四头肌肌力训练及膝关节 ROM 训练。牵引治疗患者,牵引后即可行踝与足部主动活动。3～4周可做髌骨被动活动,在牵引架上做膝关节主动伸屈运动。内固定患者,可在膝下垫枕,逐渐加高,以增加膝关节主动伸展活动范围。持续牵引 8 周后拍片证实有骨愈合,可在维持牵引条件下做髋、膝关节主动活动及股四头肌等长收缩训练,防止肌萎缩、粘连和关节僵硬。当有牢固的骨愈合后,才可取消牵引,于坐位做躯干及髋、膝、踝关节主动运动。体力恢复后,可开始扶双拐练习不负重行走,并逐步过渡到正常行走。

(3)髌骨骨折:髌骨骨折在复位、石膏托固定,疼痛减轻后,即可做髋、踝、足部主动活动。术后3～4周,可每天定时取下石膏托,由治疗师做髌骨侧向被动活动、主动屈膝和被动伸膝训练。外固定去除后,开始做主动伸膝和抗阻屈膝训练。2周后可做股四头肌等长收缩抗阻训练和扩大膝关节活动范围的牵引,逐渐训练由扶拐步行至正常步行。

(4)胫腓骨骨折:胫骨中下 1/3 骨折,由于血液供应不充足,很容易发生骨折延迟愈合,甚至不愈合。小腿严重挤压伤,会引起小腿的骨筋膜室综合征。腓骨上端骨折可能伤及腓总神经。对稳定性骨折,在复位、固定术后,抬高患肢,2 天后开始足趾屈伸活动及股四头肌等长收缩活动。1 周后做踝关节屈伸活动,2 周后开始屈膝、屈髋活动。6 周后开始扶拐不负重行走。10 周后可部分负重行走,逐步恢复正常行走。对不稳定性骨折,应用持续牵引和外固定的患者,在术后 3~5 天开始康复训练。去除牵引后,逐步练习不负重行走、部分负重行走至正常行走。

参 考 文 献

[1] 陈梅.现代康复医学诊疗实践[M].开封:河南大学出版社,2021.

[2] 杨常青.临床疾病康复学[M].上海:同济大学出版社,2019.

[3] 王振虎.常见关节疾病的诊疗与康复[M].天津:天津科学技术出版社,2019.

[4] 全莉娟.临床常见疾病康复治疗[M].郑州:河南大学出版社,2022.

[5] 林万隆.脑卒中同质化康复[M].上海:上海世界图书出版公司,2020.

[6] 魏鹏绪.脑性瘫痪的康复治疗技术[M].北京:中国医药科技出版社,2019.

[7] 崔彦辉,赵翔猛,王卫兵,等.临床疾病治疗与康复[M].哈尔滨:黑龙江科学技术出版社,2022.

[8] 王左生,冯晓东.康复医学[M].郑州:郑州大学出版社,2019.

[9] 樊书领,钟柳明,朱钦辉,等.神经内科疾病诊疗与康复[M].郑州:河南大学出版社,2021.

[10] 张润洪.康复医学[M].北京:北京大学医学出版社,2019.

[11] 张通.脑血管病康复指南[M].北京:人民卫生出版社,2022.

[12] 赵晓川.精神疾病诊疗与康复[M].天津:天津科学技术出版社,2019.

[13] 刘朵.简明脑卒中后下肢运动功能康复训练图谱[M].昆明:云南科技出版社,2021.

[14] 张敏.神经病学临床与康复[M].哈尔滨:黑龙江科学技术出版

社,2020.

[15] 张捷.脑卒中针灸康复诊疗[M].太原:山西科学技术出版社,2020.

[16] 裴绪群.康复医学理论与实践[M].北京:科学技术文献出版社,2019.

[17] 肖晓鸿,肖源.康复工程技术[M].武汉:华中科技大学出版社,2022.

[18] 丁宁,卢姗,顾兵.常见疾病的预防与康复[M].南京:东南大学出版社,2020.

[19] 余航.康复医学基础与临床[M].北京:科学技术文献出版社,2019.

[20] 王雪松.康复治疗理论与实践[M].北京:科学技术文献出版社,2020.

[21] 邵明,陶恩祥.帕金森病康复指南[M].北京:人民卫生出版社,2022.

[22] 徐京育,李晨晔,李冀,等.老年病诊疗与康复[M].北京:科学出版社,2022.

[23] 任珊,肖品圆.康复评定技术[M].长沙:中南大学出版社,2019.

[24] 李玉康,孔令珍,谢冬梅.脑卒中患者康复训练指导[M].上海:上海交通大学出版社,2021.

[25] 马金梅,潘琼.康复护理[M].上海:同济大学出版社,2019.

[26] 马吉红.脑梗死后遗症如何康复[J].人人健康,2022,(19):53.

[27] 孟丽君,吴世彩.践行康复伦理促进康复事业发展[J].中国康复理论与实践,2021,27(2):237-242.

[28] 王雪,吴珺,周金琼.脑卒中后的视觉障碍及康复[J].国际眼科纵览,2022,46(4):370-377.

[29] 刘忆萱.康复理疗治疗腰间盘突出症临床疗效观察[J].世界最新医学信息文摘,2019,19(79):91.

[30] 郭旭光.帕金森病的康复锻炼[J].健康生活,2021,(7):32-33.